# 骨关节放射学基础

## FUNDAMENTALS OF SKELETAL RADIOLOGY

### 第 5 版

主 编 克拉迪·A. 海尔姆(Clyde A. Helms)

主 译 郝大鹏 满凤媛

主 审 杨敏洁 于腾波

人民卫生出版社

·北京·

Elsevier（Singapore）Pte Ltd.
3 Killiney Road，
#08-01 Winsland House I，
Singapore 239519
Tel：（65）6349-0200；Fax：（65）6733-1817

FUNDAMENTALS OF SKELETAL RADIOLOGY, 5th edition
Copyright © 2020 by Elsevier, Inc. All rights reserved.
Previous editions copyrighted 1995, 2005, 2014.
ISBN-13：978-0-323-61165-7

This translation of FUNDAMENTALS OF SKELETAL RADIOLOGY, 5th edition by Clyde A. Helms was undertaken by People's Medical Publishing House and is published by arrangement with Elsevier（Singapore）Pte Ltd.

FUNDAMENTALS OF SKELETAL RADIOLOGY, 5th edition by Clyde A. Helms 由人民卫生出版社进行翻译，并根据人民卫生出版社与爱思唯尔（新加坡）私人有限公司的协议约定出版。

《骨关节放射学基础》（第5版）（郝大鹏　满凤媛　主译）
ISBN：978-7-117-31320-9

Copyright © 2021 by Elsevier（Singapore）Pte Ltd. and People's Medical Publishing House.
All rights reserved. No part of this publication may be reproduced or transmitted in any form or by any means, electronic or mechanical, including photocopying, recording, or any information storage and retrieval system, without permission in writing from Elsevier（Singapore）Pte Ltd and People's Medical Publishing House.

## 声　明

本译本由人民卫生出版社完成。相关从业及研究人员必须凭借其自身经验和知识对文中描述的信息数据、方法策略、搭配组合、实验操作进行评估和使用。由于医学科学发展迅速，临床诊断和给药剂量尤其需要经过独立验证。在法律允许的最大范围内，爱思唯尔、译文的原文作者、原文编辑及原文内容提供者均不对译文或因产品责任、疏忽或其他操作造成的人身及/或财产伤害及/或损失承担责任，亦不对由于使用文中提到的方法、产品、说明或思想而导致的人身及/或财产伤害及/或损失承担责任。

Printed in China by People's Medical Publishing House under special arrangement with Elsevier（Singapore）Pte Ltd. This edition is authorized for sale in the People's Republic of China only, excluding Hong Kong SAR, Macau SAR and Taiwan. Unauthorized export of this edition is a violation of the contract.

# 译者（以姓氏笔画为序）

于俪媛　青岛市城阳人民医院
万光耀　青岛大学附属医院
王纪鹏　聊城市人民医院
仇晓妤　首都医科大学附属北京友谊医院
冯　硕　青岛大学附属医院
朱玉鹏　首都医科大学附属北京儿童医院
李　洋　青岛大学附属青岛妇女儿童医院
邹　婧　威海市立医院
范萍萍　首都医科大学附属北京天坛医院
郑园园　聊城市人民医院
赵　夏　青岛大学附属医院
郝大鹏　青岛大学附属医院
侯丽花　济宁市人民医院
聂　佩　青岛大学附属医院
董　诚　青岛大学附属医院
满凤媛　中国人民解放军火箭军总医院

献给 Hideyo Minagi——我所知道的最好的老师。

# 中文版序言

骨关节系统病种繁多，包括创伤、感染、肿瘤等常见病，也包括累及全身骨关节的营养、内分泌、代谢性疾病，以及遗传性骨软骨发育障碍等临床少见病，放射学检查对骨关节疾病的诊断一直对临床很有帮助，形成良好的骨关节放射学诊断思路，是每一名从事骨关节相关的放射诊断医生追求的目标。

骨关节放射学教学是放射科住院医师规范化培训的重要内容，也是住院医师规范化培训技能考试的必考项目。面对各种疾病，在有限的培训时间内形成实用、有效的诊断思路，是骨关节放射学教学的重要任务。由克拉迪·A. 海尔姆(Clyde A. Helms)医生编写，郝大鹏、满凤媛教授等翻译的《骨关节放射学基础（第5版）》，将记忆法纳入骨关节放射学教学实践，形成了一整套简洁、个性化的教学方法。全书写作方式新颖，可读性强，尤其适用于低年资医师和骨关节放射学初学者。

引进并出版本译著对住院医师规范化培训起到了很好的辅助作用，衷心祝贺本书的出版。

王振常　徐文坚
2021年2月

# 译者前言

初识本书是在杨敏洁老师的微信公众号"医学影像学英语",2014年9月10日推出的一期原著精选。该期内容选自本书的第4版,且用5期更新完该章的全部内容。多个常见病及其影像学特点,使初学者对影像学表现具有特征性、不需要活检或进一步检查证实的病变豁然开朗。作为放射科医生,同时也是骨关节影像专业的硕士研究生导师,被本书简洁、实用的写作风格所吸引。

同年10月,本书第4版的版权被成功引进,并于2015年开始翻译。后因各种原因,本书的出版搁浅。历经周折,于2017年重启出版事宜,时爱思唯尔出版社拟更新第5版,待第5版正式出版,重新校对、修正,方定稿。

本书内容简洁、易懂,特别适合有一定基础的影像学专业研究生和住院医师规范化培训人员阅读。

书稿出版之际,主译特与原著作者克拉迪·A. 海尔姆(Clyde A. Helms)医生通过电子邮件联系,并请其为中国读者留言,全文翻译如下:

很高兴得知我的《骨关节放射学基础(第5版)》在中国翻译和使用。我希望这本书能为中国的骨骼肌肉放射学作出贡献。作为放射科医生,无论身在何处,我们都在努力做同样的事情。

最后,感谢所有参与翻译工作的老师,感谢路德南学院(Lutheran South Academy)郝恩泽同学在全书第4版、第5版的更新校对中所做的贡献。

郝大鹏　满凤媛<br>2020年2月

# 原著第二版序言

克拉迪·A. 海尔姆(Clyde A. Helms)是20世纪70年代中期培养的放射科医生,其在当时为各方面能力都很突出的住院医师。他经历了严格的住院医师培训,能干、有洞察力、有见识、有责任感。另一方面,他还与众不同。传统的"优秀住院医师"手头总是有详尽的鉴别诊断清单,而海尔姆医生则略去那些琐碎、深奥且在"现实工作"中无用的信息,有时甚至会令加州大学旧金山分校的放射科老师感到惊讶(当时我是一名年轻医生)。传统的"优秀住院医师"对带教老师是有一定程度敬畏的(其中许多人确实令人敬畏),但海尔姆医生却毫不畏惧地挑战他认为不能忍受的教条。他低调地取笑带教老师,但不是因为自命不凡。他偶尔会制作点恶作剧,并以牺牲每一位带教老师为代价。海尔姆医生,虽然偶尔有点过分,玩世不恭,但有自己的风格,并显示出了他的机智。他作为杰出的放射科医生,完成了住院医师培训,然后就去服兵役了。

三年后,海尔姆医生以骨关节放射学教员的身份回到加州大学旧金山分校。他没有改变,很快原形毕露。教员会议常被他的无礼、搞笑的言论打断。现在作为导师,他采用了住院医师时期同样现实的、非传统的方法,强调了不是深奥的,而是实用的、关键性的放射学日常实践知识。他将记忆法纳入教学,虽然其中一两个可能不适合推广。但是如果记忆法实用,那么为什么不使用呢?越来越多的年轻放射科医生(他的住院医师和前住院医师)将会证明,记忆法确实有用。教学可以不循规蹈矩,但学习必须真实和充实。

与其他相关图书不同,本书仅是几篇优秀的、经过大量研究和精心安排的骨关节放射学论文,供放射科住院医师学习放射学知识。本书不是骨骼放射学的详尽汇编。相反,正如书名所示,本书是对骨关节放射学基础的阐述。按照海尔姆医生的个性化、不寻常的教学方法,本书首先讨论了不必要的放射学检查,其余部分讨论了放射科医生每天都可能遇到的骨关节疾病。希望了解Scheie综合征或毛发-鼻-指/趾发育不良Ⅱ型等罕见病的读者,则需要其他书籍的辅助。

其他放射学教材通常采用正式的语言,本书采用的多是放射科医生日常交流用语。本书很像海尔姆医生本人——机智,不做作,快节奏。读者会发现这本书令人耳目一新,可读性强,信息量大。

我承认,理想的情况下,人的本能应该是正确的;
但既然我们都有可能误入歧途,
那么合理的做法就是向那些会教书的人学习。
——索福克勒斯

海尔姆很会教书!

水木英世博士(Hideyo Minagi, MD)
(译者 郝大鹏 满凤媛)

# 原著前言

20世纪70年代,当我还在加州大学旧金山分校(UCSF)是住院医师时,我们都以水木英世(Hideyo Minagi)老师为榜样。他不仅教我们放射学知识,还教我们如何做人,如何待人,如何成为专业人士。他教诲我,你不应该告诉读者你所知道的一切,而努力给他们留下深刻的印象;相反,你应该告诉他们应该知道什么,并且努力教会他们。我希望这本书遵循这一建议。本书第5版和30年前第1版一样,基本没有太大变化。我修改了一些内容,添加了更好的插图,但本质上是同一本书。

当第1版出版时,我担心别人对该书的看法。随着年龄的增长和我的不断成熟,我不再在意别人对我的看法,同时也意识到别人从来不在意我。将骨关节放射学这个巨大话题浓缩成一本小书,最困难的是决定省略哪些内容。引用马克·吐温的话:"如果有更多的时间,我会写一本更简明的书。"

克拉迪·A. 海尔姆<br>
(译者 郝大鹏 满凤媛)

# 目录

第一章　不必要的放射学检查 ············································· 1
第二章　良性溶骨性病变 ··············································· 7
第三章　恶性骨肿瘤 ···················································· 34
第四章　"不要碰"的骨病变 ············································ 56
第五章　骨创伤 ······················································· 77
第六章　关节炎 ····················································· 110
第七章　代谢性骨病 ·················································· 138
第八章　杂类 ······················································· 152
第九章　膝关节磁共振成像 ············································ 166
第十章　肩关节磁共振成像 ············································ 184
第十一章　腰椎：椎间盘疾病及椎管狭窄 ································· 194
第十二章　足和踝关节磁共振成像 ······································· 207
第十三章　其他部位的磁共振成像 ······································· 221

# 第一章　不必要的放射学检查

在学习骨关节系统读片之前,应该了解不需要做哪些放射学检查。波士顿 Ferris Hall 医生率先提出:不是所有的 X 线检查都必须做。他于1976年8月发表在 Radiology[1] 上的文章"Overutilization of Radiologic Examinations",详细介绍了很多滥用放射学检查的实例。这篇文章虽然距离现在已经超过35年,但它和另一篇由 Herbert Abrams 医生发表在 New England Journal of Medicine[2] 上的文章类似,都是指导每一位实习医生合理应用放射学检查的必读文章。

"不必要的放射学检查"弊端很多:额外的花费、过度的辐射、浪费患者的时间及医生和技师时间,以及对检查结果的误判。不仅如此,这样做还可干扰对疾病的诊断。

许多放射学检查的滥用是出于法律层面的考虑,例如,有些疾病(如肋骨骨折)如果不留客观记录,医生就有被起诉的风险。事实上,出于法律"自我保护"的考虑而实施的放射学检查,极少是正当且有效的。随着患者对"不必要的放射学检查"越来越了解,以后的诉讼更可能是滥用放射学检查所致的过度辐射而并不是未做放射学检查。

## "不必要的放射学检查"举例

### 颅骨摄片

创伤患者常无须行颅骨摄片,除非怀疑有颅骨凹陷性骨折或颅内金属异物。颅骨摄片曾是最常被滥用的放射学检查之一,每年浪费数百万美元。尽管不必要的颅骨摄片数量已大幅减少,但仍是很多急诊科的负担。颅骨摄片结果(有/无骨折)并不能改变医生是否对患者行计算机体层摄影(computed tomography, CT)或磁共振成像(magnetic resonance imaging, MRI)进一步检查,医生的决断主要取决于患者是否有持续意识丧失或局部神经功能障碍。颅骨摄片只会延误医生的最终诊断,对于硬膜下或硬膜外血肿患者,这种延误可能是致命的[3]。外科减压的延迟显著增加了颅内出血的死亡率,因而任何由于"不必要的放射学检查"(颅骨摄片)所致的诊治延误都应避免。颅骨摄片并不能帮助医生确定是否存在硬膜下或硬膜外血肿(图1-1)。只有不到10%的颅骨骨折伴有硬膜下或硬膜外血肿,而高达60%的硬膜下或硬膜外血肿不伴颅骨骨折[4]。那么,为什么进行颅骨摄片检查?为了"医生自我保护"吗?正相反!文献明确表明由于颅骨摄片导致的这种延误诊断是致命的,因此进行此类"不必要的放射学检查",可能是自找麻烦。美国放射学会已经发布了关于何种情况下进行何种影像学检查的指南,明确指

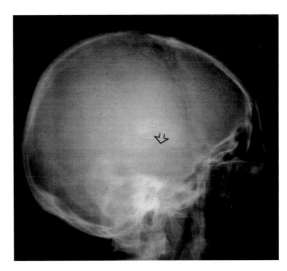

**图1-1　颅骨骨折**
颅骨侧位片显示特征性纤细透亮线(箭)斜行穿过颞骨。该部位为脑膜中动脉走行区,因而此处骨折常伴有硬膜外血肿。该处颅骨摄片几乎没有任何意义,必须密切结合临床。

出颅脑创伤时首选头颅 CT 检查[5]。

尽管大量放射和急诊专业的相关文献表明颅骨摄片在颅脑外伤中并无临床价值,然而北美很多医院急诊科仍将其列为常规检查。Hackney 于 1991 年发表在 *Radiology*[6] 上的一项研究表明,超过半数的受访医院"常常或总是"对颅脑外伤者行颅骨摄片检查。目前,医院都配备了 CT,那么继续开具颅骨摄片的医生究竟是怎么想的呢?颅骨摄片的结果对下一步治疗方案的选择毫无价值,很明显这些医生没有考虑这一点。[1]

## 鼻窦摄片

鼻窦炎患者行鼻窦摄片时可见鼻窦透亮度减低和/或气-液平。然而,具有这些征象的患者常无临床症状;同样,具有典型鼻窦炎症状的患者,其鼻窦摄片却可表现为正常。对这两类患者的治疗需依据其临床症状,而不是放射学检查结果。因此,鼻窦摄片提供的信息可以忽略。恰当的建议是:对疑似鼻窦炎患者无须进行鼻窦摄片检查,而是直接进行治疗。但对治疗没有效果或具有特殊临床表现的患者,则进行鼻窦摄片。另外,如果医生只关心有无鼻窦炎,大多数情况下,不要进行全套鼻窦摄片,只做观察上颌窦、额窦的瓦氏(Waters)位摄片(图 1-2),这种做法不仅节省费用,还可减少辐射剂量[7]。[2]

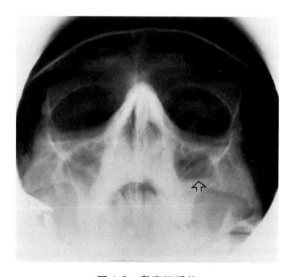

**图 1-2　鼻窦瓦氏位**
摄片时患者头轻微后仰。瓦氏位图像能很好地显示上颌窦。此体位摄片可以看到气-液平(箭)。

## 鼻骨摄片

对面部创伤患者,常行鼻骨摄片检查以了解鼻骨是否骨折。如果有鼻骨骨折,又该如何处理呢?鼻骨骨折既不需要石膏固定,也不需要复位。换言之,无论鼻骨 X 线检查表现如何都不需要进行治疗。因此,不要立即进行鼻骨摄片检查。如果鼻骨移位非常严重,则需要处理,但即便如此,紧急创伤后行鼻骨摄片除增加花费和辐射剂量外没有任何作用。此时应进行面部摄片或 CT 检查来确定有无其他骨折,而不是单纯进行鼻骨摄片。[3]

## 肋骨摄片

放射科检查中常会检出肋骨骨折。但对多数医生来说,外伤后肋骨骨折的检出既无临床意义,也不能改变治疗方案。外伤后须排除气胸和肺挫伤等不常见合并症,但最好的检查方法是胸部摄片,而不是肋骨摄片。对于胸壁疼痛和不明原因引起肋骨骨折的老年患者,肋骨摄片不能鉴别肋骨转移瘤所致的病理性骨折和创伤性骨折。对局部肋骨疼痛患者进行 X 线检查,除了检出骨折、发现疼痛原因外,价值非常有限,故大多数肋骨摄片应被摒弃。[4]

---

[1] 译者注:随着螺旋 CT 在我国大部分医院的普及,针对颅脑外伤多数行三维 CT 检查。
[2] 译者注:我国鼻窦摄片已基本淘汰,对鼻窦炎患者多行 CT 检查。
[3] 译者注:我国鼻骨摄片仍是部分鼻科医生的首选,但鼻骨骨折的法医学鉴定最终依靠鼻骨三维 CT 检查。
[4] 译者注:我国肋骨骨折的确定,多是处于法医鉴定的目的,最终依靠肋骨三维 CT 检查。

## 尾骨摄片

尽管尾骨摄片不是常用的 X 线检查方法,然而偶尔会使用尾骨摄片排除骨折。与鼻骨和肋骨骨折一样,对尾骨骨折也不能进行石膏固定或复位。此外,该检查对性腺的辐射远远超过肋骨或鼻骨摄片。由于 X 线检查结果并非制订下一步治疗方案的依据,因此没有必要对尾骨外伤患者进行 X 线摄片。[1]

## 腰椎摄片

腰椎摄片可能是最常被滥用的放射学检查。腰椎摄片是对性腺辐射剂量最大的 X 线检查,而且在大多数情况下并不能为临床医生提供治疗依据。进行腰椎摄片者多为 40 岁以下搬东西或拉伸时出现急性背痛的患者。事实上,通过腰椎摄片,也发现不了与此类患者急性症状有关或可用于治疗的征象。即使有严重的脊椎滑脱,也不能明确是否为导致症状出现的原因。即使有椎间盘突出,也不能通过腰椎摄片检出。此时,也不会考虑肿瘤和感染性病变,对其治疗通常是休息、非甾体抗炎药治疗、全身肌肉放松、做屈伸运动以强健肌肉。除非疼痛极不典型或考虑其他原因(如静脉吸毒,这时必须排除感染的可能)所致,否则腰椎摄片不能提供任何有价值的信息。

不同研究认为,一次腰椎摄片对性腺的辐射相当于连续 6 年[8]、16 年[9]或 98 年[10]每天拍摄胸片对性腺所造成的损害,这取决于你相信哪项研究。这些研究都是基于放射科常规采用的腰骶椎三位摄片,而不包括斜位摄片。多数骨科医生认为,斜位片发现的细微骨质改变意义不大。

那么什么情况下应该进行腰骶椎摄片呢? 严重外伤、可疑原发肿瘤或转移瘤、可疑感染时,通常要行腰骶椎摄片。急性腰痛伴脊神经根痛不是进行腰椎摄片的指征。MRI 检查对腰椎间盘突出的显示优于腰椎摄片。如怀疑椎间盘疾病,通常只有在经保守治疗失败后才进行腰椎 MRI 检查。

## 代谢性骨病摄片检查

很多医疗机构对甲状旁腺功能亢进或肾性骨营养不良患者常规进行代谢性骨病摄片检查,以发现是否有 Looser 骨折、棕色瘤、骨膜下骨吸收。综合考虑患者花费及接受的辐射剂量,大多数医疗机构倾向于用手摄片代替全身骨摄片检查。甲状旁腺功能亢进患者的中节指骨桡侧骨膜下骨吸收(图1-3)被认为是最早和最容易被发现的征象,如有该征象,则几乎可明确诊断甲状旁腺功能亢进。Looser 骨折、棕色瘤均不常见,且无须治疗。因此,如果不能根据 X 线检查结果进行治疗,那么 X 线检查就只能满足好奇心,也不值得患者为此付费并承受辐射带来的危害。

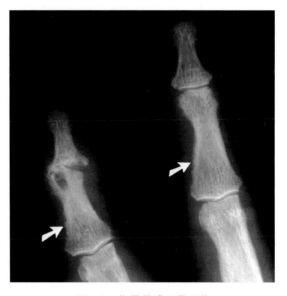

**图 1-3 指骨骨膜下骨吸收**

骨膜下骨吸收表现为骨皮质轻微不规则或不连续。于中节指骨桡侧(箭)显示骨膜下骨吸收最佳,是甲状旁腺功能亢进的特有征象。

## 骨转移摄片检查

大多数骨转移通过摄片检查并不能得到有用的信息。摄片也极少能检出放射性核素骨扫描不能发现的隐匿病灶。骨扫描能检出大多数

---

[1] 译者注:在我国,尾骨摄片同样被认为是滥用。

骨转移，并且价格便宜、诊断率高，可以取代摄片检查[11]。很多研究认为，除非发现转移性病变导致手术停止或治疗方案的改变，并不是每一位肿瘤患者都需要检出是否有骨转移。对可疑或临床怀疑骨转移时，进行骨扫描比全身骨摄片更合理，但多发性骨髓瘤例外，多发性骨髓瘤患者即使有明确的骨受累，骨扫描仍常呈阴性，因此，对此类患者需要进行摄片检查。

## 踝关节摄片

在北美洲，每天有超过 30 000 例踝关节扭伤患者，踝关节扭伤是急诊行踝关节摄片最常见的原因[12]。踝关节韧带损伤与骨折容易鉴别。有研究表明如果医生对患者做一些简单的体检，那么至少有 50% 的患者可以避免踝关节摄片，且踝关节骨折也不会漏诊[13]。另外有研究表明，如果患者受伤后能立即走三步或在急诊室接受检查时能走三步，那么其骨折的可能性几乎为零[14]。这项研究采用 Ottawa 踝关节准则。Ottawa 踝关节准则决定何种情况下行踝关节 X 线检查，该准则是以最初提出者的家乡命名的，目前在北美洲大部分急诊科仍然广泛应用。小的撕脱性骨折与韧带损伤的治疗方法相同，且不易与副骨（图 1-4）鉴别。因此，对于大多数病例，X 线摄片并非影响患者治疗的决定性因素，应予摒弃。

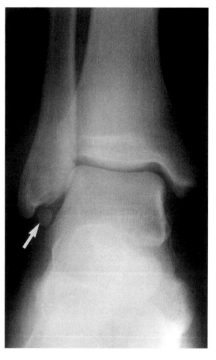

图 1-4 踝关节外伤后
踝关节周围的高密度影（箭）常见，该征象可被误诊为撕脱性骨折。若为圆形或皮质边缘光滑，如图所示，通常是副骨或陈旧性撕脱骨折。急性撕脱伤的最佳临床诊断依据是韧带附着处压痛点。因为韧带剥离可伴或不伴撕脱性骨折，X 线检查结果并不会影响患者治疗。

## 腰椎管造影

腰椎管造影是目前最疼痛的影像学检查之一；在检查过程中，脊椎穿刺针需进入腰椎蛛网膜下腔，再注入对比剂（图 1-5）。虽然这种检查方法的适应证是肿瘤性病变，但其最常应用于检查椎间盘病变。研究表明，脊椎 CT 或 MRI 在诊断椎间盘病变方面比椎管造影更加准确，而且强调椎间盘病变检查应首选 CT 或 MRI。然而，很多外科医生仍然要求在已行 CT 或 MRI 的情况下加做椎管造影。除了疼痛，椎管造影有时引起的不良反应十分显著，偶尔需要患者住院一晚；椎管造影的辐射剂量高于 CT，也不像 CT 或 MRI 检查能完整地显示周围其他结构（图 1-6）。总有一天，椎管造影会与气脑造影和硬膜外静脉造影一样被淘汰。

就腰椎间盘病变和椎管狭窄而言，MRI 较 CT 能提供更多的诊断信息，且被认为是目前最佳的脊柱影像学检查方法，尽管腰椎 MRI 检查在美国是最被滥用的影像学检查之一。

## 腰椎磁共振成像

过去几年，高昂的医疗费用已影响了经济发展，媒体上发表过很多关于滥用医学检查的文章。在这些文章中，腰椎 MRI 检查几乎总是排在各种排行榜的第一位。多项研究表明，在 50 岁以上无症状的人群中，多达 1/3 的人有一个或多个椎间盘突出[15]。患者的疼痛经常由其他原因所致，然而其临床表现与腰椎 MRI 检出的椎间盘突出的位置又正好一致，从而导致了不必要的手术治疗。多数情况下，腰椎 MRI 发现的异常与临床症状无关，这为临床诊断带来困难。大多数病例应该经过 6~8 周保守治疗后再行腰椎 MRI 检查；但经过 6~8 周保守治疗，如果不考虑手术治疗，为什么还要进行这种昂贵的检查呢？当然，在症状不典型或临床怀疑创伤、肿瘤或感染时，做 MRI 检查是合理的。几项研究报道表明，有自

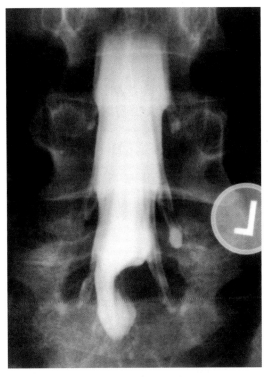

图 1-5　腰椎管造影

脊椎穿刺针将碘对比剂注射到蛛网膜下腔。可见椎间盘突出所致的较大的硬膜外缺损区。肿瘤也可以有类似表现。该检查可能非常痛，偶有长期并发症，并且不能获得 MRI 检查所不能提供的信息。在一些医院还需要患者住院一晚。因此，目前标准做法为 MRI 检查。

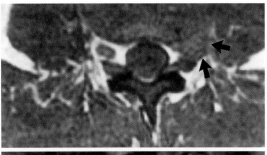
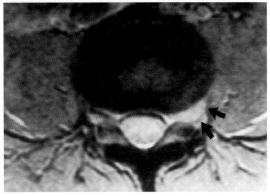

图 1-6　腰椎 MRI

$L_{4\sim5}$ 椎间盘层面轴位 $T_1WI$（上）、$T_2WI$（下）图像显示椎间盘向一侧局限性突出（箭），并突入左侧的神经孔。这种类型的椎间盘突出在椎管造影中可能无法显示。

有磁共振室的医生比没有自有磁共振室的医生申请 MRI 检查要多得多。目前腰椎 MRI 几乎是最被滥用的检查。[1]

## 颈椎摄片

因为颈椎骨折后不予制动的后果非常严重，所以很多急诊科常规对外伤患者行颈椎摄片以排除颈椎骨折。大量研究表明，意识清醒并且无颈椎痛的患者几乎不可能发生颈椎骨折[16]。如果患者意识不清、不明原因反应迟钝、不能与人交流或其他部位有严重骨折，那么患者可能有颈椎骨折。然而，如果患者意识清醒，在检查中颈部可运动而无疼痛，没有后正中压痛，无神经功能障碍，就没有必要进行颈椎摄片检查[17]。

对于某些颈椎外伤患者，应直接进行 CT 检查。很明显的原因是颈椎摄片阴性并不能除外骨折；因此，无论摄片有何表现，还会再做 CT 检查（当摄片发现骨折时，要进一步做 CT 检查）。需要提醒的是，如果 CT 检查显示没有骨折，患者还有可能有韧带断裂，除非有颈椎对位不良，否则 CT 也不能检查出韧带异常。韧带断裂需要做颈椎过伸过屈位摄片或 MRI 检查。如果让每位接受颈椎摄片检查的患者都做 CT 检查，那么大部分 CT 室就会被淹没在一堆"不必要的放射学检查"中，因为大多数颈椎摄片并非

---

[1] 译者注：我国 MRI 检查费用低廉，放射科医生无诊断费，腰椎 MRI 检查更是脊柱外科医生的常规医嘱。

真正必须。总之,如果真的不需要,就别再做啦!¹

## 技术因素的考虑

避免"不必要的放射学检查"只是减少不必要辐射的途径之一。另一个显著减少辐射的办法是缩小 X 线束准直。如果把准直缩至胶片大小,可减少 1/3 的辐射剂量[18]。通过使用合适的滤线器、快速屏-片组合、足够的性腺屏蔽防护,可进一步减少曝光量。日益广泛使用的数字 X 线检查技术也有助于进一步减少辐射剂量。有经过适当培训的技师和良好的运行设备也会减少重复摄片的概率。放射科医生的最高目标应该是让专业更具性价比,为临床医生和患者提供更好的服务。放射科医生有责任教育和引导经验欠缺的临床医生放弃"不必要的放射学检查"。

(译者 侯丽花 董诚 郝大鹏)

## 参考文献

[1] Hall F. Overutilization of radiological examinations. *Radiology*. 1976;120:443–448.

[2] Abrams HL. The "overutilization" of x-rays: sounding board. *N Engl J Med*. 1979;300:1213–1216.

[3] Seelig JM, Becker DP, Miller JD, et al. Traumatic acute subdural hematoma. *N Engl J Med*. 1981;304:1511–1518.

[4] Masters JS, McClean PM, Arcarese JS, et al. Skull x-ray examinations after head trauma. *N Engl J Med*. 1987;316:84–91. American College of Radiology. ACR appropriateness criteria head trauma. 2001. Available at: http://www.acr.org.

[6] Hackney DB. Skull radiography in the evaluation of acute head trauma: a survey of current practice. *Radiology*. 1991;181:711–714.

[7] Williams JJ, Roberts L, Distell B, Simel D. Diagnosing sinusitis by x-ray: comparing a single Waters' view to 4-view paranasal sinus radiographs. *J Gen Intern Med*. 1992;7:481–485.

[8] Webster EW, Merrill OE. Radiation hazards: II. Measurements of gonadal dose in radiologic examinations. *N Engl J Med*. 1957;257:811–819.

[9] Antoku S, Russell WJ. Dose to the active bone marrow, gonads, and skin from roentgenography and fluoroscopy. *Radiology*. 1957;101:669–678.

[10] Andron GM, Crooks HE. Gonad radiation dose from diagnostic procedures. *Br J Radiol*. 1957;30:295–297.

[11] Mall JC, Bekerman C, Hoffer PB, et al. A unified radiological approach to the detection of skeletal metastases. *Radiology*. 1976;118:323–329.

[12] Cheung Y, Rosenberg ZS. MR imaging of ligamentous abnormalities of the ankle and foot. *Magn Reson Imaging Clin N Am*. 2001;9:507–531.

[13] Auletta A, Conway W, Hayes C, Guisto D, Gervin A. Indications for radiography in patients with acute ankle injuries: role of the physical examination. *Am J Roentgenol*. 1991;157:789–791.

[14] Stiell I, Greenberg G, McKnight R, et al. Decision rules for the use of radiography in acute ankle injuries. *JAMA*. 1993;269:1127–1132.

[15] Jarvik JJ, Hollingworth W, Hoagerty P, Haynor DR, Deyo RA. The Longitudinal Assessment of Imaging and Disability of the Back (LAIDBACK) study: baseline data. *Spine*. 2001;26:1158–1166.

[16] Mirvis S, Diaconis J, Chirico P, Reiner B, Joslyn J, Militello P. Protocol-driven radiologic evaluation of suspected cervical spine injury: efficacy study. *Radiology*. 1989;170:831–834.

[17] Hoffman JR, Mower WR, Wolfson AB, Todd KH, Zucker MI. Validity of a set of clinical criteria to rule out injury to the cervical spine in patients with blunt trauma. *N Engl J Med*. 2000;343:94–99.

[18] Morgan RH, Hearings before the Committee on Commerce, Science and Transportation. *U.S. Senate, An Oversight of Radiation Health and Safety*. 95th Congress, 1st session; 1977:241–266.

---

¹ 译者注:我国颈椎外伤患者,多数直接行三维 CT 检查。

# 第二章  良性溶骨性病变

良性、皂泡状溶骨性病变是放射科医生最常遇到的骨病变之一。这类病变的鉴别诊断列表冗长，通常以"Aunt Minnie"的方式给出诊断（通过 Aunt Minnie 的表现来识别），放射科医生所做的鉴别诊断是建立在对该类病变的既往认知上。这种方法被称之为"模式识别"，但应用该方法如不辅以一定的逻辑推理，则可能导致误诊。例如，对于初看类似良性的原发恶性骨肿瘤，大多数放射科医生可能会误诊。虽然此类疾病的发生率只有"百万分之一"，但许多放射科医生将这些罕见原发恶性骨肿瘤包括在良性溶骨性病变的鉴别诊断列表。如果每个鉴别诊断列表都覆盖如此之广，那么临床医生就不能从中获取有价值的信息。如果是这样，还不如列出一套卷帙浩繁的骨科影像图书的索引，这样就可以确保放射科医生不会漏诊。

另外，没人愿意接受一份在半数情况下是错误的鉴别诊断列表。如果是这样，用抛硬币的办法可能效果更好。人们更愿意接受准确率达95%的鉴别诊断列表（即包括正确诊断的鉴别诊断列表）。对于大多数骨科病变，该准确率是可以接受的；但是，对于骨折和脱位，5%的误诊率都是不能接受的。然而，对于本书中提及的大多数疾病，95%的鉴别诊断准确率是可以接受的。如果想要鉴别诊断准确率更高，只需要在鉴别诊断列表里增加更多的诊断即可。

鉴别诊断列表越短，越方便记忆和应用。鉴别诊断列表越长，诊断准确率越高，但比较难以记忆，而且不实用。"记忆法"有助于记忆长列表信息，本书会讲授许多"记忆法"；然而，有些人情愿使用适用于自己的方法不也愿意使用"记忆法"来记忆这些鉴别诊断。良性溶骨性病变有很多，因此采用"记忆法"记忆是很有帮助的。

在成为放射科住院医师之前，笔者是空军医院的一名外科医生，每周都会用半天左右的时间跟着一位放射科医生学习，希望能学习到一些有用的知识。这位放射科医生是 Ivan Barrett，给了笔者很大的帮助；Ivan Barrett 教给了笔者 FEGNOMASHIC 记忆法，FEGNOMASHIC 是由良性溶骨性病变鉴别诊断列表的首字母组合而成。F 代表纤维结构不良，E 代表内生软骨瘤，依次类推。尽管笔者对这些疾病中的大部分一无所知，也不知道它们的 X 线表现，但笔者努力记住每个字母所代表的疾病名称。在能跟 Ivan Barrett 学习另一种记忆法之前笔者就去别地做住院医师了。

果然，住院医师第1周，在一次有15~20名住院医师参加的正式会议中，笔者作为第1年住院医师，被选中分析一个诊断不明的病例。碰巧是一个良性溶骨性病变，笔者详细列举了一个包括12~15种可能性的鉴别诊断列表。会议室变得鸦雀无声，笔者受到了热烈但略有点冷的感谢。有位当时笔者还不太熟悉的第1年住院医师问，你怎么会对这个病例知道这么多种可能的鉴别诊断，因为连提供这个病例的本院医生（一位胸部影像医生）也不知道这么多。笔者解释道，这些只不过是符合逻辑的推断罢了。笔者尽量不露声色，但实在是忍不住笑了出来。然后笔者解释是如何学到的这个记忆法。当其他住院医师知道笔者并非比常人更聪明时，都松了一口气，随后都很快掌握了这种记忆法。从那天起，笔者对记忆法越来越感兴趣了。

## FEGNOMASHIC

FEGNOMASHIC 在未删减版 *Funk and Wagner's* 词典第13版中的定义为"使用记忆法的人"，是讨论可能表现为良性溶骨性病变的很好切入点。这种记忆法已被广泛应用多年，但不知由谁创造。该记忆法在一篇由 Gold, Ross 和 Margulis[1] 于1972年发表的影像学文章中被首次提及。FEGNOMASHIC 记忆法本身只不过是一个长的列表：大约包括14种疾病。但对于每个病例还需要结合一些其他标准将其简化。例如，如果病变位于骨骺，那么只有3~5种疾病需要考虑，当然，这也取决于想要达到的诊断准确率。如果是多发性病变，就只需要考虑6种疾病。在本章最后，会向大家讲授如何缩小鉴别诊断的范围。

掌握了所有疾病的名称后，下一步就是认识每个疾病，这时经验至关重要。对于医学生或第1年住院医师来说，能说出病变是溶骨性或皂泡状并且为良性，就足够了。然而对于第4年住院医师来说，区分单房性骨囊肿和巨细胞瘤应该不难，因为这样的病例已反复出现过多次。第4年住院医师也许难以清晰地表述这两种疾病的不同之处，但是应该能鉴别两者。

初学者可以通过专业的骨关节影像学教材迅速获取相应的经验。笔者极力推荐各位将本书中对每种疾病的描述及鉴别点与其他书进行比较。因没有固定可循的鉴别诊断标准，故一些疾病可以单凭"模式识别"或以"Aunt Minnie"方式进行影像学诊断。

当了解了每一种疾病的影像学表现，并克服了因多种疾病表现相似带来的挫败感后，就应该尝试学习鉴别诊断的方法。本书总结了一些用于区分各种疾病的关键点，称之为"鉴别点"。这些"鉴别点"的准确率为90%~95%，但并非必须遵循。如果其诊断准确率高则可作为指南。

教科书很少提及某种表现"绝对有"或"绝对没有"，而是用"几乎总是""总是""通常"或"特征性的"来描述。本书尽可能挑选出"几乎总是"会出现的表现，但即使这样，也通常只有95%的诊断准确率。该准确率对大多数放射科医生来说已经足够高了。如果有人不满足这个准确率，则需要总结出适合自己的鉴别点。可以尝试应用本书提炼的鉴别点，判断其是否有所帮助。如果帮助不大，则需进行必要的修正。完善鉴别诊断列表，诊断或除外每一种疾病，都需要具体的标准。

本书将对每种疾病进行简述，因为在任何一本骨关节影像学教材里都有完整的描述。本书重点是提出每种疾病独有的、可以与其他疾病相鉴别的要点。表2-1是这些鉴别点的概要。

表2-1 良性溶骨性病变鉴别点

| 记忆法：FEGNOMASHIC | |
| --- | --- |
| F | 纤维结构不良：无疼痛或骨膜反应；如发生于胫骨，应与造釉细胞瘤鉴别 |
| E | 内生软骨瘤：一定有钙化，指/趾骨除外；一定无疼痛或骨膜反应<br>嗜酸性肉芽肿（EG）：患者年龄一定小于30岁 |
| G | 骨巨细胞瘤（GCT）：①骨骺一定闭合；②一定发生在骨骺，邻近关节面；③偏心性生长；④边界清，无硬化边 |
| N | 非骨化纤维瘤（NOF）：患者年龄一定小于30岁；无骨膜反应和疼痛 |
| O | 成骨细胞瘤：凡考虑动脉瘤样骨囊肿，必须鉴别成骨细胞瘤，即使患者年龄大于30岁 |
| M | 转移瘤和骨髓瘤：患者年龄一定大于40岁 |
| A | 动脉瘤样骨囊肿（ABC）：膨胀性病变；患者年龄一定小于30岁 |
| S | 孤立性骨囊肿：一定是中心性生长；患者年龄小于30岁；无疼痛或骨膜反应 |
| H | 甲状旁腺功能亢进症（棕色瘤）：一定有甲状旁腺亢进的其他证据；血管瘤 |
| I | 感染：若邻近关节，则必累及关节（弱） |
| C | 软骨母细胞瘤：患者年龄一定小于30岁；发生在骨骺<br>软骨黏液样纤维瘤：需与非骨化性纤维瘤鉴别 |

| 年龄<30岁 | 无骨膜反应和疼痛 | 骨骺 | 多发 |
| --- | --- | --- | --- |
| EG | 纤维结构不良 | 软骨母细胞瘤 | （记忆法：FEEMHI） |
| ABC | 内生软骨瘤 | 感染 | 纤维结构不良 |
| NOF | NOF | GCT | EG |
| 软骨母细胞瘤 | 孤立性骨囊肿 | 晶洞 | 内生软骨瘤 |
| 孤立性骨囊肿 | | （EG和ABC备选） | 转移瘤和骨髓瘤 |
| | | | 甲状旁腺功能亢进症 |
| | | | 血管瘤 |
| | | | 感染 |

# 纤维结构不良

先从纤维结构不良开始鉴别,因为该病极易与其他疾病混淆。纤维结构不良表现多样,可以是孤立的透光区、斑片状、硬化性、膨胀性、多发性,以及诸多其他表现。因此当遇到皂泡状溶骨性病变时,很难明确地诊断是否为纤维结构不良。当遇到这种病变时,放射科住院医师通常会说"可能是纤维结构不良,但是不能确定"。第一个疾病的鉴别诊断就使住院医师不能肯定地说出整个鉴别诊断列表。如果第一个疾病的鉴别诊断比较肯定就好了,例如,骨巨细胞瘤或软骨母细胞瘤,有一些固定明确的标准。这样有助于住院医师自信、果断地提出鉴别诊断。在这种情况下,当住院医师再提起纤维结构不良时,尽管同样可能会说"可能是纤维结构不良,但是不能确定",但这是经过深思熟虑而非不自信的说法。

纤维结构不良极易与其他疾病混淆,那么如何诊断或排除该病呢?经验是最好的指导。换句话说就是,尽可能多地查阅诊断书中不同的病例,认识纤维结构不良的表现。图2-1~图2-6是纤维结构不良的一些示例,但是很有必要再花10~15分钟去阅读其他书籍上的病例。

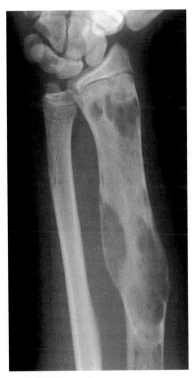

**图2-1 纤维结构不良1**
儿童桡骨远段1/2膨胀性病变,以溶骨性为主,伴局部硬化。长骨长段病灶是纤维结构不良的典型表现。尽管病灶部分区域表现为磨玻璃样改变,但大部分区域并非如此。与本例类似,纤维结构不良常见骨膨胀和骨变形。

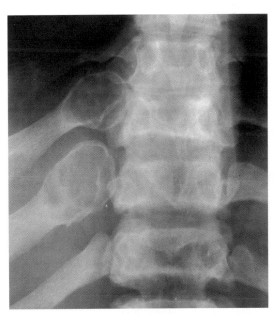

**图2-2 纤维结构不良2**
肋骨是纤维结构不良的好发部位之一。纤维结构不良累及后肋时,常表现为膨胀性溶骨性病变;而累及前肋时,常表现为硬化性病变。

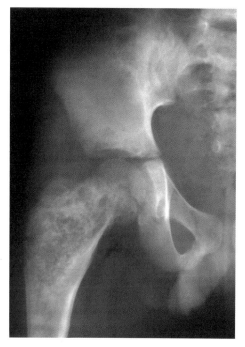

**图2-3 纤维结构不良3**
股骨近段溶骨/硬化混杂的膨胀性病变,是纤维结构不良的常见表现。髋臼上缘亦受累。如骨盆发生纤维结构不良,则同侧股骨近段亦会受累。

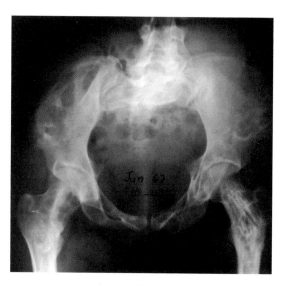

**图2-4 纤维结构不良4**
多骨型纤维结构不良广泛累及整个骨盆和双侧股骨近段。骨盆以溶骨性病变为主,严重变形。股骨近段病变兼有溶骨性及硬化性改变。

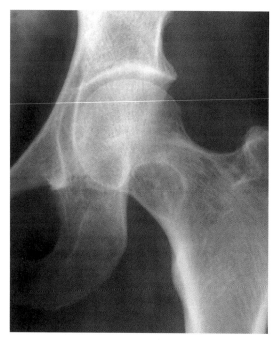

**图2-5 单骨型纤维结构不良1**
股骨近段是单骨型纤维结构不良的好发部位。本例具有纤维结构不良的典型表现,不应与感染混淆。病变内可见斑点状钙化,不应误诊为内生软骨瘤的软骨钙化。

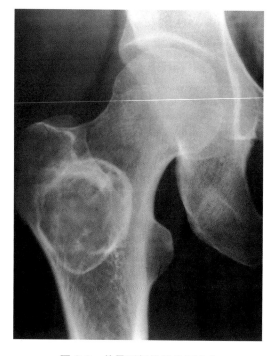

**图2-6 单骨型纤维结构不良2**
股骨近段纤维结构不良,表现为溶骨性病变,伴有类似慢性感染的厚硬化边,这是髋部纤维结构不良的特征性表现。

纤维结构不良不伴骨膜反应。因此，如果出现骨膜反应，可以大胆地除外纤维结构不良。纤维结构不良病变区有可能因发生病理性骨折而出现骨膜反应，但是笔者从未遇到过此类病例。纤维结构不良一般不会恶变，长骨病变不出现疼痛，除非伴有骨折。

纤维结构不良分为单骨型（最常见）和多骨型，好发于骨盆、股骨近段、肋骨和颅骨。骨盆发生纤维结构不良时，几乎会同时累及同侧股骨近段（图 2-3、图 2-4）。笔者仅见过 1 例骨盆发病而股骨近段未受累的病例。股骨近段可以单独发病而骨盆不受累（图 2-5、图 2-6）。

纤维结构不良的典型表现是磨玻璃样或云雾状改变。但是不应将磨玻璃样改变作为纤维结构不良的代名词，这样不能帮助大家作出诊断，反而会造成困扰。纤维结构不良常表现为单纯的溶骨性病变，随着基质钙化呈云雾或磨玻璃样改变。纤维结构不良可因有较多钙化而呈硬化性改变。另外，还可常见到其他有明显磨玻璃样改变的溶骨性病变，不要被磨玻璃样改变误导。

发生于胫骨的纤维结构不良，则需与造釉细胞瘤鉴别（图 2-7）。造釉细胞瘤是一种影像学及组织学表现与纤维结构不良类似的恶性肿瘤。造釉细胞瘤罕见，且几乎只发生于胫骨（原因不明）。因为造釉细胞瘤罕见，可以选择不记忆，即使是有经验的放射科医生，也很少见到此类病例。

多骨型纤维结构不良有时伴有皮肤牛奶咖啡斑（深色色素沉着、雀斑样病变）及性早熟，称为纤维性骨营养不良综合征（McCune-Albright syndrome）。该综合征的骨病变，甚至单纯的多骨型纤维结构不良，通常是单侧发病（即在身体的一侧）。纤维性骨营养不良综合征患者不多见，对于纤维结构不良与其他

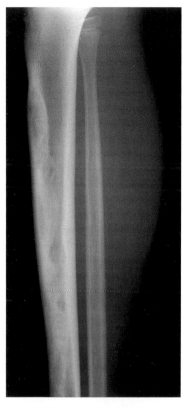

图 2-7　造釉细胞瘤
典型的造釉细胞瘤，胫骨大范围的溶骨/硬化混杂病变，与纤维结构不良表现类似。造釉细胞瘤几乎只发生于胫骨，具有潜在的恶性。当胫骨病变有类似纤维结构不良的表现时，应考虑到造釉细胞瘤的可能。

疾病的鉴别诊断意义不大。颌骨的多骨型纤维结构不良常影响患儿面部外观，称为巨颌症。患儿通常脸颊膨大，如"天使"面容。巨颌症患儿的颌骨纤维结构不良在成年后会自然消退。

纤维结构不良常有软骨样基质，因此，活检有可能被误诊为软骨肉瘤（或其他软骨源性病变）。曾有因取材不当而导致不恰当根治术治疗的病例，该病的诊断应依靠平片而非穿刺活检。

<u>鉴别点</u>：无骨膜反应。

# 内生软骨瘤和嗜酸性肉芽肿

## 内生软骨瘤

发生于指/趾骨最常见的良性囊性病变是内生软骨瘤（图 2-8）。内生软骨瘤可以发生在任何软骨化骨的骨骼，可呈中心性或偏心性、膨胀性或非膨胀性。发生于指/趾骨以外的内生软骨瘤几乎都能见到含有钙化的软骨样基质（图 2-9A）。发生在指/趾骨以外其他部位，且不含钙化的软骨样基质改变的囊性病变，不应将内生软骨瘤纳入鉴别诊断列表。

内生软骨瘤与骨梗死常难以鉴别。虽然以下标准有助于鉴别两者。骨梗死通常有清晰的匍行致密

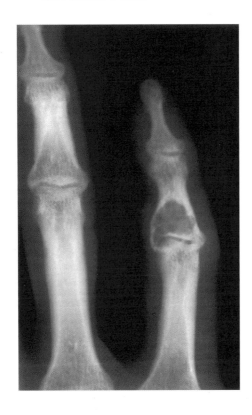

**图 2-8 内生软骨瘤**
发生在手部的良性溶骨性病变，除非证明是其他病变，否则就考虑内生软骨瘤。本例为内生软骨瘤的常见表现。身体任何其他部位的病变，若将内生软骨瘤纳入鉴别诊断，则必须有钙化的软骨样基质。然而，发生在指/趾骨的内生软骨瘤少见有钙化。

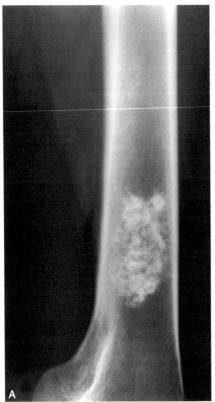

**图 2-9 内生软骨瘤和骨梗死**
A．内生软骨瘤。股骨远段病变，伴有不规则、斑点状钙化，此为软骨样基质的典型表现。实际上，这几乎是内生软骨瘤的特征性表现。软骨肉瘤可以有同样的表现，但伴有疼痛时才纳入鉴别诊断。骨梗死可与内生软骨瘤表现相似。B．骨梗死。双侧股骨溶骨性病变，可见骨梗死特征性的匐行性致密钙化边缘。与内生软骨瘤（A）相比，后者没有清晰的匐行性边缘。骨梗死与内生软骨瘤（A）的鉴别常不像本例这么明确。（资料来源：Dr. Hideyo Minagi.）

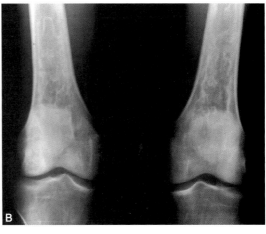

硬化边,内生软骨瘤则无此表现(图 2-9B)。内生软骨瘤常致骨内缘皮质呈扇贝样改变,而骨梗死无此表现。

内生软骨瘤与软骨肉瘤的鉴别非常困难。临床表现(主要是疼痛)比 X 线表现更具指导意义,当临床出现疼痛时,更倾向于内生软骨瘤。内生软骨瘤也不会出现骨膜反应。组织学上鉴别内生软骨瘤和软骨肉瘤也很困难。因此具有内生软骨瘤表现的病变,不宜通过穿刺活检行组织学鉴别[2]。MRI 良恶性鉴别点是:内生软骨瘤无软组织肿块,$T_2WI$ 无周围水肿高信号。

内生软骨瘤组织学上与软骨肉瘤相似,因此不宜对无痛性软骨样病变行常规活检。大多数肿瘤外科医生倾向于影像学随诊(半年到 1 年)及密切临床观察。影像科医生在遇到良性表现的软骨样病变时,应该避免附加"不排除软骨肉瘤"的诊断,这样做在技术层面是正确的。问题的关键在于:如果影像报告中提及"软骨肉瘤可能",那么几乎所有的外科医生都会进行活检。笔者遇到过多例良性软骨样病变患者因活检误诊为软骨肉瘤,而行不必要的根治性手术(包括 1 例肩胸间切断术)。内生软骨瘤的正确报告应仅仅是"良性表现的软骨样病变,未见明显侵袭性",不需要给出鉴别诊断。

多发性内生软骨瘤少见,曾被称为 Ollier 病(图 2-10A)。Ollier 病不具遗传性,恶变率不高于单发内生软骨瘤。早期的书籍提到 Ollier 病具有较高的恶变率,是因为活检时任何软骨类病变都有可能被误诊为"恶性",其良恶性的诊断还需要结合影像学改变及临床表现。多发性内生软骨瘤伴软组织血管瘤被称为 Maffucci 综合征(图 2-10B)。Maffucci 综合征同样不具遗传性;然而,恶变率较单发内生软骨瘤高是其特征。Maffucci 综合征罕见,而 Ollier 病不少见。

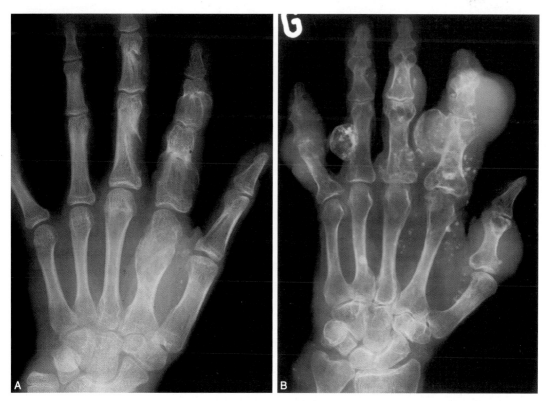

图 2-10 Ollier 病和 Maffucci 综合征

A. Ollier 病。手部多发性溶骨性病变,为多发内生软骨瘤。B. Maffucci 综合征。手部多发内生软骨瘤伴软组织海绵状血管瘤,为 Maffucci 综合征。注意软组织内多发圆形钙化,为血管瘤的静脉石。

鉴别点：

1. 一定有钙化（指/趾骨以外的部位）。
2. 无骨膜反应。

## 嗜酸性肉芽肿

嗜酸性肉芽肿（eosinophilic granuloma, EG）是组织细胞增多症 X 的一种类型，其他类型还有 Letterer-Siwe 病和 Hand-Schüller-Christian 病。尽管这几类疾病可能只是同一疾病的不同阶段，但多数学者都将其分类描述。这 3 种疾病的骨表现类似，在本书均按 EG 讨论。

不幸的是，EG 的影像学表现多样。EG 可以是溶骨性或成骨性，边界清或不清（图 2-11、图 2-12），有或无硬化边，有或无骨膜反应[3]。当 EG 出现骨膜反应时，表现为典型的良性骨膜反应（厚、均匀、波浪状），但也可为层状或无定形。EG 可以与尤因肉瘤表现相似，表现为渗透状（筛孔状）病变。

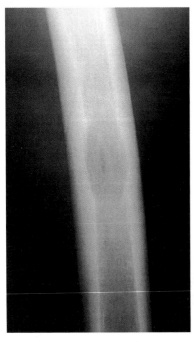

**图 2-11 嗜酸性肉芽肿 1**
儿童股骨干中段边界清晰的溶骨性病变。活检证实为嗜酸性肉芽肿。本例表现毫无特异性，可以是感染灶或其他病变。因为病变发生于儿童，所以鉴别诊断列表中应包括嗜酸性肉芽肿。

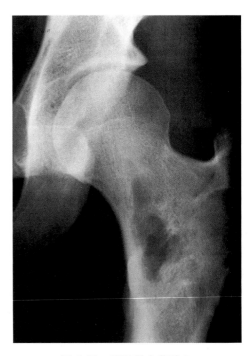

**图 2-12 嗜酸性肉芽肿 2**
儿童股骨近段以溶骨性改变为主、伴部分硬化的病变。该例也有很长的鉴别诊断列表。因为患者年龄小于 30 岁，所以一定要考虑到嗜酸性肉芽肿的可能。本例的病变移行区较窄，病变表现为良性，但嗜酸性肉芽肿可呈侵袭性并与肉瘤表现类似。

那么，该如何鉴别 EG 与其他溶骨性病变呢？不得不说，几乎所有的骨病都不能排除 EG。尽管有报道称近 20% 的 EG 患者年龄超过 30 岁，然而还有报道认为 EG 很少见于 30 岁以上人群。笔者只见过 1~2 例 30 岁以上的 EG 患者，但至少见过上百例儿童及青年患者。因此，笔者将 30 岁作为 EG 的发病年龄节点，年龄>30 岁者排除 EG。（即使 EG 病例年龄>30 岁，也不对所有 30 岁以上的病例都与 EG 进行鉴别，以防止鉴别诊断思路的混乱）。

EG 最多见于单骨病变，但也可多骨受累；因此，对于骨的多发性病变也应考虑 EG 的可能。

EG 可伴或不伴软组织肿块，因此有无软组织肿块对鉴别诊断毫无帮助。事实上，任何一种病变都不可能通过是否伴发软组织肿块进行诊断或排除诊断。诊断报告中指明是否伴发软组织肿块很重要，

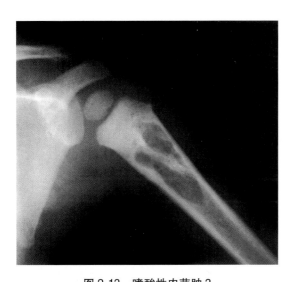

图 2-13 嗜酸性肉芽肿 3
儿童肱骨近段，边界清晰的溶骨性病变，有致密死骨，一般会考虑为感染。嗜酸性肉芽肿偶有死骨形成（如本例），也必须考虑。

但这对于缩小鉴别诊断范围几乎毫无帮助。

EG 偶有死骨形成（图 2-13）。此外，只有另外 3 种疾病可偶伴死骨，包括骨髓炎、淋巴瘤和纤维肉瘤。因此，当有死骨形成时，这 4 种疾病均需考虑（表 2-2）。（另外，骨样骨瘤有时也可以出现死骨样改变，将在第 8 章讨论。）

表 2-2 伴有死骨的疾病

| |
|---|
| 骨髓炎 |
| 嗜酸性肉芽肿 |
| 恶性纤维组织细胞瘤（包括纤维肉瘤和硬纤维瘤） |
| 淋巴瘤（骨样骨瘤可呈死骨样改变） |

临床上，EG 可有或无疼痛；因此对多数 EG 来说，临床病史并无帮助。

**鉴别点**：患者年龄一定<30 岁。

# 骨巨细胞瘤

骨巨细胞瘤不常见，几乎只发生于成年人长骨骨端和扁骨[4]。

一定要认识到，不管 X 线表现如何，骨巨细胞瘤的良恶性都很难确定。事实上，组织学上很难明确地将骨巨细胞瘤归为良性或恶性。多数外科医生对骨巨细胞瘤行刮除及骨水泥填充术，只要不复发，则认为其是良性。即便是第二次或第三次复发，骨巨细胞瘤仍可为良性。基于骨巨细胞瘤的复发率统计，约 15% 为恶性。只有少数骨巨细胞瘤会出现转移。骨巨细胞瘤可以转移至肺部，此时应定性为恶性。

有 4 条影像学标准用于诊断骨巨细胞瘤（图 2-14、图 2-15）。如果这 4 条标准中有任何 1 条不满足，就可以排除骨巨细胞瘤。

第 1 条：高达 98%~99% 的骨巨细胞瘤发生在骨骺闭合后，这一点极其重要。对骨骺未闭合的患者，不要诊断为骨巨细胞瘤。

第 2 条：病灶一定发生在骨骺近关节面处。对于骨巨细胞瘤是起源于骨骺、干骺端还是骺板尚有争论；然而，影像医生所遇到的骨巨细胞瘤，绝大多数起源于骨骺，向关节面生长。由于肿瘤通常较大，因此有时会累及干骺端。对于诊断不明、又有外科医生迫切需要给出鉴别诊断的病例，笔者对其胚胎学起源并不特别感兴趣。笔者很想（和他们）说出病变到底是什么或不是什么。因此，无须关注

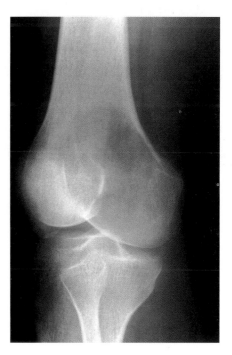

图 2-14 骨巨细胞瘤 1
股骨远段边界清晰的溶骨性病变，符合骨巨细胞瘤的所有 4 条诊断标准：①移行区清晰，且无硬化；②骨骺已闭合；③病灶呈偏心性；④病灶位于骨骺，紧邻关节面。如果这 4 条中有任何 1 条不符合，则不考虑将骨巨细胞瘤纳入鉴别诊断。

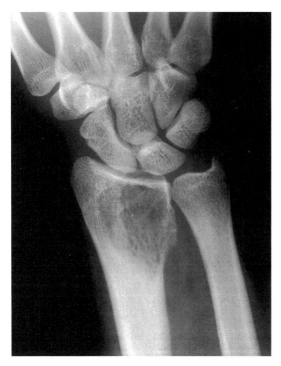

图 2-15　骨巨细胞瘤 2
典型病例桡骨远段是骨巨细胞瘤的常见发病部位。

病变起源于何处。骨巨细胞瘤起源于骨骺,当然,更重要的鉴别点是它紧邻关节面生长。98%～99%的骨巨细胞瘤符合这一点[4];因此,当遇到病变与关节面间有明确的骨性分隔时,不应将骨巨细胞瘤纳入鉴别诊断。

第 3 条:骨巨细胞瘤在骨内偏心分布,而并非在髓腔中央。尽管这一条不是非常有用,但却是骨巨细胞瘤的经典"诊断标准"之一。然而,偶有病灶体积很大,以至于很难分清其到底是否为偏心性。

第 4 条:病变一定有一个清晰且不伴硬化的移行区(边界)。这条对骨巨细胞瘤的诊断非常有用,但不适用于扁骨,如骨盆和跟骨。

利用以上 4 条"诊断标准",可以准确而自信地将骨巨细胞瘤从鉴别诊断列表中排除。毫无根据地把疾病纳入鉴别诊断,会使鉴别诊断列表混乱而冗长。

意识到这 4 条标准只适用于骨巨细胞瘤而非其他疾病至关重要。没有其他疾病依赖骨骺是否闭合来诊断;也没有任何其他疾病可以通过移行区是否硬化来诊断(许多疾病,如非骨化性纤维瘤,通常边缘硬化,但不足以作为该病的鉴别要点);没有其他疾病总是紧邻关节面,或总是具有典型的偏心性分布(尽管一些其他疾病,包括非骨化性纤维瘤和软骨黏液样纤维瘤在内,有超过 98%的病例偏心性生长)。

虽然以上 4 条标准诊断骨巨细胞瘤很有价值,但它们不适用于其他疾病。住院医师往往仅因为掌握了这 4 条标准,就将其应用于每一个溶骨性病例。其实一旦其中 1 条不成立,就没必要再用其余几条去排除骨巨细胞瘤。例如,病变发生在骨干,那么就可以排除骨巨细胞瘤的诊断,而不需要进一步核查病变是否偏心性、边缘是否硬化及骨骺是否闭合。

另外,这几条"诊断标准"的有效率超过 95%,接近 99%,但是只适用于长骨,扁骨(如骨盆)和跟骨除外。如果发现 1 例或 2 例不符合这些标准,则可能需要换一个病理医生重新观察标本。许多病理医生将动脉瘤样骨囊肿归为骨巨细胞瘤,可能诊断出不符合"诊断标准"中的任何一条的"骨巨细胞瘤"。尽管这与多数影像及病理医生关于骨巨细胞瘤的主流诊断标准不一致,但这些病理医生也许没错。

**鉴别点(只适用于长骨):**
1. 骨骺一定闭合。
2. 一定邻近关节面。
3. 边界一定清楚且边缘无硬化。
4. 一定为偏心性。

## 非骨化性纤维瘤

非骨化性纤维瘤(nonossifying fibroma,NOF)(亦称纤维黄瘤)可能是放射科医生最常遇到的骨病变。据报道,儿童 NOF 的发病率高达 20%,并且该病可以自行消退,因此年龄大于 30 岁者几乎不会发生该病。"纤维骨皮质缺损"是该病的常用同义词,有些人将长径小于 2cm 的病变归为纤维骨皮质缺损,长径大于

2cm 的病变归为 NOF，但这两种疾病在组织学上是一致的，因此，通过大小区分两者不合理。

NOF 是良性、无症状疾病，通常发生于长骨干骺端的皮质（图 2-16～图 2-18）。典型者表现为薄壁、有硬化边并呈扇贝样、轻度膨胀；然而这种改变可能只见于 75% 的 NOF。NOF 并非全部都是膨胀性、呈扇贝样或有硬化边，也并非只发生于干骺端。诊断 NOF 最好的方法还是再花 15 分钟时间学习教科书上的例子，熟悉它们的一般表现。识别 NOF 非常重要，笔者称其为"不要碰"的骨病变；影像科医生的诊断应该是最终诊断，该病不需活检（第 4 章）。NOF 表现具有特征性，尽管有一些疾病偶尔不好区分，但不需鉴别诊断。

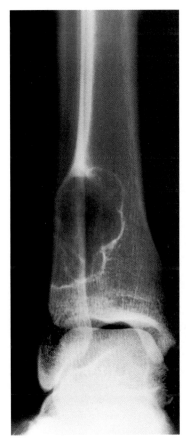

**图 2-16 非骨化性纤维瘤 1**
典型的非骨化性纤维瘤：轻度膨胀的溶骨性病变，有清晰的扇贝样硬化边；病变位于干骺端，是非骨化性纤维瘤特征性的发病部位。本例皮质显示不清并不提示皮质被破坏，而是被良性纤维组织替代。本例为无症状患者，为偶然发现的非骨化性纤维瘤。

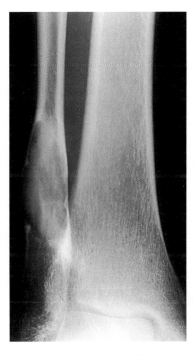

**图 2-17 非骨化性纤维瘤 2**
腓骨远段边界清晰的膨胀性溶骨性病变，是非骨化性纤维瘤的特征性表现。患者无症状，无意中发现该病变。病灶内模糊不清的硬化继发于基质的部分钙化或骨化；几年后，基质将完全骨化，病灶将消失。

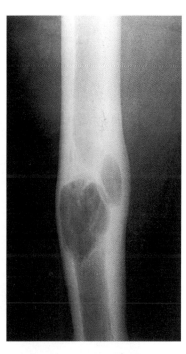

**图 2-18 非骨化性纤维瘤 3**
无症状患儿，长骨内一边界清晰的多房、膨胀性、溶骨性病变。该例明显为良性病变，具有非骨化性纤维瘤的特征性表现，因此没有必要做活检。

NOF 的年龄分界点是 30 岁。如果患者年龄大于 30 岁，则不必考虑 NOF。NOF 一定没有临床症状，也没有骨膜反应，除非之前有外伤史。NOF 一般会硬化"愈合"并最终消失（图 2-19、图 2-20）。NOF 的"愈合"阶段，因为有成骨活动，放射性核素骨显像可表现为热区。CT 表现可能看似"骨皮质破坏"，但其实只是纤维组织替代骨皮质（图 2-21）。很大的 NOF 少见（图 2-22）。因此病灶生长或大小的变化不

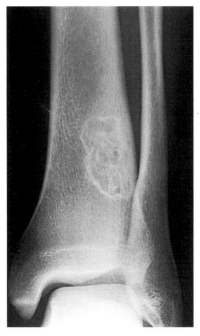

**图 2-19 非骨化性纤维瘤愈合期 1**
青年患者,具有非骨化性纤维瘤的特征性表现,病灶开始逐步消失或"愈合"。因为非骨化性纤维瘤通常不发生于大于 30 岁的患者,所以本病被认为会骨化并最终融入正常骨。

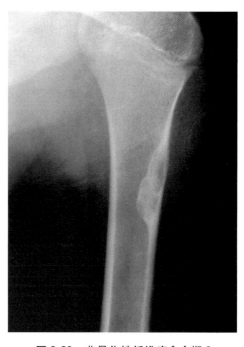

**图 2-20 非骨化性纤维瘤愈合期 2**
儿童肱骨近段,典型的正在骨化的非骨化性纤维瘤。几年后,病灶将基本消失。

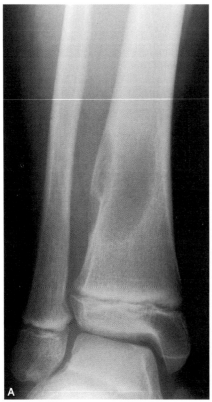

**图 2-21 非骨化性纤维瘤 4**
患儿因踝关节扭伤行 X 线检查。前后位平片(A)示一膨胀性溶骨性病变。本例具有典型的非骨化性纤维瘤表现。病变层面的 CT 扫描(B)示皮质不连续(箭),看似为"皮质破坏"。对病灶进行活检,发现是非骨化性纤维瘤。皮质并非被破坏,而是被良性纤维组织代替。

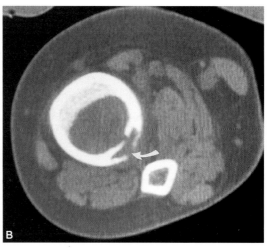

第二章 良性溶骨性病变　19

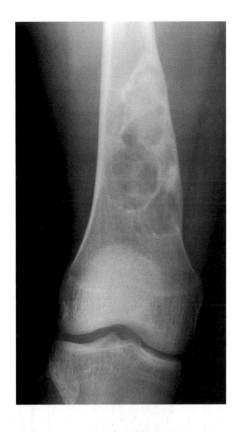

图 2-22　较大的非骨化性纤维瘤
患儿,16 岁,无症状。边界清晰的巨大溶骨性病变,因病变在数年的随访中增大,故行活检,发现是非骨化性纤维瘤。尽管本例病变较大多数非骨化性纤维瘤大,但也不足以成为活检的理由。

会影响 NOF 的诊断。NOF 最常见于膝关节周围,但可发生于任何长骨。

NOF 的 MRI 表现多种多样。尽管 NOF 在 $T_1WI$ 上基本为低信号,但在 $T_2WI$ 上可以是高或低信号（图 2-23）。

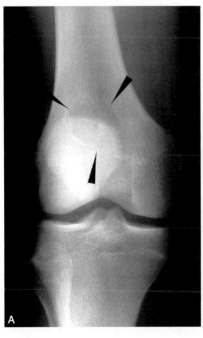
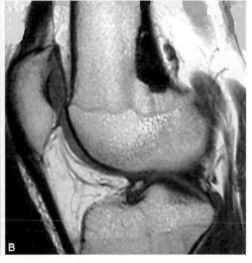

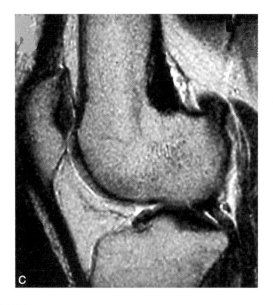

图 2-23 非骨化性纤维瘤 5
患儿,女,16 岁。膝关节前后位片(A)示良性表现的溶骨性病变(箭),符合非骨化性纤维瘤的表现。矢状位 $T_1WI$(B) 和 $T_2WI$(C)均示基底位于皮质的低信号灶。此为非骨化性纤维瘤的特征性表现。

**鉴别点:**
1. 患者年龄一定小于 30 岁。
2. 无骨膜反应或疼痛。

## 成骨细胞瘤

成骨细胞瘤罕见,可以从鉴别诊断列表中排除,不必担心会漏诊。那么,记忆法里为什么又有成骨细胞瘤呢?因为如果没有"O"这个额外的元音,记忆法"FEG-NOMASHIC"就不完整了,因此就保留了成骨细胞瘤。

成骨细胞瘤有两种表现:①看起来像一个大的骨样骨瘤,也称作巨大骨样骨瘤。因为骨样骨瘤是成骨性病变,而非皂泡状的溶骨性病变,所以此型成骨细胞瘤不需要考虑在内。②与动脉瘤样骨囊肿表现相近。动脉瘤样骨囊肿和成骨细胞瘤都呈膨胀性、皂泡状改变(图 2-24)。如果对一个病变考虑为动脉瘤样骨囊肿,那么也应该考虑到成骨细胞瘤的可能。成骨细胞瘤最常发生在脊椎附件,其中半数以上的病例有斑点状钙化。发生于脊椎附件的膨胀性溶骨性病变包括成骨细胞瘤、动脉瘤样骨囊肿和结核(表 2-3),需要鉴别诊断。

表 2-3 脊椎附件膨胀性溶骨性病变的鉴别诊断

| |
|---|
| 动脉瘤样骨囊肿 |
| 成骨细胞瘤 |
| 结核 |

**鉴别点:** 考虑动脉瘤样骨囊肿时,需同时考虑成骨细胞瘤。

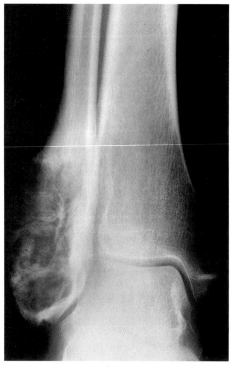

图 2-24 成骨细胞瘤
患者,35 岁。可见边界清晰的膨胀性溶骨性病变,与动脉瘤样骨囊肿表现相似。这只是罕见的成骨细胞瘤的一种表现(另一种表现是与骨样骨瘤表现相似的硬化性病变,但体积比骨样骨瘤大很多)。

## 转移瘤和骨髓瘤

年龄大于40岁患者的任何溶骨性病变,无论表现为良性或侵袭性,都要考虑到转移瘤。转移瘤可完全呈良性影像学表现(图2-25),所以"因为病变看上去像是良性,所以不考虑转移瘤"是不正确的。

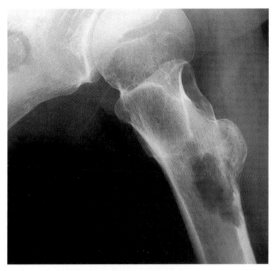

图 2-25 转移瘤
典型的肾癌骨转移,在股骨近段呈良性溶骨性改变。

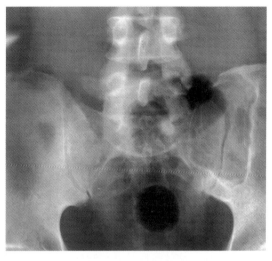

图 2-26 浆细胞瘤
多发性骨髓瘤患者。左侧髂骨可见边界清楚、伴硬化边的巨大溶骨性病变。髂骨和骶骨为浆细胞瘤的好发部位。

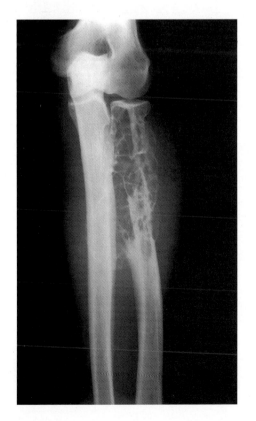

图 2-27 肾细胞癌骨转移
桡骨近段皂泡状、膨胀性病变,是肾细胞癌骨转移的典型表现。其表现与动脉瘤样骨囊肿类似。

大多数转移瘤呈侵袭性表现,故不在 FEGNOMASHIC 鉴别诊断中;但也有相当一部分呈良性表现。

从统计学角度出发,对年龄于小于 40 岁的患者,将不考虑发生转移瘤的可能。以 40 岁为分界点,小于 40 岁的患者,不考虑转移瘤的诊断准确率大于 99%。否则,每一个溶骨性病变都要考虑转移瘤的可能,鉴别诊断范围将会很大。但并不是小于 40 岁的患者就不会发生转移,而是即使漏诊也将其排除在鉴别诊断列表外也可以接受(除非患者有原发肿瘤病史)。

骨髓瘤(更准确地说应该称为浆细胞瘤)可为孤立性或多发性溶骨性病变(图 2-26)。浆细胞瘤应从转移瘤中分离出来,因为它的发病人群略微年轻一些(以 35 岁为分界点),并且其影像学改变可在临床或血液学证据出现之前 3~5 年就存在。一般而言,将包含骨髓瘤在内的所有的转移瘤作为一组,以 40 岁作为临界点没有坏处。

事实上,几乎任何转移瘤都可呈溶骨性、良性表现;因此从影像学表现推测转移瘤的原发病灶没有任何意义。通常,溶骨性膨胀性转移瘤多来自甲状腺和肾脏肿瘤(图 2-27)。一般来说,唯一总是呈溶骨性改变的是来自于肾细胞癌的骨转移。

<u>鉴别点</u>:患者年龄一定大于 40 岁。

## 动脉瘤样骨囊肿

动脉瘤样骨囊肿是唯一一个以其放射学表现命名的疾病。动脉瘤样骨囊肿几乎总是表现为动脉瘤样或膨胀性改变(图 2-28、图 2-29)。患者偶尔会在骨质膨胀性改变之前就诊,但这种情况很罕见,故无须多虑。动脉瘤样骨囊肿主要发生在 30 岁以下的患者,偶然发生于年龄较大者。将膨胀性改变和 30 岁以下作为诊断动脉瘤样骨囊肿的标准,一般不会漏诊。

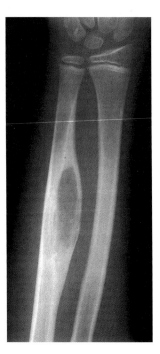

图 2-28 儿童动脉瘤样骨囊肿
小儿尺骨骨干膨胀性病变,是动脉瘤样骨囊肿的典型表现。

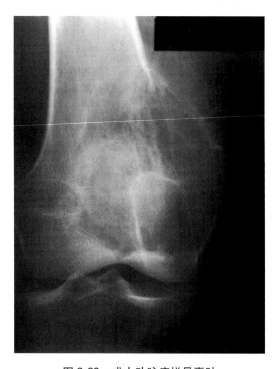

图 2-29 成人动脉瘤样骨囊肿
患者,25 岁。膨胀性溶骨性病变,为动脉瘤样骨囊肿的典型表现。初次判断可能会认为本例呈骨巨细胞瘤的典型表现。但还需注意该病变具有硬化边,且病变不邻近关节面。

动脉瘤样骨囊肿具有特征性的 MRI 表现,即多发的液-液平(图 2-30)。尽管其他疾病也可有液-液平,而且动脉瘤样骨囊肿有时也没有该表现,但液-液平依然是动脉瘤样骨囊肿的特征性表现,几乎可以凭此征象确诊。

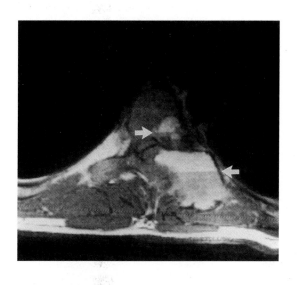

图 2-30 动脉瘤样骨囊肿
经位于胸椎附件的膨胀性溶骨性病变层面的轴位质子密度磁共振成像示病灶内数个液-液平(箭)。这是动脉瘤样骨囊肿的典型表现。

动脉瘤样骨囊肿有两种类型:原发型和继发型。继发型伴发于其他疾病或发生于外伤后,而原发型原因不明,无伴发疾病。继发型动脉瘤样骨囊肿常与骨巨细胞瘤、骨肉瘤或几乎任何其他疾病伴发,但在实际工作中并不常见。关于该病发生于外伤后这一条,令人不解,如外伤为其原因,那么有年龄限制的原因难以解释。同样,恶性肿瘤曾一度被认为发生在创伤后,是因为恶性骨肿瘤常有前驱外伤史。但现在认为这是一种巧合。动脉瘤样骨囊肿与创伤可能是碰巧同时发生,但这只是推测而已。

动脉瘤样骨囊肿患者通常以疼痛就诊。其偶可发生于骨骺,但发病部位不能为鉴别诊断提供更多线索。与成骨细胞瘤一样,该病也常发生于脊椎附件。

**鉴别点:**
1. 一定为膨胀性病变。
2. 患者年龄一定小于 30 岁。

# 孤立性骨囊肿

孤立性骨囊肿又称为单纯性骨囊肿或单房骨囊肿,然而并不一定都是单房(单腔)的。孤立性骨囊肿是 FEGNOMASHIC 中唯一一个呈中心性生长的疾病(图 2-31)。很多其他疾病也可为中心性,但如病变为偏心性,就可以排除孤立性骨囊肿。孤立性骨囊肿是少数几种不以膝关节周围为最好发部位疾病中的一种。2/3~3/4 的孤立性骨囊肿发生在肱骨近段和股骨近段,但其诊断价值有限,如仅依据此点作鉴别诊断依据,可能会漏诊 1/4~1/3 的病例。

孤立性骨囊肿患者常无临床症状,除非合并骨折(常见)(图 2-32)。即便有病理性骨折,也很少有骨膜反应。孤立性骨囊肿通常发生于青年患者,很少见于 30 岁以上的患者。尽管孤立性骨囊肿常发生于长骨,但其他骨也可以发生。在长骨,孤立性骨囊肿起源于骺板,向骨干生长,不累及骨骺。骺板愈合后,病变可累及骨骺,不常见。跟骨孤立性骨囊肿很常见,呈特征性的三角形(图 2-33)。

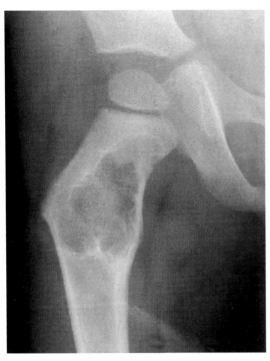

**图 2-31　孤立性骨囊肿 1**
股骨近段中心性病变,此为孤立性骨囊肿的典型表现。

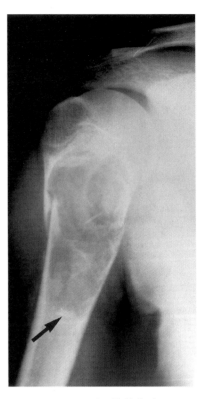

**图 2-32　孤立性骨囊肿 2**
肱骨近段病变区的病理性骨折。这是孤立性骨囊肿的典型部位和表现。注意骨折所致的骨皮质碎片(箭)陷落入充满液体的病变底部,此征象被称为骨片陷落征。目前尚未见其他病变有骨片陷落征的报道,故为孤立性骨囊肿的特异性征象。

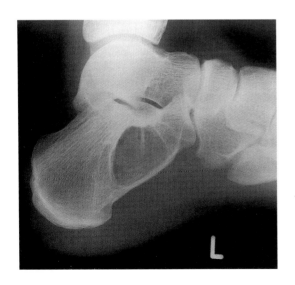

**图 2-33　孤立性骨囊肿 3**
跟骨孤立性骨囊肿的典型表现。跟骨的孤立性囊肿只发生于此部位(跟骨中部的前方,邻近跟骨下缘)。尽管其他病变也可发生在该部位,但孤立性骨囊肿几乎不会发生于跟骨其他部位。

鉴别点：
1. 囊肿一定为中心性。
2. 患者年龄一定小于 30 岁。

## 甲状旁腺功能亢进（棕色瘤）

甲状旁腺功能亢进（hyperparathyroidism，HPT）所致的棕色瘤表现多种多样，从纯溶骨性病变到硬化性病变（图 2-34）。通常情况下，当患者 HPT 治愈后，棕色瘤会发生硬化并最终消失。对于怀疑棕色瘤的患者，应有 HPT 的影像学表现。骨膜下骨吸收是 HPT 的特征性表现，要特别注意观察以下部位：指骨（尤其是中节指骨桡侧面）、锁骨远端（骨吸收）、胫骨近段内侧面、骶髂关节（双侧骶髂关节骨侵蚀）。骨质疏松或骨质硬化可能提示肾性骨营养不良并继发 HPT，但必须要有骨膜下骨吸收；否则，棕色瘤的诊断可排除。

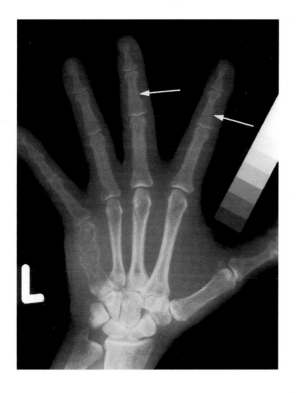

图 2-34 棕色瘤
第五掌骨膨胀性溶骨性病变，鉴别诊断列表也许会很长。中节指骨桡侧面隐约可见骨膜下骨吸收（箭）。无名指近节指骨近段可见另一较小的溶骨性病灶，该病灶与其他溶骨性病灶表现不同，表明棕色瘤几乎可有任何表现。多发性是棕色瘤典型表现，并可以此缩小鉴别诊断范围。然而，由于可见骨膜下骨吸收，故可排除其他诊断。

如今很少见到棕色瘤，可能是因为更加积极地治疗肾脏疾病使 HPT 病例较以前减少了。

鉴别点：一定要有 HPT 的其他证据。

## 血管瘤

多发性血管瘤亦称囊性血管瘤病或囊性淋巴管瘤病，尽管并不常见，但也比棕色瘤多见，可能会代替棕色瘤（HPT）来代表 FEGNOMASHIC 中的"H"。囊性血管瘤病通常为偶然发现，表现为发生于全身骨骼的多发溶骨性病变（图 2-35）。血管瘤也可导致组织异常，并可引起疼痛。尽管血管瘤偶发，类似于 Gorham's 病（大块骨溶解或骨消失症），但没有破坏性倾向。如果遇到多发溶骨性病变且患者无症状时，要考虑到囊性血管瘤病可能。

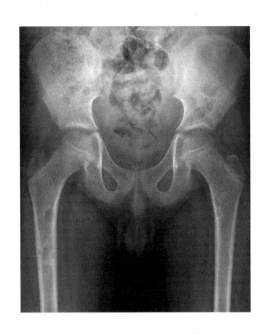

图 2-35　囊性血管瘤病
无症状青年女性患者。双侧股骨及骨盆多发溶骨性病变。证实为血管瘤。

## 感染

放射科医生目前尚无法通过影像学检查排除骨髓炎（图 2-36）。骨髓炎可发生于任何部位、任何年龄，有多种不同的影像学表现。骨髓炎可呈或不呈膨胀性生长，边缘可有或无硬化，或可伴随骨膜反应。软组织改变，如邻近脂肪层消失，对诊断无任何意义，甚至会误导诊断，因为肿瘤和嗜酸性肉芽肿均可有此表现。

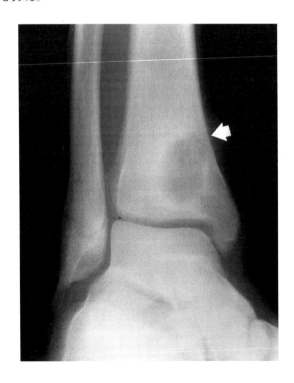

图 2-36　Brodie 脓肿
胫骨远段慢性感染灶。如果未注意到轻微的骨膜反应（箭）及疼痛病史，则该病变的鉴别诊断会很多。尽管本例有慢性骨髓炎（Brodie 脓肿）的典型表现，但感染可以和任何疾病的表现相似。

当骨髓炎发生在关节旁时,如果病变毗邻关节面,则邻近关节必将受累,表现为软骨缺失或关节腔积液,或二者同时发生(图2-37)。该表现并非特别有用,因为任何疾病都可导致关节腔积液,但其已是最准确的征象。

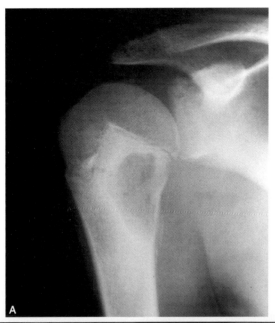

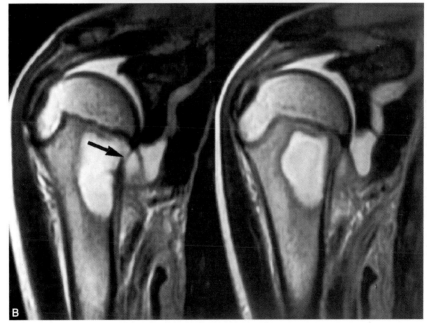

**图 2-37 骨髓炎并化脓性关节炎**
肩痛患儿。肩关节平片(A)示边界清楚的溶骨性病变。MRI 扫描冠状位 $T_2WI$(B)示病变呈高信号,穿透骨皮质(箭)蔓延至关节内。这是骨髓炎合并关节受累的典型表现。

感染所致的硬化边通常较厚,而且最外缘模糊不清,但这些表现并不常见,诊断价值有限。
如果发现死骨,则应高度怀疑骨髓炎。如前所述,仅有感染、嗜酸性肉芽肿、淋巴瘤及纤维肉瘤有死骨。然而,大多数骨髓炎不伴死骨,所以该征象的诊断价值也有限。因此,感染几乎是所有溶骨性病变最常见的鉴别诊断疾病。

**鉴别点**:无。

## 软骨母细胞瘤

软骨母细胞瘤是最易诊断的疾病之一,因为该病只发生在骨骺(已有少数病例报道发生在干骺端,但是罕见),而且几乎只发生在小于 30 岁患者(图 2-38)。什么是更容易的鉴别点呢? 40%~60% 的软骨母细胞瘤存在钙化,无钙化者则不足以支持本病的诊断。只要确定不是感染或嗜酸性肉芽肿(二者均可发生于骨骺)的碎屑或死骨,钙化的存在就支持软骨母细胞瘤的诊断。由于很难确定高密度影是否为钙化,因此不必担心诊断是否正确。

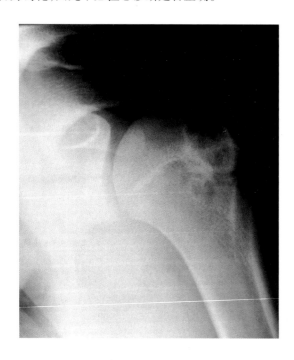

**图 2-38 软骨母细胞瘤 1**
肱骨近段骨骺一边界清楚伴硬化边的溶骨性病变,病变略微越过骺板。这是软骨母细胞瘤的典型表现。几乎近一半的软骨母细胞瘤有一小部分跨越骺板。

小于 30 岁患者骨骺的溶骨性病变鉴别诊断列表短且简单[1],包括感染(最常见)、软骨母细胞瘤、骨巨细胞瘤(本病有其诊断标准,所以可以明确地排除或纳入)。这是一个传统而经典的鉴别诊断列表,包含了约 98% 的骨骺病变。如果想包含 99% 的病变,需加入其他两种疾病:动脉瘤样骨囊肿(必须是膨胀性生长)和嗜酸性肉芽肿,如果年龄大于 40 岁,则需再加上转移瘤和骨髓瘤。较长的鉴别诊断列表容易导致诊断混乱,故不推荐。住院医师往往只记得累及骨骺的 5 个疾病中的 3 个(感染、软骨母细胞瘤、骨巨细胞瘤),而忽略嗜酸性肉芽肿和动脉瘤样骨囊肿等主要鉴别诊断。对于大部分住院医师而言,只需要记忆常见的鉴别诊断即可。

对于骨骺囊性病变,一定要考虑软骨下囊肿或称晶洞(geode)的可能,其可见于任何能导致退行性骨关节病(degenerative joint disease,DJD)的疾病。确保不存在任何能导致 DJD 的关节疾病,否则临床医生可能会根据放射科医生列出的骨骺病变鉴别诊断列表,对晶洞进行不必要的活检(第 4 章)。

当考虑疾病的鉴别诊断时,腕骨、跗骨及髌骨等同于骨骺,发生在这些区域的溶骨性病变与骨骺病变有类似的鉴别诊断列表(图 2-39);尽管该鉴别诊断列表包括了发生于骨骺的近 99% 的疾病,但是仅包含了腕骨、跗骨及髌骨的约 50% 的疾病,然而这已经是一个好的鉴别诊断的开端。

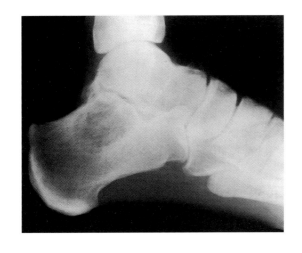

图 2-39 软骨母细胞瘤 2
跟骨上部的溶骨性病变,鉴别诊断很少。与骨骺病变的鉴别诊断基本相同。病变活检结果为软骨母细胞瘤。

鉴别点:
1. 患者年龄一定小于 30 岁。
2. 病变一定位于骨骺。

## 软骨黏液样纤维瘤

软骨黏液样纤维瘤与软骨母细胞瘤一样,是一种较少被提及的罕见疾病,也许一生都不会见到。那为什么要包括它呢?因为它是经典的鉴别诊断列表的一部分。如果在鉴别诊断中提及该病,那么至少要知道其表现如何。软骨黏液样纤维瘤基本上类似于非骨化性纤维瘤(图 2-40)。但与非骨化性纤维瘤不同的是,软骨黏液样纤维瘤可发生于任何年龄。该病可引起疼痛,而非骨化性纤维瘤则不会。

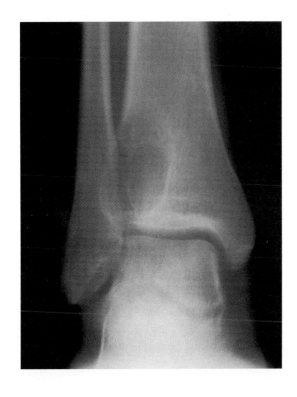

图 2-40 软骨黏液样纤维瘤
胫骨远段溶骨性病变,有清楚的硬化边,本应该考虑为非骨化性纤维瘤。该病的鉴别诊断包括其他几种病变,均为良性病变。尽管该例无症状的患者可能不应该进行活检,但还是进行了活检,结果显示其为软骨黏液样纤维瘤。

鉴别点：提及非骨化性纤维瘤时要想到软骨黏液样纤维瘤。

# 附加知识点

前面所描述的是对良性表现的溶骨性病变的鉴别诊断。如果能有98%的诊断准确率，就已经足够好了。想要达到99%的诊断准确率，则需要增加很多少见或罕见病例，这样会使大多数住院医师不知所措，并出现对临床医生没有多大价值的鉴别诊断列表。如果可能的诊断不包括在鉴别诊断列表内，请一定要补充。同样，如果鉴别诊断列表太过冗长，则可将骨母细胞瘤和软骨黏液样纤维瘤删除。这样就能列出既简单又足够准确的鉴别诊断列表了。

骨内腱鞘囊肿、血友病假性肿瘤、血管内皮瘤、骨化性纤维瘤、骨内脂肪瘤、血管球瘤、神经纤维瘤、浆细胞肉芽肿及神经鞘瘤等可被有意省略。当然还有另外一些疾病需加入鉴别诊断列表，但此类疾病最好由病理科医生诊断，而非放射科医生诊断。

一些特征有助于区分FEGNOMASHIC(表2-1)中的病变。例如，小于30岁的患者，一定要考虑嗜酸性肉芽肿、软骨母细胞瘤、非骨化性纤维瘤、动脉瘤样骨囊肿和孤立性骨囊肿这5种疾病，但这并不能涵盖所有溶骨性病变，还有些其他疾病需要考虑。这同时意味着，大于30岁的患者，基本上可以排除这5种疾病。

如果有骨膜反应或疼痛(假定无外伤史)，则可以排除纤维结构不良、孤立性骨囊肿、非骨化性纤维瘤和内生软骨瘤。如果病变位于骨骺，经典的鉴别诊断包括感染、骨巨细胞瘤和软骨母细胞瘤，也可加入动脉瘤样骨囊肿和嗜酸性肉芽肿，但并非必须。如果患者年龄超过40岁，鉴别诊断需加入转移瘤和骨髓瘤，而将动脉瘤样骨囊肿、软骨母细胞瘤和嗜酸性肉芽肿从骨骺鉴别诊断列表中删除。发生于骨骺的病变，需加入软骨下囊肿或晶洞。

骨骺病变的鉴别诊断列表同样适用于跗骨(特别是跟骨)、腕骨和髌骨的病变。发生于跟骨的溶骨性病变，也可以考虑孤立性骨囊肿的诊断，它有特征性表现和发病部位(图2-33)。骨端是"骨骺同等物"，与骨骺病变有相同的鉴别诊断列表。骨骺与骨端的区别在于：骨骺使骨纵向生长，而骨端是韧带的附着点。

有些表现似乎不能缩小鉴别诊断范围，如有/无软组织肿块、骨质膨胀(除动脉瘤样骨囊肿一定有骨质膨胀)、有/无硬化边(骨巨细胞瘤一定没有硬化边)、有无骨嵴或间隔及病变的大小。

有些疾病称为"自动考虑性疾病"(框2-1)。原因是这些疾病在几乎每个病例中都要自动考虑在内。对于小于30岁的患者，每例溶骨性病变的鉴别诊断列表中都要包括嗜酸性肉芽肿和感染。事实上，除外伤或关节炎，这些疾病在所有病例中都要考虑到，因为这些疾病的表现多种多样，如溶骨性、硬化性、混合性、良性、侵袭性等。因此，这些疾病可类似于几乎所有骨病。建议对每例小于30岁的患者，都要考虑到嗜酸性肉芽肿和感染的可能。在读片会上，观察平片后，一定要稍作停顿，思考提出这些诊断的支持点与反对点，这样可增加可信度。对于40岁以上的患者，转移瘤与感染为"自动考虑性疾病"。应用"自动考虑性疾病"进行诊断时，无须顾及病变的表现或部位，仅发现病变即可。

| 框2-1 "自动考虑性疾病" |
|---|
| 小于30岁 |
| 嗜酸性肉芽肿 |
| 感染 |
| 大于40岁 |
| 转移瘤 |
| 感染 |

# 硬化性病变的鉴别诊断

很多溶骨性病变可以自发消退，并且很少见于30岁以上的患者。病变消退过程中常可见新生骨填充，呈硬化或成骨样改变。如果在20~40岁患者中发现骨硬化，尤其是无症状、偶然发现者，应考虑非骨化性纤维瘤(图2-41)、嗜酸性肉芽肿、孤立性骨囊肿、动脉瘤样骨囊肿和软骨母细胞瘤。其他有骨硬化表现的疾病包括纤维结构不良、骨样骨瘤、感染、棕色瘤(愈合期)和巨大骨岛(图2-42)。随着病变

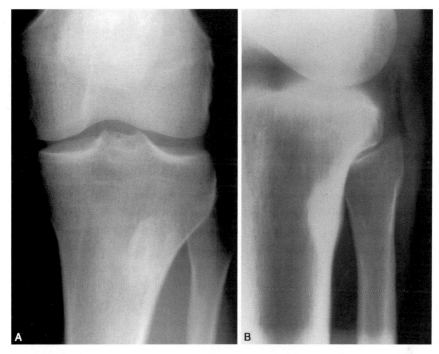

**图 2-41　非骨化性纤维瘤愈合期**
A. 患者,30 岁,无症状。平片示胫骨近段模糊的硬化性病变,是非骨化性纤维瘤处于愈合期或消失期的特征性表现。旧片显示典型的溶骨性非骨化性纤维瘤。B. 年轻患者,无症状。胫骨近段后部的致密硬化性病变,原考虑为骨样骨瘤或骨髓炎。尽管患者无症状,但进行了活检。结果为已骨化的非骨化性纤维瘤。如果是年龄大于 40 岁的患者,需要考虑转移瘤的可能。

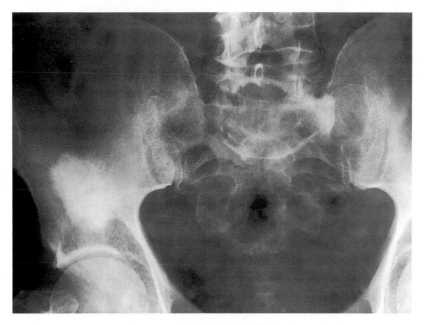

**图 2-42　巨大骨岛**
右侧髂骨一巨大的硬化性病变。如为年龄大于 40 岁的患者,易被误认为转移灶。这是一个巨大骨岛,有典型的不规则"羽毛样"边缘,即骨小梁与正常骨质交错生长。病变长轴与骨长轴一致,或与主要承重骨小梁的方向一致。

持续消退,病变中经常可见不定量的正常黄骨髓(图2-43),勿仅因其内含有脂肪而误诊为骨内脂肪瘤,尽管误诊也不会带来不良后果——骨内脂肪瘤也是良性病变,且多为偶然发现。

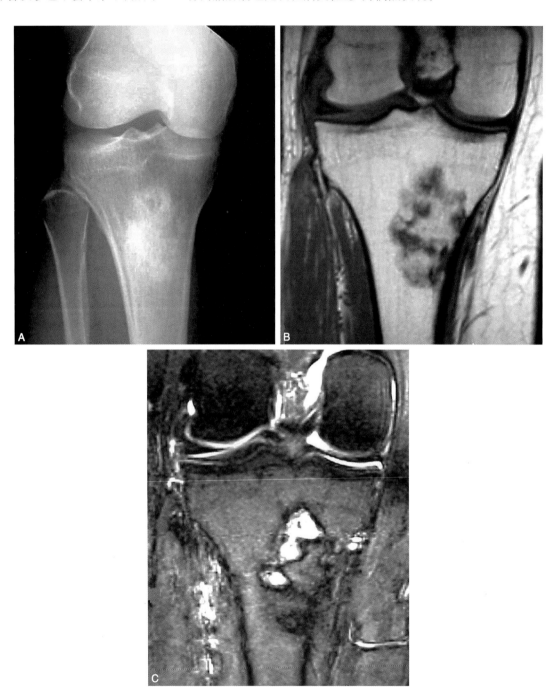

图 2-43 消退期非骨化性纤维瘤

患者,男,28 岁。膝关节前后位片(A)示胫骨干骺端硬化性病变。膝关节冠状位 $T_1WI$(B)和 $T_2WI$(C)示病变在 $T_1WI$ 上呈高低混杂信号,一些区域内有脂肪组织,在 $T_2WI$ 上呈高低混杂信号。这是消退期非骨化性纤维瘤的典型表现。

对于年龄大于 40 岁的患者,发现硬化性病变,首先要考虑转移瘤。

（译者 王纪鹏 聂佩 满凤媛）

## 参考文献

[1] Gold RH, Ross SE, et al. The radiologic learning file. An introduction to diagnostic radiology. *Radiology*. 1972;104(1): 27-31.

[2] Skeletal Lesions Interobserver Correlation among Expert Diagnosticians (SLICED) study group. Reliability of histopathologic and radiologic grading of cartilaginous neoplasms in long bones. *JBJS*. 2007;89:2113-2123.

[3] David R, Oria R, Kumar R, et al. Radiologic features of eosinophilic granuloma of bone. Pictorial essay. *AJR*. 1989;153:1021-1026.

[4] Dahlin D. Giant cell tumor of bone: highlights of 407 cases. *AJR*. 1985;144:955-960.

# 第三章　恶性骨肿瘤

放射科住院医师都觉得恶性骨肿瘤的诊断比较困难,并且在结束住院医师培训后的前几年会觉得更困难,主要是因为恶性骨肿瘤不常见。然而,大部分放射科医生在临床工作中每年总会遇到几例恶性骨肿瘤患者,所以应该具备发现并对其作出鉴别诊断的能力。

首先,如何发现恶性骨肿瘤,并与良性骨病变鉴别呢? 发现病变具有侵袭性通常不难,但要断定其为恶性则很难。感染、嗜酸性肉芽肿等侵袭性病变具有类似恶性肿瘤的表现,但它们显然是良性的,常应将它们与恶性骨肿瘤放到一起鉴别。

## 良、恶性骨肿瘤的鉴别诊断

鉴别良、恶性骨肿瘤的放射学诊断标准有哪些呢? 经典教科书和文献提出应从 4 个方面入手:①骨皮质破坏;②骨膜反应;③病变的长轴或生长方向;④移行区。

下面会详述以上 4 个方面,并且解释为什么只有最后一条(移行区)是最可靠的,其诊断准确率达 90% 以上。

### 骨皮质破坏

在良性纤维-骨病变和软骨类病变中,骨皮质常被非钙化基质(纤维基质或软骨样基质)所取代,在平片(图 3-1)或 CT 上造成骨皮质破坏的假象。另外,感染和嗜酸性肉芽肿等良性病变也可引起类似恶性骨肿瘤的广泛骨皮质破坏。动脉瘤样骨囊肿会引起骨皮质变薄,以致骨皮质在放射学检查中难以显示(图 3-2)。基于此,骨皮质破坏偶尔会误导诊断。依据 Gestalt 方法进行诊断时,发现骨皮质破坏即认为是恶性病变;但诊断恶性病变还必须符合其他标准,如有宽大的移行区。

### 骨膜反应

骨膜反应是骨膜受到刺激所产生的非特异性病理改变,无论是恶性骨肿瘤、良性骨肿瘤、感染还是创伤,都可引起骨膜反应。骨折时形成的骨痂事实上是最良性的骨膜反应。骨膜反应有两种:良性骨膜反应(图 3-3A、图 3-3B)和侵袭性骨膜反应(图 3-3C、图 3-3D)。两者的区别主要在于骨膜所受刺激时间的长短,而不在于引起骨膜反应的病变是良性还是恶性。例如,缓慢生长的良性肿瘤引起厚的、波浪状、均匀、致密的骨膜反应,因为温和的慢性刺激使得骨膜有时间形成新骨,并重塑形成更多正常骨皮质。恶性骨肿瘤引起急剧的骨膜反应,骨膜没有时间加固,表现为层状(洋葱皮样)或无定形,甚至日光状。当刺激停止

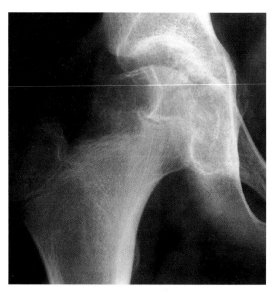

**图 3-1　明显骨皮质破坏**
股骨近段良性软骨母细胞瘤,非钙化软骨样组织代替了正常骨皮质,呈骨质破坏的影像表现。这是皮质被替代而不是被破坏的病例,如果将骨质破坏作为判断病变侵袭性或恶性的关键鉴别因素,可能会给诊断带来很多困惑。注意该病变移行带窄,符合良性病变的表现。

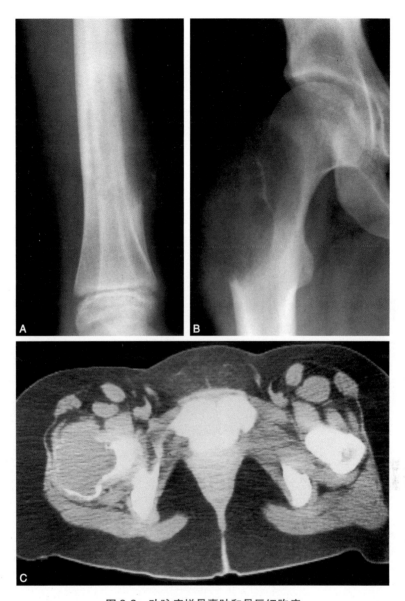

**图 3-2 动脉瘤样骨囊肿和骨巨细胞瘤**

A.动脉瘤样骨囊肿。该良性病变骨皮质很薄,以致从平片上难以看到。与图 3-1 所示相同,此改变也可被误认为是骨皮质破坏,因此误诊为恶性或高度侵袭性病变。B.骨巨细胞瘤。病变位于股骨近段,呈膨胀性改变,骨皮质变薄,以致从平片上难以观察到。C.与图 B 同一患者,CT 扫描可见病变区明显膨胀、菲薄的皮质。本例骨巨细胞瘤起源于股骨大转子,后者相当于骨端。注意病变具有边界清楚的非硬化性移行区,与所有发生于长骨的骨巨细胞瘤相同。

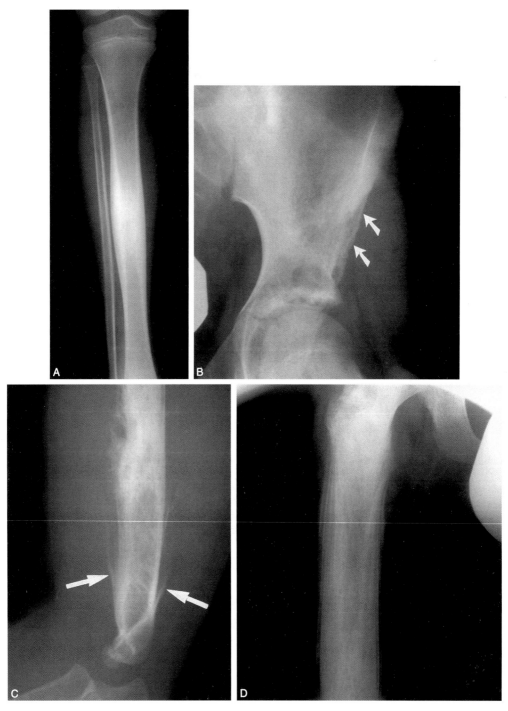

**图 3-3 良性骨膜反应和侵袭性骨膜反应**

A. 胫骨骨干中段骨样骨瘤导致厚的、波浪状、致密骨膜反应,是经典的良性骨膜反应。恶性病变不会产生类似的骨膜反应,因此不应将恶性病变列入鉴别诊断。此类骨膜反应基本上与骨折后愈合时形成的骨痂无法区分。B. 患儿骨盆有渗透状病变,可见沿髂骨分布的厚的、波浪状骨膜反应(箭),这是感染或嗜酸性肉芽肿的特征性表现。起初尤因肉瘤被列入鉴别诊断;然而,良性骨膜反应可以基本排除恶性肿瘤的可能。活检证实本例为嗜酸性肉芽肿。C. 侵袭性骨膜反应。肱骨溶骨-成骨混合病变,见无定形、放射状骨膜反应伴 Codman 三角(箭),活检证实为尤因肉瘤。尽管这种类型的骨膜反应是恶性肿瘤的特征性表现,但嗜酸性肉芽肿或感染等良性病变也可以呈这样的骨膜反应。D. 层状或称洋葱皮样骨膜反应是侵袭性病变的特征性表现,如本例股骨尤因肉瘤。同样,此类侵袭性骨膜反应也可以发生于良性病变,如感染或嗜酸性肉芽肿。

或减弱时,侵袭性骨膜反应也会实变,呈良性表现。因此,当放射科医生发现骨膜反应时,应该尽力根据各自特点区分其是良性(厚的、致密的、波浪状)骨膜反应还是侵袭性(层状、无定形、日光状)骨膜反应。

但是,病变良、恶性的判断可能会被骨膜反应误导。首先,骨膜反应常介于良性或侵袭性之间,所以对骨膜反应的准确定性需要很丰富的临床经验。其次,很多良性病变,如感染、嗜酸性肉芽肿、动脉瘤样骨囊肿、骨样骨瘤,甚至外伤等,也可以引起侵袭性骨膜反应。然而,良性骨膜反应通常对诊断有帮助,因为恶性病变不会引起良性骨膜反应。一些对恶性骨肿瘤有丰富诊断经验的研究者发现,只有当恶性骨肿瘤伴发骨折或感染时,才会出现良性骨膜反应。尽管有例外,但总体而言是正确的。

## 病变的长轴或生长方向

通过病变的长轴或生长方向,很难区分病变是良性还是侵袭性并对其进行分类。有一种观点认为,发生于长骨的病变,如果其长轴是沿骨的长轴生长,而不是围绕骨呈环形生长,则该病变为良性。但该观点无依据。如尤因肉瘤,为高度恶性肿瘤,通常沿长骨的长轴生长。相反,许多纤维性骨皮质缺损呈环形生长,却是良性病变。没有任何理由将病变的长轴列入骨肿瘤影像学评估的标准之中。

## 移行区

毫无疑问,移行区是判断骨病变良、恶性最可靠的指标。遗憾的是,这条准则也同样有缺陷,详述如下。

移行区是指病变与正常骨之间的区域。如果能用细尖笔清楚地勾画出病变的边界,则认为该病变的移行区是窄的(图3-4)。如果病变的边界模糊,难以用笔勾勒出来,则认为该病变的移行区是宽的(图3-5)。尽管总会有一些病例处于两者之间,但大部分病变可以明确移行区的宽或窄。如果病变有硬化边,则可以认为其移行区是窄的。

如果病变有窄的移行区,即可判断病变为良性,罕有例外。如果病变有宽的移行区,则为侵袭性病变。注意是侵袭性,而不是恶性。与其可有侵袭性骨膜反应一样,很多良性病变可有宽的移行区。如感染和嗜酸性肉芽肿等良性病变,也可有类似恶性骨肿瘤的表现,如侵袭性骨膜反应、宽的移行区。这些病变生长较快,具有侵袭性,因而影像学表现呈侵袭性。病变的移行区通常比骨膜反应更容易界定,任何病变都有移行区(除非没有病变),但很多病变(包括良性和恶性病变)可以没有骨膜反应。因此,移行区是判断病变良、恶性的最有效指标。

渗透性骨质破坏(病变区有很多小洞)边界模糊,有宽的移行区。小圆细胞肿瘤,如多发性骨髓瘤、原发性骨淋巴瘤(曾被称为网状细胞肉瘤)和尤因肉瘤,是具有渗透性骨质破坏的典型疾病。感染和嗜酸性肉芽肿(图3-6)也有类似表现。

移行区只适用于溶骨性或以溶骨性为主的病变。成骨性或硬化性病变,移行区都是窄的,凭借该征象,可能会将恶性病变误诊为良性。

必须意识到,移行区仅适用于判读平片,而不适用于MRI。很多恶性骨肿瘤在MRI上表现为窄的移行区,可能会误导放射科医生将其诊断为良性病变(图3-7)。移行区只适用于在平片上评价溶骨性病变。

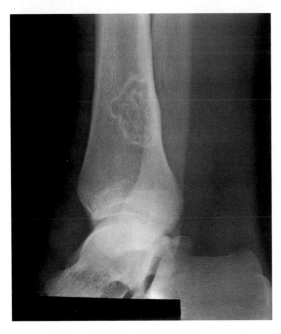

**图3-4 窄的移行区**
骨病变与正常骨的边界即为移行区。如本例非骨化性纤维瘤所示,如病变边界用细尖笔可以清楚地勾画出,即为窄的移行区,是良性病变的特征。窄的移行区可以有或无硬化边。

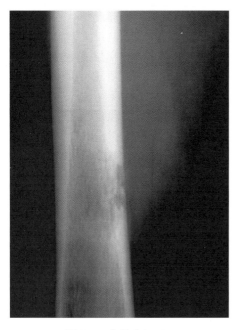

**图 3-5　宽的移行区**
股骨干中段渗透性溶骨性病变。活检证实为恶性纤维组织细胞瘤。病变的移行区难以用细尖笔描绘出来,因此认为移行区是宽的。如本例的渗透性病变,根据定义,为宽的移行区。

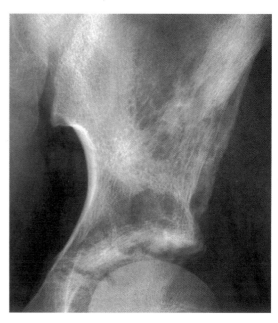

**图 3-6　渗透性骨质破坏**
渗透性骨质破坏是指骨破坏区呈多发、不规则小洞,提示侵袭性疾病。尤因肉瘤通常呈渗透性骨质破坏;然而感染和嗜酸性肉芽肿(如本例)也可以有类似改变。本例病变是图 3-3B 所示同一病例的放大片,显示病灶的细节。

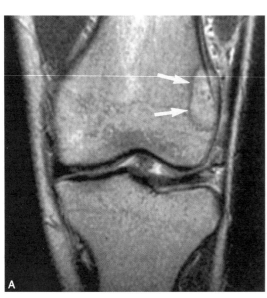
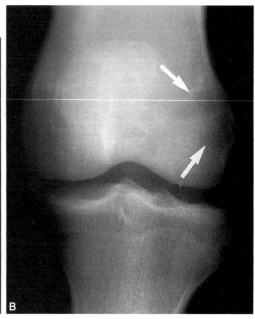

**图 3-7　移行区**
A. 儿童,膝关节痛。膝关节 $T_2WI$ 示病变边界清楚,有低信号边(箭),提示有硬化边的窄的移行区。由于患儿所描述的膝关节痛似乎与半月板病变相关,因此认为股骨的病变是偶然发现的良性病变,如非骨化性纤维瘤。B. 后续平片示不易发现的溶骨性骨质破坏,伴有宽的移行区(箭)。该病变是引起疼痛的原因;根据平片的表现,应将骨肉瘤列入鉴别诊断(最终病理证实为骨肉瘤)。因此,移行区只能在平片上应用,在 MRI 上无效。

## 肿瘤类型的鉴别

一旦确定骨病变可能为恶性,那么之后的鉴别诊断就简单了。首先,恶性骨肿瘤的鉴别诊断列表相对较短;其次,大部分恶性骨肿瘤有相对固定的发病年龄段。著名的肌骨系统放射学家 Jack Edeiken 曾评估过 4 000 例恶性骨肿瘤患者,发现仅通过患者年龄,对恶性骨肿瘤诊断的准确率就可以达到 80%。恶性骨肿瘤患者年龄段分组:儿童阶段,仅有骨肉瘤和尤因肉瘤,40 岁以后,比较常见的仅有转移瘤、骨髓瘤、软骨肉瘤(表 3-1)。发病年龄分组指南极为有用:如果怀疑 40 岁患者发生尤因肉瘤或怀疑 15 岁的患者发生转移瘤,都不合适。如果 1 例 15 岁的患儿,有原发肿瘤病史,那么就必须考虑到转移瘤的可能——对于有原发肿瘤病史的患者,发生累及骨的病变,无论其影像学表现如何,均应考虑到转移瘤的可能。

MRI 应被列为恶性骨肿瘤的常规检查项目。MRI 可以显示骨及软组织的累及范围,确定邻近大血管的位置,从而避免行血管造影。MR 增强(Gd-DTPA)成像似乎没有必要常规应用,因其目前并不会比非增强成像提供更多信息。

本书不讲述各种恶性骨肿瘤的影像学特点(任何骨肌系统影像学教科书都会讲述),只讲述几个对诊断原发恶性骨肿瘤可能有帮助的知识点。

表 3-1 恶性骨肿瘤和患者年龄

| 年龄/岁 | 肿瘤 |
| --- | --- |
| 1~<30 | 尤因肉瘤 |
|  | 骨肉瘤 |
| 30~40 | 纤维肉瘤和恶性纤维组织细胞瘤 |
|  | 恶性骨巨细胞瘤 |
|  | 原发性骨淋巴瘤 |
|  | 骨旁骨肉瘤 |
| >40 | 转移瘤 |
|  | 骨髓瘤 |
|  | 软骨肉瘤 |

## 骨肉瘤

骨肉瘤是最常见的原发恶性骨肿瘤。尽管骨肉瘤的典型发病部位在长骨末端,但由于其也可以发生在骨的其他部位,所以发病部位不能作为骨肉瘤的鉴别点。骨肉瘤常表现为骨质破坏,并伴有明显骨硬化(肿瘤新生骨或反应性骨硬化)(图 3-8、图 3-9);少数病例可表现为完全的溶骨性骨质破坏(图 3-10),即通常所说的毛细血管扩张型骨肉瘤。骨肉瘤还分很多亚型和分类,但是对于放射科医生而言,对其鉴别并无太大意义。

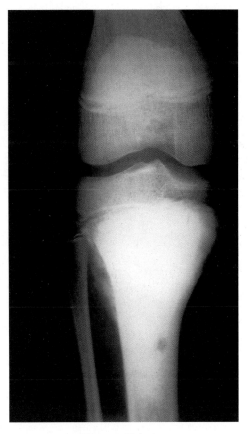

图 3-8 骨肉瘤 1
患儿胫骨近段可见重度骨质硬化性病变,是骨肉瘤的特征性表现。

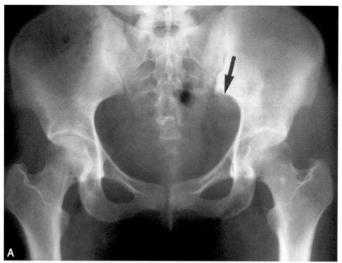

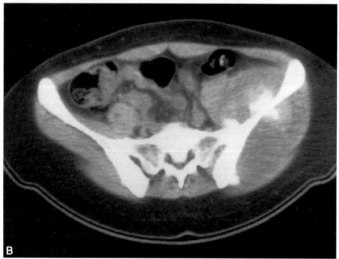

**图 3-9 骨肉瘤 2**
A.左髂骨近骶髂关节处可见轻度骨质硬化,起初诊断为良性病变——髂骨致密性骨炎。由于持续疼痛,对患者随访,在骨盆边缘见少量骨皮质破坏(箭)。B.CT 检查示髂骨周围大的软组织肿块及肿瘤新生骨,是骨肉瘤的特征性表现。

**图 3-10 溶骨性骨肉瘤**
患者,20 岁,腿部疼痛。可见胫骨近段边界不清的溶骨性病变。该病变的鉴别诊断包括嗜酸性肉芽肿、感染、尤因肉瘤和骨肉瘤。活检证实为溶骨性骨肉瘤。

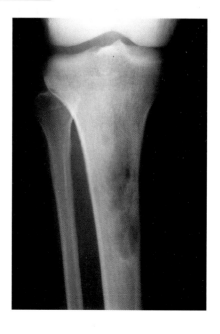

骨肉瘤绝大多数发生于30岁以下的患者。尽管有些文献报道骨肉瘤的第二个发病高峰年龄为60岁左右,但该观点不一定正确。很多发生在年长人群的骨肉瘤是畸形性骨炎恶变所致,还有部分为继发于放射治疗,原发性骨肉瘤年长人群少见。

## 骨旁骨肉瘤

骨旁骨肉瘤是骨肉瘤的一种亚型,需与中央型骨肉瘤相鉴别。骨旁骨肉瘤原发于骨膜并向骨外生长(图3-11),通常围绕骨干生长而不突破骨皮质,发病年龄较大,侵袭性较弱。过去,对于骨旁骨肉瘤的主要治疗方式是仅刮除肿瘤,但是由于该病复发率非常高,目前采用大范围整块切除术。一旦骨旁骨肉瘤侵犯了邻近骨皮质,有些医生会认为其具有与中央型骨肉瘤相同的侵袭性,从而采取相同治疗方式(如截肢或根治性切除术)。因此,放射科医生需要评估病变是否侵犯邻近骨皮质,帮助临床确定治疗

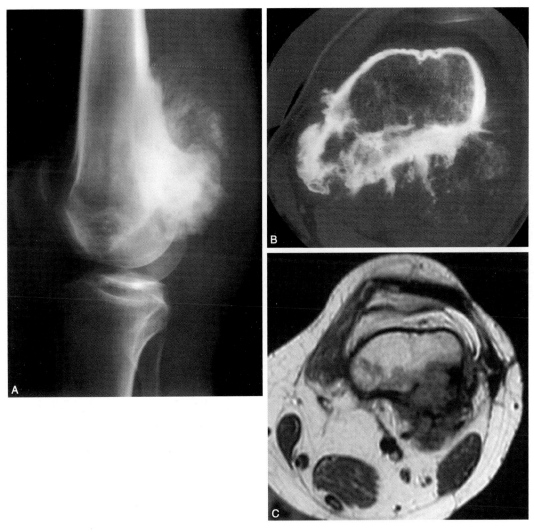

**图3-11 骨旁骨肉瘤**
A.股骨远段侧位片示一巨大钙化性团块影,病变起自股骨后部,边界不清,蓬松、钙化。病变的部位和表现都符合典型的骨旁骨肉瘤的特点。B.病变层面CT显示病变累及骨皮质和骨髓腔,提示病变更为凶险,治疗和预后与中央型骨肉瘤相似。未累及骨髓腔的骨旁骨肉瘤预后较好。C.另一例骨旁骨肉瘤患者,MRI质子加权像清楚地显示邻近血管与肿瘤的关系。本例血管被肿瘤向后推移。

方案和判断预后。CT 和 MRI 检查是最好的评价手段（图 3-11B、图 3-11C）。

股骨远段后部近膝关节处是骨旁骨肉瘤的好发部位之一。发生于该部位的皮质硬纤维瘤（图 3-12）与早期骨旁骨肉瘤的影像学表现类似。皮质硬纤维瘤是一种撕脱性损伤，良性病变，但有一定程度的侵袭性表现。不幸的是，其组织学表现可为恶性，因此活检往往可导致灾难性后果。曾经发生过良性皮质硬纤维瘤被误诊为恶性骨旁骨肉瘤而实施截肢手术的情况（第 4 章"皮质硬纤维瘤"）。骨化性肌炎和皮质硬纤维瘤一样，可因组织学检查误诊为骨旁骨肉瘤，从而导致灾难性后果（图 3-13），因此鉴别诊断至关重要。幸运的是，通过影像学对骨旁骨肉瘤和骨化性肌炎进行鉴别诊断相对简单（第 4 章"骨旁骨肉瘤和骨化性肌炎鉴别要点"）。

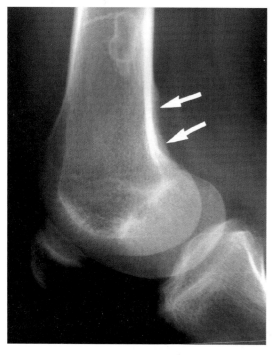

图 3-12　皮质硬纤维瘤

股骨远段内侧髁上嵴不规则骨膜反应（箭）是内收肌群微小撕脱的特征性表现，称为皮质硬纤维瘤。对该病变进行活检易误诊为骨肉瘤，因而应避免对该病进行活检。在影像学上不应将皮质硬纤维瘤误诊为早期的骨旁骨肉瘤，从而导致不必要的活检。在本例皮质硬纤维瘤的近段，偶见一非骨化性纤维瘤。

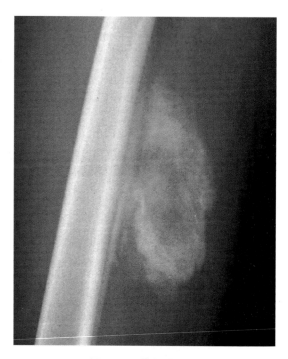

图 3-13　骨化性肌炎

该病常与骨旁骨肉瘤相混淆，因为二者有很多相似之处。然而，如本例所示，骨化性肌炎的钙化主要集中在周边，边界清楚，而骨旁骨肉瘤的钙化主要集中在中央，边界不清。骨化性肌炎是另一种活检易被误诊为恶性病变，所以应通过影像学诊断而不是手术。

住院医师常提及的另一种需与骨旁骨肉瘤相鉴别的骨肉瘤是骨膜骨肉瘤。其实没有必要特别关注该病。首先，骨膜骨肉瘤非常罕见，在目前发表的文献中累积不超过 50 例；其次，也是最重要的，骨膜骨肉瘤的影像学表现与骨旁骨肉瘤完全不同（图 3-14）。因此，无须将两种疾病放在一起鉴别，住院医师无须了解骨膜骨肉瘤的影像学表现。由于骨膜骨肉瘤相当罕见，因此，完全没有必要在鉴别诊断中提及。

## 尤因肉瘤

典型的尤因肉瘤是发生在儿童长骨骨干的渗透性（多发小洞）病变（图 3-3D）。然而，只有约 40% 的尤因肉瘤发生在骨干，其余的可能位于干骺端、骨干-干骺端移行处（diametaphyseal）或扁骨。本病主要发生于儿童及青少年,尽管相当一部分发生于20多岁的患者,尤其累及扁骨者。尽管尤因肉瘤最常表现为渗透性骨质破坏,但仍然可见反应性新生骨,呈部分硬化或斑片状硬化的表现(图3-3C、图3-15、图3-16)。尤因肉瘤常呈洋葱皮样骨膜反应,但也可有日光状或无定形骨膜反应(图3-16)。尤因肉瘤罕见良性骨膜反应(厚、均匀一致或波浪状)。发现良性骨膜反应时,应考虑感染或嗜酸性肉芽肿等其他病变。

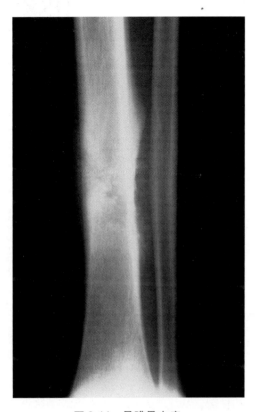

图 3-14　骨膜骨肉瘤

与骨旁骨肉瘤不同,骨膜骨肉瘤的软组织肿块内无很多钙化。如本例所示,病变通常呈碟形,伴束发状或日光状骨膜反应。尽管该病变恶性程度很高,但不会侵犯髓腔。尽管骨旁骨肉瘤和骨膜骨肉瘤具有相同的肿瘤起源和类似的名称,但其影像学表现却不相同。

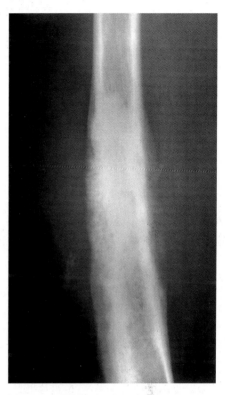

图 3-15　尤因肉瘤 1

儿童股骨的溶骨-成骨混杂病变、伴无定形及日光状骨膜反应(如本例),是尤因肉瘤的特征性表现。骨肉瘤也可呈类似表现。

对于发生于儿童骨骼的渗透性骨质破坏,应考虑尤因肉瘤、感染和嗜酸性肉芽肿。这三种病变影像学表现类似。如果发现确切的良性骨膜反应或死骨形成,应排除尤因肉瘤。在该鉴别诊断列表中,只有嗜酸性肉芽肿和感染可以有良性骨膜反应或死骨形成。是否有软组织肿块对鉴别这三种病变无更大帮助。有无临床症状对鉴别也无更大的帮助,因为这三种病变都可以有症状;罕见无症状的尤因肉瘤。

## 软骨肉瘤

软骨肉瘤表现多种多样,有时难以诊断。该病最常见于40岁以上患者,如果某位病理科医生将儿童患者诊断为软骨肉瘤,则应另请一位病理科医生重新诊断。尽管软骨肉瘤极少发生于儿童,但偶然会见于儿童;通常是骨软骨瘤恶变所致(图3-17),但也有例外。对于超过40岁的患者,当病变有疼痛或骨质破坏改变时,应考虑软骨肉瘤,除非其有明显的内生软骨瘤或骨软骨瘤特点。

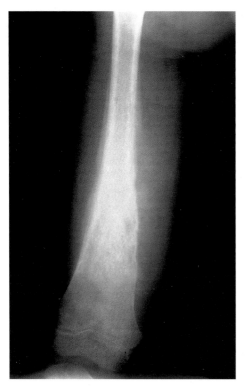

图 3-16　尤因肉瘤 2

股骨骨干硬化为主的病变,伴有大量日光状骨膜反应,组织活检证实为尤因肉瘤。

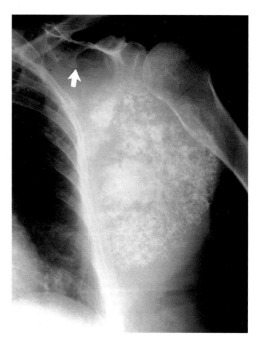

图 3-17　软骨肉瘤 1

青年患者,有多发性骨软骨瘤病史。平片示伴有典型软骨样基质的巨大软组织肿块。一个无柄的骨软骨瘤突出于肱骨近段,另一个骨软骨瘤突出于肩胛骨(箭)。腋窝处软骨肉瘤可能源于先前的良性骨软骨瘤恶变。

对于骨科病理科医生来说,最难诊断的可能是内生软骨瘤。从组织结构上区分低级别软骨肉瘤和内生软骨瘤是极其困难的。因为低级别软骨肉瘤不转移,所以一些病理科医生称其为活跃性内生软骨瘤(active enchondromas)。尽管低级别软骨肉瘤究竟是否为恶性肿瘤值得商榷(略有争议),但对诊断为软骨肉瘤的患者通常会进行根治性切除和治疗。基于上述原因,对于有疼痛感或表现出如骨膜反应和骨质破坏等明确侵袭性特征的病变,才给出"软骨肉瘤可能性大"的诊断。事实上,无论放射科医生还是病理科医生都不能准确地区分内生软骨瘤和大部分软骨肉瘤(图 3-18)。MRI 检查有助于区分内生软骨瘤和软骨肉瘤。如有软组织肿块或水肿,则基本可排除内生软骨瘤。

如果年龄超过 40 岁的患者出现溶骨性骨质破坏,伴有无定形、雪片状钙化,则应考虑软骨肉瘤(图 3-19)。如无钙化的软骨样基质,则很难将软骨肉瘤与其他溶骨性病变区分开,如转移瘤、浆细胞瘤、纤维肉瘤、恶性纤维组织细胞瘤(MFH)或感染。放射科医生通常只能给出一个如此长的鉴别诊断列表,这是完全可以接受的。一定要对病变进行活检,所以放射科医生不一定必须作出诊断。大多数恶性肿瘤都这样处理。但对易与恶性肿瘤混淆的病变、对病变进行影像学评价显示其范围、有无软组织成分及转移等方面,放射科医生的提示诊断具有重要作用。正如前文所述,MRI 检查在这方面功不可没,应对每例潜在的恶性骨病变进行 MRI 检查。

## 恶性骨巨细胞瘤

如果按照是否发生转移来判断骨巨细胞瘤的良、恶性,则恶性骨巨细胞瘤非常罕见。据报道约

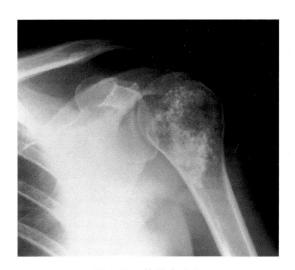

图 3-18 软骨肉瘤 2
肱骨近段典型的雪片状、点状、无定形钙化，呈内生软骨瘤的典型表现。然而，该病变有疼痛，活检证实为软骨肉瘤。

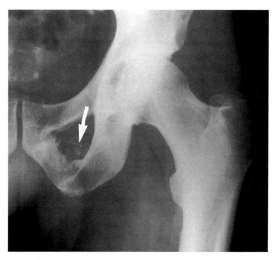

图 3-19 软骨肉瘤 3
病变起源于坐骨，内见不定形、不规则钙化（箭），此为软骨肉瘤很典型的表现。

15%的骨巨细胞瘤为恶性；但这是根据肿瘤复发统计的结果，而复发并不是判断肿瘤是否为恶性的有效标志。不幸的是，目前还没有能够预测骨巨细胞瘤会恶变的方法。良性和恶性骨巨细胞瘤的影像学表现相同（第 2 章），组织学结构也类似。那么该如何诊断呢？如果骨巨细胞瘤发生转移（通常是肺转移），则认为是恶性骨巨细胞瘤。恶性骨巨细胞瘤好发于 30~40 岁的患者。

## 恶性纤维组织细胞瘤

恶性纤维组织细胞瘤是不产生骨样或软骨样基质的恶性溶骨性肿瘤。恶性纤维组织细胞瘤通常不引起反应性新骨形成，因此几乎总是表现为溶骨性改变。其溶骨性改变形式多种多样，包括从渗透样到虫蚀状（图 3-20、图 3-21），再到边界清楚的溶骨性改变（图 3-22）。如此多样的改变，使本病的影像学诊断极为困难。

恶性纤维组织细胞瘤发病年龄范围广，但主要见于 30~40 岁的人群。恶性骨肿瘤中，只有恶性纤维组织细胞瘤、硬纤维瘤和淋巴瘤偶尔可能会伴有死骨。另外，在恶性骨肿瘤中，也只有硬纤维瘤和恶性纤维组织细胞瘤在 $T_2WI$ 上呈高低混杂信号（图 3-23）。

## 硬纤维瘤

硬纤维瘤（不要与皮质硬纤维瘤混淆）（第 4 章）是一种中度恶性的纤维肉瘤。硬纤维瘤曾被称为促结缔

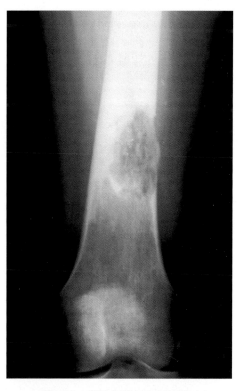

图 3-20 恶性纤维组织细胞瘤 1
股骨骨干见一边界不清的溶骨性病变，呈渗透样或虫蚀状。活检显示为恶性纤维组织细胞瘤。

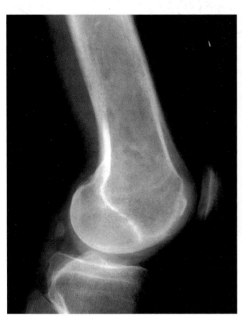

图 3-21 恶性纤维组织细胞瘤 2
侧位片示股骨远段渗透样或虫蚀状骨质破坏，累及后部皮质。如果患者年龄<30岁，则鉴别诊断应包括尤因肉瘤、嗜酸性肉芽肿或感染。如果患者年龄>30岁，则感染或恶性纤维组织细胞瘤更常见。骨原发性淋巴瘤可有类似影像学表现。

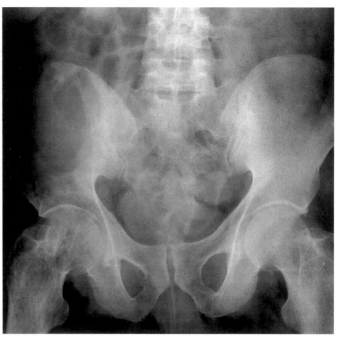

图 3-22 恶性纤维组织细胞瘤 3
骨盆正位片示整个右侧髂骨翼大片、边界较清楚的骨质破坏。活检显示为恶性纤维组织细胞瘤。恶性纤维组织细胞瘤生长可以极为缓慢，偶尔会有窄的移行区，如本例。

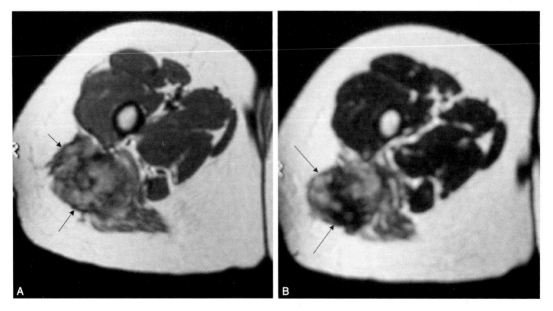

图 3-23 硬纤维瘤 1
右侧臀部见巨大的软组织肿块（箭），在 $T_1WI$（A）和 $T_2WI$（B）上均呈高低混杂信号，此为软组织硬纤维瘤的典型表现。

组织增生性纤维瘤或侵袭性纤维瘤病。硬纤维瘤与纤维肉瘤一样,亦为溶骨性病变,但由于其生长缓慢,所以通常边界清楚。本病常见良性骨膜反应并有厚的骨针,通常呈有粗大分隔的多房样改变(图 3-24)。硬纤维瘤生长缓慢,极少转移,但其可顽固性侵犯周围软组织从而导致严重后果。与纤维肉瘤和恶性纤维组织细胞瘤相同,硬纤维瘤也可有死骨形成(图 3-24)。

## 骨原发性淋巴瘤(网状细胞肉瘤)

骨原发性淋巴瘤(曾称网状细胞肉瘤)与尤因肉瘤具有相同的影像学改变(即渗透样或虫蚀样改变)(图 3-25)。骨原发性淋巴瘤的发病年龄比尤因肉瘤大;尤因肉瘤患者通常有全身症状,而原发性骨淋巴瘤患者常无症状。事实上,原发性骨淋巴瘤是唯一可累及大量骨骼而又无全身症状的恶性骨肿瘤。

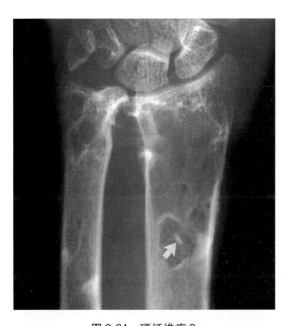

图 3-24 硬纤维瘤 2
前臂远端尺、桡骨多发溶骨性骨质破坏,至少一部分有死骨(箭)。硬纤维瘤是纤维肉瘤样病变,而纤维肉瘤偶可与骨髓炎、淋巴瘤、嗜酸性肉芽肿一样以相同的方式出现死骨。

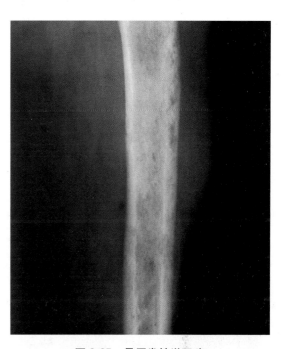

图 3-25 骨原发性淋巴瘤
患者,35 岁。肱骨弥漫性渗透样骨质破坏,是骨原发性淋巴瘤的特征性改变。

## 转移瘤

转移瘤必须包括在 40 岁以上患者骨病变的鉴别诊断中。转移瘤几乎可以表现为任何形式:可以类似良性病变(第 2 章),也可以类似原发性骨肿瘤。尽管有特异的表现,但通过转移灶的表现判定肿瘤的起源可能会很困难。例如,男性患者的多发性硬化灶可能是前列腺癌转移(图 3-26),尽管肺、肠或几乎其他任何器官的肿瘤转移也可有类似改变。如果女性患者有同样改变,则可能是乳腺癌转移。唯一几乎从不表现为成骨性转移的原发肿瘤是肾细胞癌。通常,膨胀性溶骨性转移往往源于肾或甲状腺(图 3-27)。

## 骨髓瘤

与转移瘤相同,只有患者年龄超过 40 岁,才考虑骨髓瘤的可能,虽然也有一些放射科医生将 35 岁作为骨髓瘤发病年龄的下限。骨髓瘤通常呈弥漫渗透样改变,与尤因肉瘤、骨原发性淋巴瘤类似(图 3-28)。骨

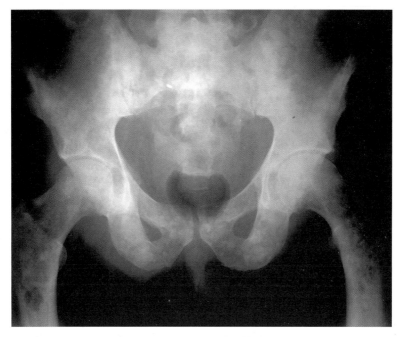

图 3-26　前列腺癌骨转移

骨盆和股骨近段弥漫性成骨性转移，右股骨近段溶骨性骨质破坏。前列腺癌骨转移多为成骨性，但偶可如本例呈溶骨性改变。

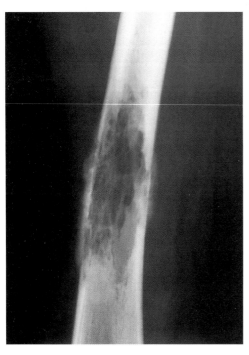

图 3-27　肾细胞癌骨转移

股骨骨干溶骨性骨质破坏是肾细胞癌的特征性改变。高达1/3的肾细胞癌最初表现为骨转移。肾细胞癌几乎从不出现成骨性转移灶。

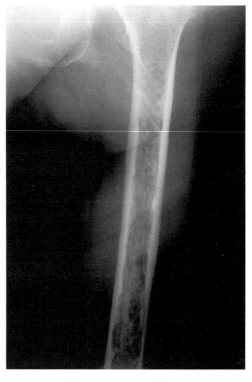

图 3-28　多发性骨髓瘤 1

患者,45岁。股骨骨干弥漫分布虫蚀样骨质破坏，这是骨髓瘤的特征性表现。骨原发性淋巴瘤可有类似表现。

髓瘤常累及颅骨(图3-29)。然而,因为发病年龄不同,尤因肉瘤和多发性骨髓瘤不在同一个鉴别诊断列表内。偶见骨髓瘤出现类似弥漫性骨转移瘤的多发性骨硬化灶。骨髓瘤是仅有的几个不在放射性核素骨扫描上出现典型"热"灶的病变之一;因此,当临床有骨髓瘤证据时,应行放射学"骨筛查"[1],而不是放射性核素骨扫描。

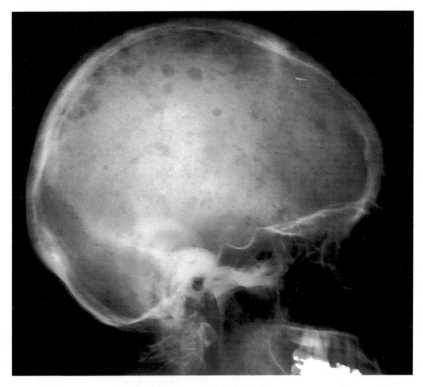

**图 3-29　多发性骨髓瘤 2**
头颅侧位片示颅盖骨多发溶骨性病变,这是多发性骨髓瘤的特征性表现。

有时骨髓瘤会呈溶骨性改变,称为浆细胞瘤。浆细胞瘤的影像学表现可与任何溶骨性病变相混淆,包括良性或侵袭性病变;影像学改变的出现可以比骨髓瘤的其他诊断依据早3年。浆细胞瘤可单发,亦可多发,尽管有些人坚持认为单发病变是浆细胞瘤,多发病变是骨髓瘤。浆细胞瘤在脊椎MRI扫描上有特征性改变,类似于每个医学生所熟知的尸体大脑解剖断面的"微脑征(mini-brain appearance)"(图3-30)。

## 软组织肿瘤

大多数放射科住院医师对软组织肿瘤的鉴别诊断感到困难。他们会对大量的相关和不相关的阴性影像学改变进行详细描述,如"未见钙化""未见骨质破坏"和"未见明显脂肪平面消失"。然后,当需要最终给出鉴别诊断列表时,很少有人能有权威的可能性诊断列表。原因很简单:不论病变是否有钙化、骨质破坏、脂肪平面受累,或其他改变,都没有权威、有用的软组织肿瘤的鉴别诊断列表可用。诊断时可以提出两种最常见的软组织肿瘤作为最佳候选,即恶性纤维组织细胞瘤和脂肪肉瘤,但任何细胞类型来源的肿瘤均为良性或恶性,可与其他任何软组织肿瘤表现相似。脂肪瘤可以通过脂肪成分的存在而区分出来,但脂肪肉瘤可以有也可以没有脂肪。因此影像诊断报告只需描述大小和范围,其余由病理科医生确定。大多数人可能觉得这样不合适,因为放射科医生的任务是给出诊断,或至少给出可能病变的鉴别诊断列表。但对于软组织肿瘤这是不可能的。

---

[1] 译者注:我国颈椎外伤患者,多数直接行三维CT检查。

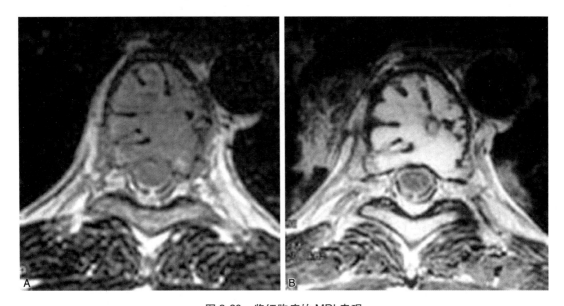

图 3-30 浆细胞瘤的 MRI 表现

椎体轴位磁共振质子加权成像(A)和 $T_2WI$(B)示特征性的"微脑征"改变,该征仅见于浆细胞瘤。

一些有关软组织肿瘤的信息或许对诊断有帮助。如前所述,脂肪肉瘤中不一定有脂肪。脂肪肉瘤至少有 3 种亚型,其中 2 种只有少量脂肪存在。毗邻关节的滑膜肉瘤或滑膜瘤极少源自关节。关节病变的鉴别诊断没有必要常规考虑恶性肿瘤。滑膜骨软骨瘤病是一种源自滑膜化生的良性关节病变,导致关节内多发钙化游离体。滑膜骨软骨瘤病在组织学上可能会与软骨肉瘤相混淆;因为其有特征性的影像学表现,所以影像学诊断是滑膜骨软骨瘤病的最佳诊断手段(图 3-31)。然而,多达 20% 的游离体没有钙化,此时通过平片难以与色素沉着绒毛结节性滑膜炎相鉴别。在 MRI 上,滑膜骨软骨瘤病可呈"肿瘤样"表现,所有游离体在关节内紧密聚集,似一实性肿块(图 3-32)。有些病例,MRI 扫描提示肿瘤,随后活检误诊为软骨肉瘤,然后进行截肢术。这样会确保很高的 5 年生存率,但是在活检之前就应作出滑膜骨软骨瘤病的诊断,可进一步避免误诊、误治。

色素沉着绒毛结节性滑膜炎是一种良性滑膜组织病变,会引起关节肿胀和疼痛,偶尔会造成关节侵蚀(图 3-33),但却几乎从不发生钙化。

血管瘤常伴发静脉石,并且通常会造成邻近骨的"皮质筛孔"样改变,类似于渗透样骨质破坏(图 3-34)。小圆细胞病变的渗透样骨质破坏发生于骨髓腔内或骨膜内,通过完整的骨皮质可将

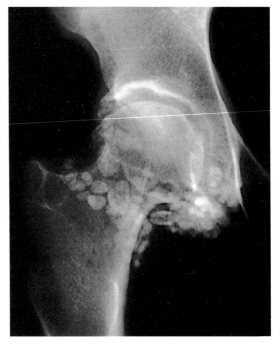

图 3-31 滑膜骨软骨瘤病

髋关节多发钙化游离体(如本例)是滑膜骨软骨瘤病几乎特有的表现。注意髋臼处的骨侵蚀。多达 30% 的滑膜骨软骨瘤病的游离体未骨化。如果游离体未骨化,则该病在平片上无法与色素沉着绒毛结节性滑膜炎区分。

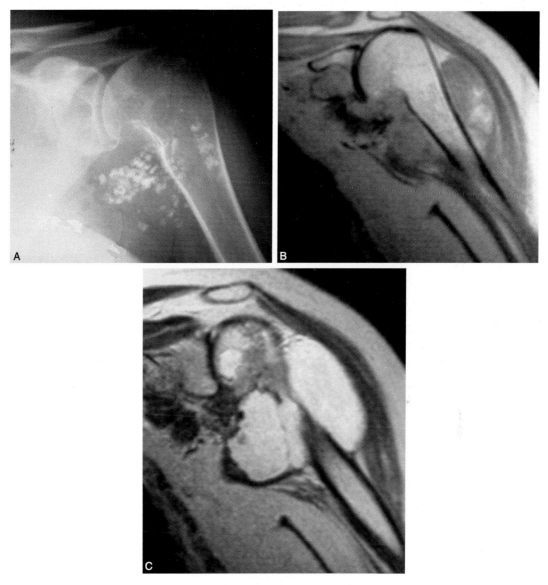

**图 3-32　肿瘤样滑膜骨软骨瘤病**

肩关节平片(A)示部分钙化的团块影侵蚀肱骨内侧部。肩关节冠状位质子密度加权成像(PDWI)(B)和 $T_2WI$(C)显示一巨大软组织肿块包绕肱骨头,考虑为肉瘤。经活检,肿块被认为是软骨肉瘤,故行肩胛带离断术。肿块位于关节内这一特性在术前未被发现,直到根治术后才正确诊断为滑膜骨软骨瘤病。

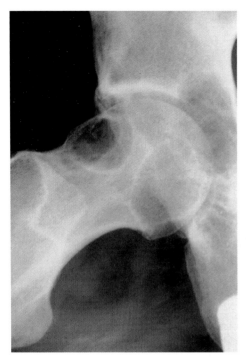

图 3-33 色素沉着绒毛结节性滑膜炎
股骨头和髋臼大的骨侵蚀是色素沉着绒毛结节性滑膜炎的特征性改变;然而非骨化性滑膜骨软骨瘤病也可有相似的表现。

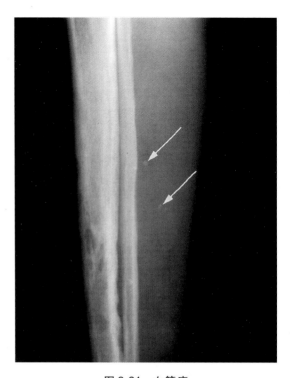

图 3-34 血管瘤
患者有软组织肿块,可见胫骨多发不规则溶骨性病变,主要累及骨皮质。这样的皮质多发孔洞几乎仅见于放射治疗后和软组织血管瘤。注意后方软组织内的静脉石(箭),其在血管瘤中很常见,使得本例易于诊断。

其与"皮质筛孔"样改变区分开(第7章"代谢性骨病")。

不典型滑膜囊肿,如发生于膝关节周围的腘窝囊肿(Baker's cysts),有时表现为软组织肿块,从而导致不必要的活检。这些病变在 CT 上可能不表现为充满液体的病变,其与关节的关系也很容易被忽略。MRI 检查显示其在 $T_2WI$ 上呈高亮信号,与邻近关节有相同信号的液体相通(图 3-35)。Gd-DTPA 对比增强 MRI 检查有助于区分实性肿瘤和腱鞘囊肿,实性肿瘤呈弥漫性强化,而腱鞘囊肿仅呈环形强化。当貌似液体聚集,或肿块发生于囊肿或腱鞘囊肿的非典型发病位置时,应行增强扫描予以鉴别。滑膜肉瘤和神经源性肿瘤(神经纤维瘤和神经鞘瘤)在 $T_2WI$ 上常类似液体信号(图 3-36)。

血肿在 MRI 上可表现为局灶性肿块而被误诊为肿瘤。如果 $T_1WI$ 呈高信号,应考虑到出血的可能。然而,要记住肿瘤通常合并出血,仅此一条并不能说明该病变就是血肿。另外,出血也不一定都在 $T_1WI$ 上呈高信号。对比增强检查也可导致对血肿的误诊,因为慢性期血肿也可有一定程度强化,易被误诊为实性肿瘤。如有创伤或抗凝治疗病史,则应高度怀疑血肿。血肿的典型表现是在 $T_1WI$ 上病变边缘呈高信号(图 3-37),但该特异性征象并不是总出现。

许多人在肿瘤 MRI 诊断中常犯一个错误,即用脂肪抑制对比增强成像与未做脂肪抑制的非增强成像进行比较。这样做,偶尔会误将对比增强后的高信号认为是来源于病变的强化,因此误诊为实性肿块。有时积液也会在对比增强后表现为信号增高,而这仅仅是由于脂肪抑制所致(图 3-38)。如果需要对比增强前后的 MRI 图像,那么一定要确保增强前后成像条件不变;否则,将无法确定引起肿块信号增高的原因。对增强扫描进行脂肪抑制并无好处,该技术只会使图像更好看一些,但偶尔会造成误诊。如果一定要对增强成像进行脂肪抑制,那么一定在非增强成像时也进行脂肪抑制,以确保只改动一个变量。

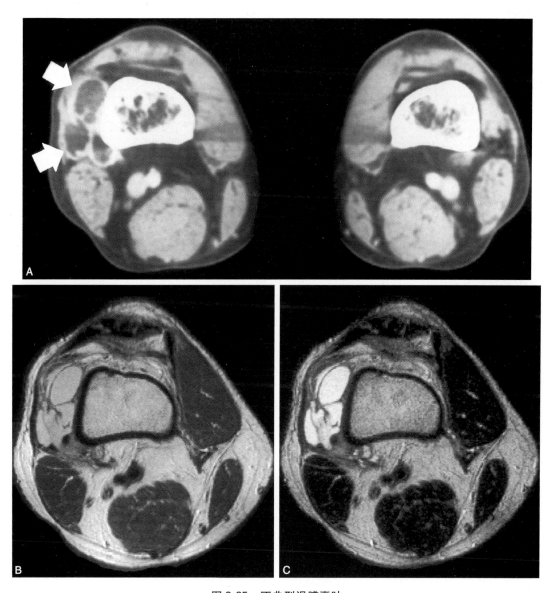

**图 3-35 不典型滑膜囊肿**

A. 发现右膝周围软组织肿块。股骨远段 CT 扫描示毗邻右股骨远段的多房软组织肿块(箭头)。B. 与图 A 同一层面的 MRI 扫描,$T_1WI$ 示中等信号强度的多房软组织肿块。C. MRI 检查 $T_2WI$ 示病变内高信号,是液体的特征性改变。该病变为起源于膝关节的不典型滑膜囊肿。

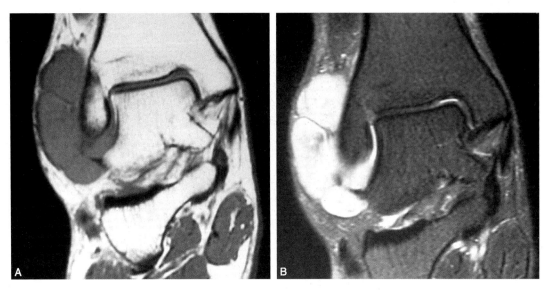

**图 3-36 神经鞘瘤**

患者,年轻女性,踝关节肿块伴疼痛。冠状位 $T_1WI$(A)和 $T_2WI$(B)示一似乎起自关节本身的信号均一的团块,提示为不典型腱鞘囊肿。本例本该行 MRI 增强扫描以判断病变是实性还是囊性。手术发现本例为实性肿瘤,即良性神经鞘瘤。该肿瘤并未延至关节内。

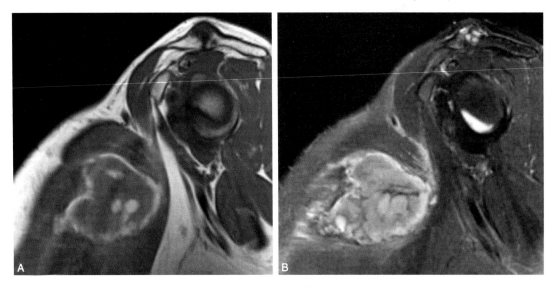

**图 3-37 血肿**

男性运动员,有胸大肌外伤史。肩关节矢状位 $T_1WI$(A)和 $T_2WI$(B)示胸大肌肿块影,肿块边缘围绕 $T_1WI$ 低信号,这是血肿的特征性表现。在 $T_2WI$(B)上,病变呈肉瘤样影像学表现。

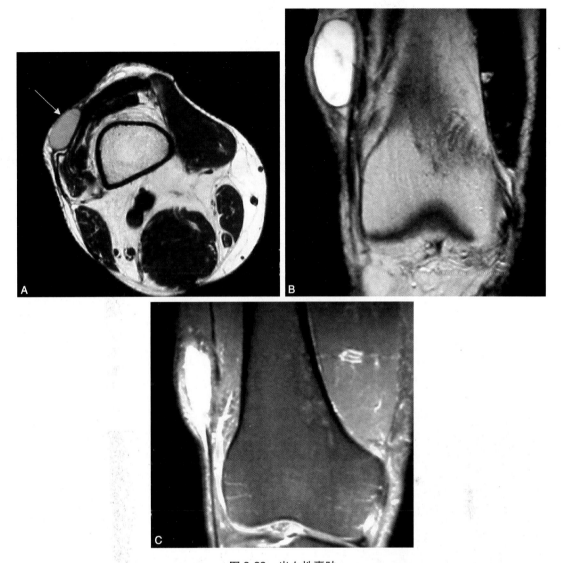

图 3-38 出血性囊肿

患者,男,61岁,因大腿肿块就诊。轴位 $T_1WI$(A)示肿块呈中等信号(箭)。冠状位 $T_2WI$(B)示肿块呈明显均匀高信号。病变是实性还是囊性呢?冠状位脂肪抑制增强扫描 $T_1WI$(C)示病变呈明显弥漫性强化,提示为实性肿块。然而,此时信号强度的增高不一定是由于对比剂进入肿块所致,因为增强扫描采用了脂肪抑制,在某些情况下,脂肪抑制可以使肿块的信号强度看起来更高,仅因为其与邻近肌肉相比呈相对高信号而已。注意图 A 中 $T_1WI$ 上,肿块的信号就高于肌肉;因此,当采用脂肪抑制时,肿块就成为信号强度最高的结构。根据图像内各成分信号强度自动生成的灰阶图会使肿块显得很亮,故易被误认为是增强扫描所致。本例被误诊为实性肿块,手术发现其为一出血性囊肿。

(译者 邹婧 董诚 郝大鹏)

# 第四章 "不要碰"的骨病变

"不要碰"的骨病变是指具有特征性影像学表现、不需要活检或进一步检查证实的骨病变。活检不仅会带来不必要的花费,而且有些还会导致误诊,从而进行不必要的手术。

大多数影像学培训教给放射科医生的是对病变给出鉴别诊断,让临床医生做最终诊断。然而,对于"不要碰"的骨病变,就不应该给出这种鉴别诊断列表,因为后者常导致活检,而活检并非是这些疾病最终诊断的必须手段,根据影像学表现即可确诊。"不要碰"的骨病变可分为3类:①创伤后病变;②正常变异;③明确的良性病变。

## 创伤后病变

骨化性肌炎是一种不应行活检的病变,因其侵袭性的组织学表现常会被误诊为肉瘤。尽管骨化性肌炎放射学诊断明确,但曾有临床医生根据组织学表现对其进行了根治性切除。骨化性肌炎的典型放射学表现是边缘环形钙化并伴有中央透亮区(图4-1),在CT上显示最佳(图4-2)。易与骨化性肌炎混淆的恶性肿瘤通常边界不清楚,中央钙化或骨化(图4-3)。骨化性肌炎或肿瘤均可出现骨膜反应。有时骨化性肌炎的钙化环难以显示,对于此类患者,推荐行CT检查或1~2周后摄片随访。临床考虑骨化性肌炎时应避免活检。MRI检查会误导诊断,因为骨化性肌炎的钙化环在MRI上可能不明显,且可常见到肿块周围环绕显著的软组织水肿(图4-4)。

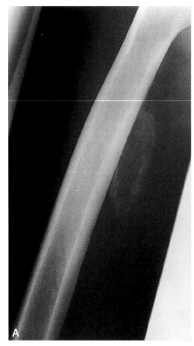
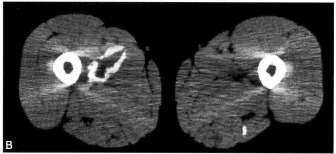

图4-1　骨化性肌炎1

患者以软组织肿块就诊。股骨平片(A)示一以边缘钙化为主的钙质密度影,毗邻股骨后方皮质。单从平片看,已能显示其为周边环形钙化;尽管如此,还是进行了CT检查(B),可见钙化确实是位于周边。本例通过影像学几乎可确诊为骨化性肌炎。

第四章 "不要碰"的骨病变　57

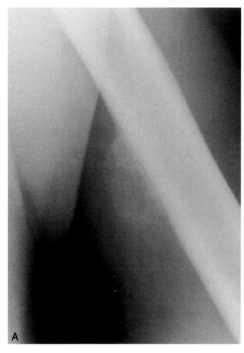
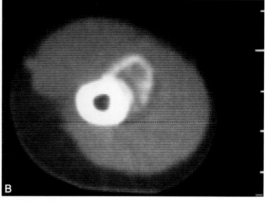

**图 4-2　骨化性肌炎 2**
A.肱骨干旁见模糊的钙化影,深面可见骨膜反应。很难判断钙化是否为环状。B.经肿块层面 CT 扫描示钙化为环形,骨化性肌炎诊断明确。

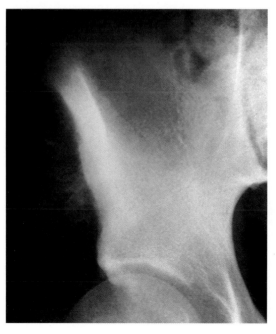

**图 4-3　骨肉瘤**
紧邻髂骨翼的模糊、边界不清的钙化,通过平片即能确定钙化并非环形。尽管其有外伤史,但根据其钙化的表现,不考虑骨化性肌炎。活检显示本例为骨肉瘤。

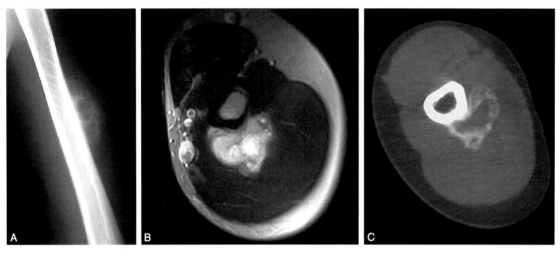

**图 4-4　骨化性肌炎 3**
A. 患者,男,30 岁。肱骨平片示紧邻肱骨骨干的钙化性肿块。边缘钙化并不明显,尽管中央部分矿化更不明显。B. 经肿块层面轴位 $T_2WI$ 仅显示一高信号肿块,无钙化表现。C. 经肿块层面 CT 扫描显示肿块呈典型的周边钙化,一定程度上可确诊为骨化性肌炎。

另一个可被活检误导的创伤后病变是撕脱性损伤。撕脱性损伤可呈侵袭性放射学表现,但由于其位于韧带或肌腱附着的特征性部位(如髂前下棘或坐骨结节),故应能够作出良性病变的诊断(图4-5、图 4-6)。另外,几周后随访摄片通常可以使可疑病例的临床及放射学表现更明显。应避免活检,以免误诊为肉瘤。愈合中的任何区域都可有丰富的染色质和活跃的核分裂象,故偶尔会类似于恶性肿瘤。

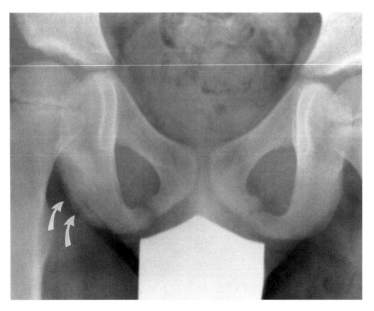

**图 4-5　撕脱性损伤 1**
患者右侧坐骨结节区域疼痛。平片示右侧坐骨结节处皮质不规则(箭),故疑诊为肿瘤。但对于该区的撕脱性损伤,此为典型影像学表现,应避免活检。

第四章 "不要碰"的骨病变

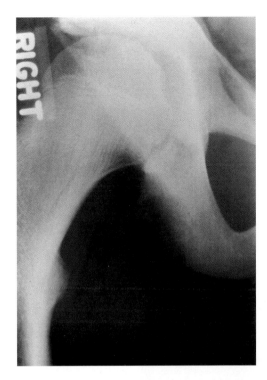

图 4-6 撕脱性损伤 2
平片显示沿坐骨结节分布的皮质不规则、伴有骨膜炎所致的 Codman 三角。初步考虑为恶性肿瘤。但因为发生位置特殊，故考虑为撕脱性损伤并随访观察。随访示病变愈合而无后遗症。

皮质硬纤维瘤（cortical desmoid）是指股骨远段内侧髁上嵴的撕脱。该病偶尔在影像学上类似于侵袭性病变，活检可能误诊为恶性病变[1]。有许多因活检而导致对该良性、有典型放射学特征病变的患者进行截肢（图4-7、图4-8）。皮质硬纤维瘤仅发生于股骨的后内上髁，伴或不伴疼痛，骨扫描可呈高放射

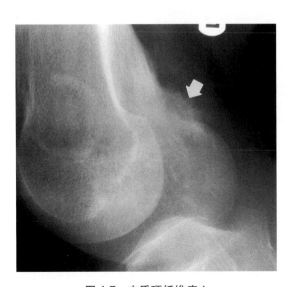

图 4-7 皮质硬纤维瘤 1
股骨后部局限性骨皮质不规则（箭），邻近可见骨膜炎。尽管早期骨旁骨肉瘤等肿瘤亦可能有此表现，但本例具有皮质硬纤维瘤特征性的发病部位和表现，应避免进行活检。

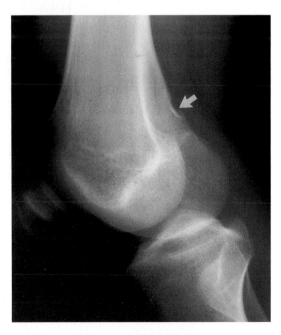

图 4-8 皮质硬纤维瘤 2
股骨远段后部界限清楚的皮质缺损（箭），此为愈合良好的皮质硬纤维瘤的常见表现。

性核素摄取,伴或不伴骨膜新生骨,通常发生于青年人。所有的病例均应避免活检。皮质硬纤维瘤常在 MRI 检查时被意外发现,并有特征性表现(图 4-9)。

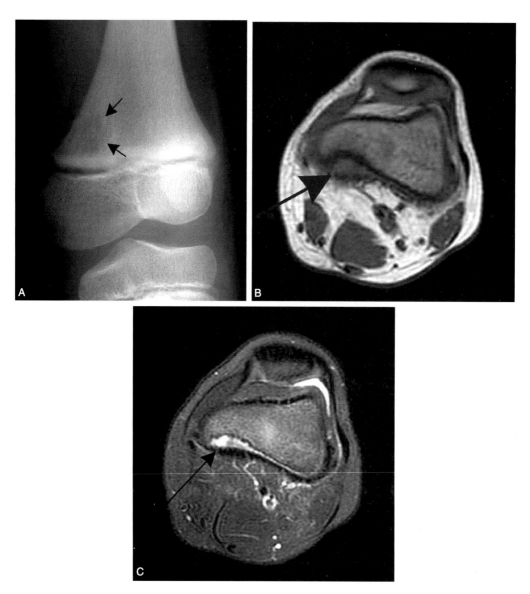

图 4-9 皮质硬纤维瘤 3

儿童膝关节前后位片(A)示股骨远段内侧模糊的溶骨性病变(箭)。经病变层面轴位 $T_1WI$(B) 和 $T_2WI$(C) 示股骨内侧髁上嵴皮质改变(箭),此为皮质硬纤维瘤的特征性表现。

创伤可导致关节旁大的囊性晶洞(geode)或软骨下囊肿,常被误诊为其他溶骨性病变,并进行活检。尽管对该病活检误诊为恶性病变的可能性较小,但应尽量避免。因为退变所致的晶洞通常伴有其他表现,如关节间隙变窄、骨质硬化和骨赘形成,所以借助放射学摄片即可作出诊断(图 4-10、图 4-11)。然而,在少数情况下,伴随表现轻微,可能被误诊(图 4-12)。晶洞也可见于羟磷灰石钙沉积病(CPPD 或假痛风)、类风湿性关节炎和缺血性坏死[2]。

椎间盘源性椎体病变(discogenic vertebral disease)常与脊椎转移性病变相混淆。该病在放射学和临

第四章 "不要碰"的骨病变　61

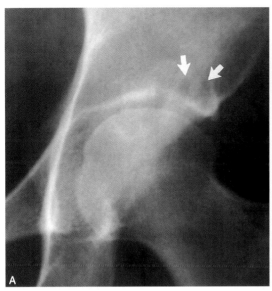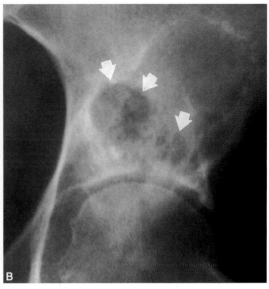

图 4-10　晶洞 1
A. 老年髋部疼痛患者，髋关节平片示髋臼上区溶骨性病变（箭），呈良性表现。患侧髋关节轻度骨性关节炎（与对侧髋关节比较，可见患侧髋关节间隙变窄、轻度硬化），因此被认为是软骨下囊肿或晶洞。B. 数年后，同侧髋关节示一大的溶骨性病变（箭），仍呈良性表现。骨性关节炎加重。由于病变增大，因此行活检，证实为晶洞。患者应避免行活检。

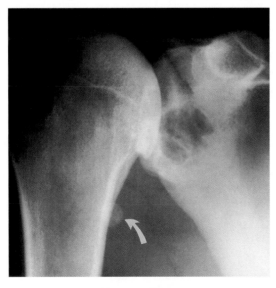

图 4-11　晶洞 2
中年举重运动员，肩胛骨一巨大的囊性病变，考虑可能为转移。因肱骨头有硬化、骨赘，关节内有游离体（箭），故诊断为退行性变。由于考虑该囊性病变几乎肯定是晶洞或软骨下囊肿，故不必行活检。

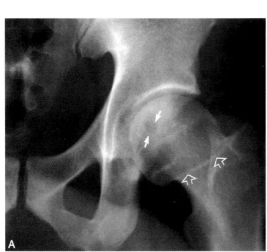
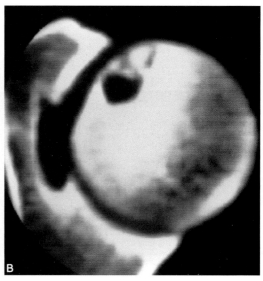

**图 4-12 晶洞 3**

A. 患者,青年男性髋部疼痛。股骨头见一囊性病变(箭)。B. 经病变层面 CT 扫描示囊变位于关节面下,周围骨质硬化。鉴别诊断考虑感染、嗜酸性肉芽肿和软骨母细胞瘤。复阅平片(A),于股骨头下区见一圈骨赘(开放箭头),后者提示髋关节退行性变。这种表现在 20 岁健康男性很罕见;尽管如此,退变表现几乎肯定了该股骨头溶骨性病变为软骨下囊肿或晶洞。患者为足球运动员,受伤后忍受左髋疼痛踢球多年,导致髋关节退行性变。患者进行了活检,证实其为软骨下囊肿或晶洞。

床上可与转移性病变相似,如果放射科医生对本病不熟悉,可能会导致不必要的活检[3-4]。椎间盘源性椎体病变常呈硬化性、局灶性(图 4-13),毗邻终板,邻近椎间隙变窄,伴有骨质增生。本病为施莫尔(Schmorl)结节的变体,勿与转移瘤混淆。该病偶可呈溶骨性或混合性。本病的典型临床表现为发生于中年女性的慢性腰痛。通过对比以往放射学检查通常能够明确本病为良性。如有椎间隙变窄和骨赘形成,则不应对邻近终板处的局灶性硬化活检。

骨折偶可导致广泛的骨质硬化和骨膜增生,可类似于原发性骨肿瘤(图 4-14)。骨折固定不牢可导致骨痂过度生长,常被误认为侵袭性骨膜反应甚至肿瘤新生骨。活检可能将其误诊为恶性病变,因此对任何与创伤有关的患者都应仔细阅片观察是否伴有骨折。

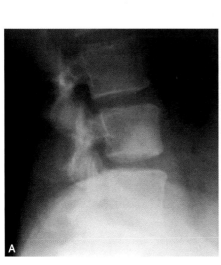
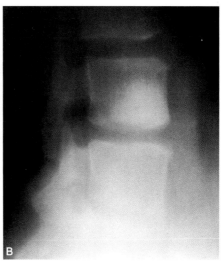

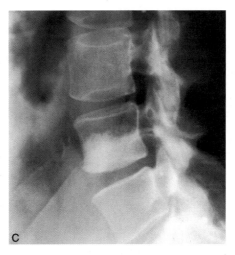

**图 4-13　椎间盘源性椎体硬化**
平片（A～C）示患者 $L_4$ 椎体下部硬化伴少许骨赘形成及邻近椎间隙变窄。
此为椎间盘源性椎体硬化的典型表现，不应行活检排除转移。

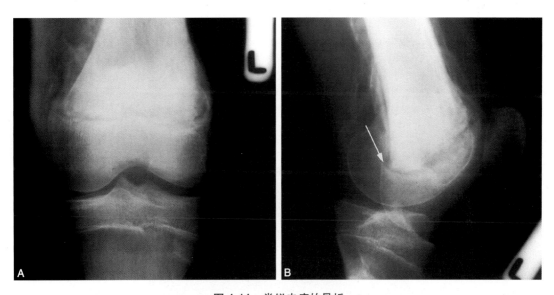

**图 4-14　类似肉瘤的骨折**
A. 患者，16 岁，膝关节周围疼痛 2 周。膝关节平片示股骨远段弥漫性骨质硬化和广泛骨膜增生，被认为是骨肉瘤的特征性改变。然而，本例的骨膜反应太厚、过于致密，且呈波浪状，不像恶性骨膜反应。B. 骨骺轻微移位（箭），提示骨骺滑脱，符合 Salter 骨骺骨折改变。患者曾从自行车上摔下导致股骨骨折，但其未停止运动。缺乏制动导致了大量骨膜反应或伴有大量反应性硬化的骨痂，这些征象使本例与骨肉瘤相似。

　　另一个可被放射学检查误诊并导致错误诊治的创伤性病变是肱骨假性脱位（图 4-15、图 4-16）。肱骨假性脱位是由骨折合并关节积血造成的，积血导致关节腔压力增高，肱骨头向下移位。轴位或肩胛骨"Y"位摄片显示肱骨头不向前或向后脱位（肩关节脱位的常见形式），而只向下移位。在前后位摄片上可能被误诊为后脱位。临床常对患者行肱骨头"复位"，这种"复位"既无效（因为根本没有脱位）又痛苦。骨折是一定存在的，如果初次摄片未发现骨折，应过后加摄不同体位片寻找骨折。肩胛骨"Y"位或轴位是诊断肱骨假性脱位的关键检查手段。采用这些检查方位可以发现尽管肱骨头稍向下移位，但肱骨头相对于肩关节盂的位置是正常的。如有必要，可行关节穿刺以证实血性关节腔积液，抽出积血后，肱骨头位置恢复正常[5]。

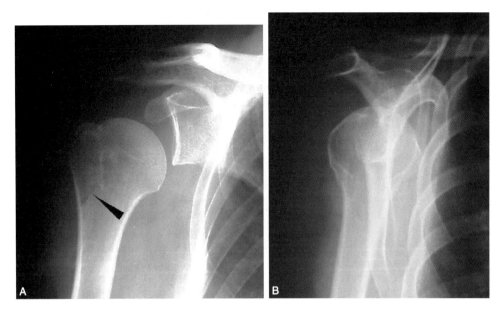

**图 4-15　肩关节假脱位 1**

A. 患者因肩部创伤致局部疼痛、固定,根据肩关节前后位片考虑为肩关节脱位。虽然肱骨头相对肩胛盂下移,但这并不是肩关节前或后脱位的特征性位置。B. 肩胛骨"Y"位示肱骨头和肩胛盂对合位置正常,无向前或向后脱位。此为关节积血所致的肩关节假脱位的特征性表现,关节积血使肩关节半脱位而非完全脱位。肩关节穿刺抽血后,肱骨头将回到相对肩胛盂正常的位置;然而,通常不需要这样处理。当发现假脱位时,如本病例,应继续查找有无隐匿性骨折。如图 A 所示,起初漏诊了骨折(箭)。

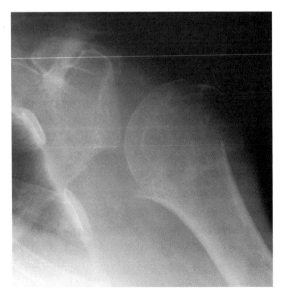

**图 4-16　肩关节假脱位 2**

肱骨头相对肩胛盂下移,是肩关节积血时肱骨头的特征性位置。肱骨颈骨折、轻微移位,且合并肱骨大结节撕脱性骨折,是造成关节积血的原因。

肋软骨炎,或称 Tietzes 综合征,是因骨膜反应而造成的肋骨球形膨胀(图 4-17),可类似于肋骨病变。肋软骨炎通常引起剧痛,临床容易诊断;但放射学检查表现为骨质病变,许多临床医生可能会考虑活检以排除恶性病变。对创伤后或快速愈合中的病变进行穿刺是错误的,因为很难对其进行组织学定性。因为肋软骨炎病程短暂,所以如在 2~3 周后摄片复查病情无进展,可提示本病。

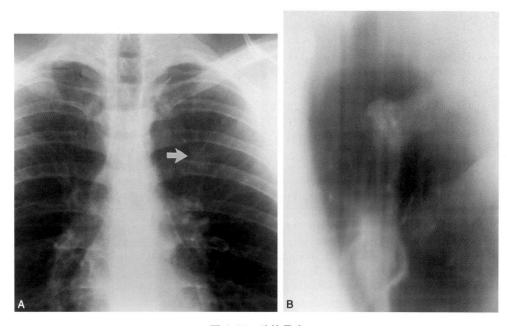

图 4-17　肋软骨炎
A. 青年男性,前胸壁压痛点。正位胸片示可疑附着于第二肋的结节状致密影(箭)。B. 病变区体层摄影示该肋骨远端一伴有斑点状钙化的结节状致密影,考虑可能为骨软骨瘤。由于任何软骨病变如伴有疼痛均应疑有恶变,故当时计划对患者进行活检。但患者临床表现很快消失,是软骨炎的特征性表现;因而活检被取消。如本例所示,肋软骨炎可导致肋骨骨膜炎和球形膨胀,不应行活检。

骶骨机能不全性骨折(insufficiency fracture)(第 5 章)偶尔会被误诊为侵袭性病变,如骨转移;该病易于诊断,不应行活检或放射治疗(图 4-18)。另一可被误诊为骨转移的骨折是髋臼上方机能不全性骨折,平片表现类似于成骨性转移,但 MRI 检查可见骨折线,典型表现为平行于髋臼的曲线状骨折线(图 4-19)。

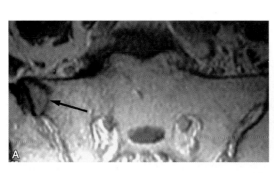 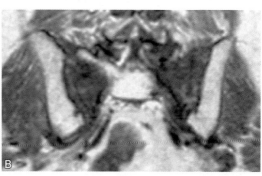

图 4-18　骶骨机能不全性骨折
A. 患者,女,有乳腺癌病史,以骶部疼痛就诊。骶髂关节附近可见线状低信号(箭)。放射科医生诊断其为机能不全性骨折,而骨扫描诊断骨转移可能,因此对患者进行放射治疗。B. 患者骶部疼痛加剧,6 个月后行 MRI 检查,显示双侧骶骨机能不全性骨折。放射治疗是造成机能不全性骨折的原因之一,本例最初的影像学检查已可诊断机能不全性骨折,故放射治疗给患者造成了额外的痛苦。

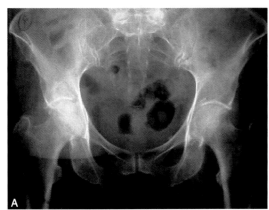
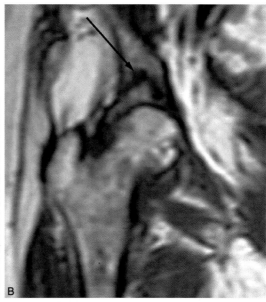

图 4-19 髋臼上方机能不全性骨折
A. 老年女性,有乳腺癌病史,以右侧髋部疼痛就诊。骨盆正位片显示右侧髋臼上方边界不清的硬化区(与对侧对比)。拟行活检,但放射科医生认为其可能为机能不全性骨折。B. MRI 示一弯曲的骨折线(箭),此为髋臼上方机能不全性骨折的特征性表现。

## 正常变异

正常变异常被误诊为病理性改变。放射学最受欢迎的几本专著就是有关正常变异的放射学图谱。

髌骨背部缺损是一种发生于髌骨的正常变异,是发生于髌骨外上象限的溶骨性缺损(图 4-20)[6],可被误诊为局灶性感染、剥脱性骨软骨炎或溶骨性病变,其特征性的发病部位,不行活检即可诊断。因其 MRI 信号特点类似于肿瘤或感染,所以对其诊断依靠特征性发病部位(图 4-21)。

肱骨假囊肿是另一种常与溶骨性病变相混淆的正常变异(图 4-22)。这种解剖变异是肱骨大结节区松质骨增多所致,在放射学检查中表现为相对透亮区。由于肩袖病变或其他肩部疾病导致肱骨大结节区充血和废用,肱骨假囊肿的透亮区表现极为明显,形似溶骨性病变。很多此类变异被错误地活检,而且其中几例还是在初次病理结果报告为"正常骨——标本无病变"后重复穿刺(图 4-22C)。由于肩关节疾病(不管是肩袖损伤还是其他)伴充血,骨扫描可显示核素摄取增高,从而误导外科医生对该正常变异进行活检。肱骨假囊肿有特征性的发病部位及放射学表现,不应行活检[7]。尽管其他病变,如软骨母细胞瘤(图 4-23)、感染甚至转移灶亦可以发生在相同的位置,但与肱骨假囊肿表现不同。

齿状突小骨(os odontoideum)是颈椎的一种正常变异,但也可能是颈椎创伤后改变[8]。齿状突小骨是未融合的齿状突,可能于俯屈位时移向 C₂ 椎体的前方,可被误诊为齿状突骨折(图 4-24、图 4-25)。很多齿状突小骨需要进行外科固定;有些外科医生认为齿状突小骨均不稳定,主张进行融合术。放射科医生应认识到齿状突小骨不是急性发病,可免于颅骨牵引钳或 Halo 颅骨牵引和可能的紧急外科干预。大多数齿状突小骨患者发生在创伤后,如无神经系统症状,则不需紧急外科手术,从而避免与治疗急性颈椎骨折相关的恐惧及并发症。齿状突小骨的特征性放射学表现包括齿状突下缘光滑、皮质完整及寰椎前弓肥大、皮质致密。后一种表现可能为代偿性肥大,提示其慢性病程[9]。

全身脆弱性骨硬化(骨斑点症)是良性家族性疾病,表现为多发骨岛或小斑片状骨硬化。本病虽然少见,但因其与转移瘤(图 4-26)类似,亦可造成诊断困难。通常骨斑点症有特征性表现,硬化灶主要发生在骨骺附近,以此可与转移瘤等其他病变相鉴别(图 4-27)。

第四章 "不要碰"的骨病变  67

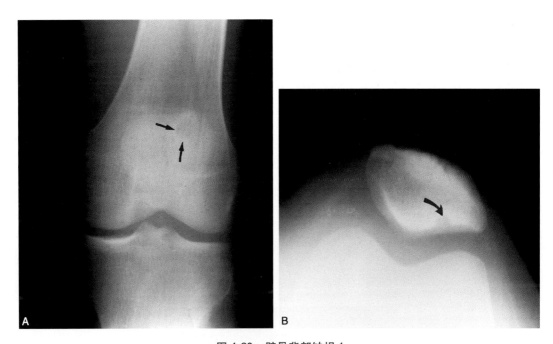

图 4-20　髌骨背部缺损 1

髌骨外上象限（A）见溶骨样缺损（箭），这是髌骨背部缺损的特征性表现。该变异只发生在髌骨外上象限，应无症状。缺损邻近关节面，如髌骨轴位片所示（B）。

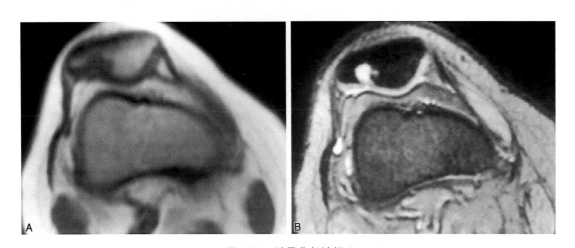

图 4-21　髌骨背部缺损 2

经髌骨层面轴位 $T_1WI$（A）和 $T_2WI$（B）示髌骨外上象限溶骨性病变呈 $T_1WI$ 低信号、$T_2WI$ 高信号。因其部位特殊，故为髌骨背部缺损的特征性表现。

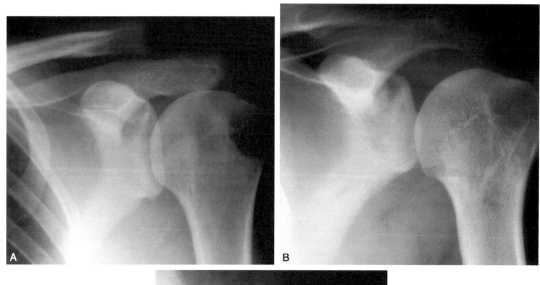
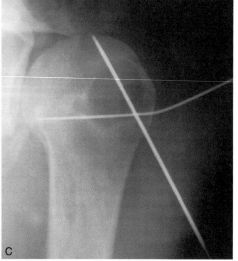

**图 4-22 肱骨假囊肿**

可见到肱骨大结节处边界清楚的溶骨性改变,均被认为是溶骨性病变(A~C)。此 3 例患者均有症状,有的在同位素骨扫描上有核素摄取增高。然而,这些改变的位置和表现是肱骨假囊肿的特征性改变,而肱骨假囊肿仅代表该区皮质骨量的减少。在有肩部疼痛和充血或失用性骨质疏松时,该表现更明显。有的患者进行了活检,图 C 患者在首次活检报告为"正常骨"后还进行了重复活检,因为外科医生认为没有穿到病变组织。第二次活检时,应用克氏针进行定位,以免漏穿。图 C 为术中照片。

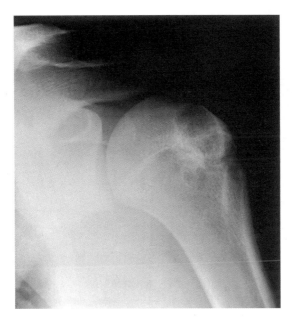

**图 4-23　软骨母细胞瘤**

肱骨大结节边界清楚的病变,病变周围有硬化边,易与之前的肱骨假囊肿相鉴别。该例为软骨母细胞瘤。

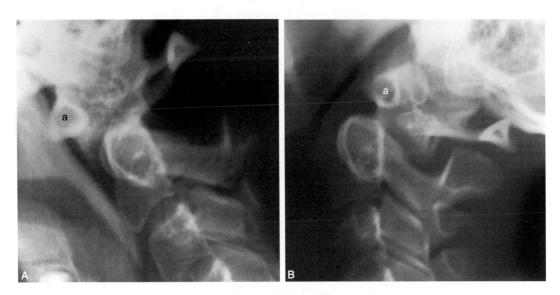

**图 4-24　齿状突小骨 1**

颈椎过屈位(A)和过伸位(B)示 $C_1$ 前弓(a)在过伸位时相对 $C_2$ 椎体明显后移。齿状突很难分辨,但似乎与 $C_2$ 椎体分离。由于分离齿状突的边缘光滑,而且 $C_1$ 前弓皮质肥厚,齿状突小骨诊断明确。齿状突小骨是先天性或长期创伤后异常,而不是急性骨折。显然,此类患者应该无神经系统的问题,但在许多情况下,病变仍然被认为不稳定而行手术融合。如有手术适应证,则需行择期手术。

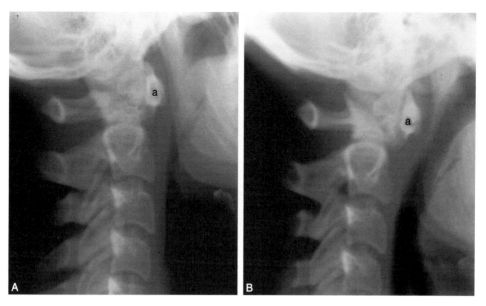

**图 4-25 齿状突小骨 2**

颈椎过伸位(A)和过屈位(B)示 $C_1$ 前弓相对于 $C_2$ 椎体运动极为明显。齿状突很难分辨,但可以确定其并未附着于 $C_2$ 椎体。由于齿状突应附着的部分边缘光滑,而且 $C_1$ 前弓皮质肥厚,考虑为先天性或慢性改变,符合齿状突小骨而非急性骨折。

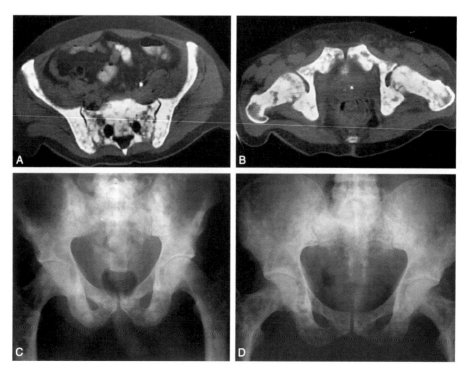

**图 4-26 与骨斑点症相仿的弥漫性骨转移**

经骨盆和髋关节层面 CT 扫描(A、B)示符合转移性疾病的弥漫性硬化灶。然而,检查者认为可能是骨斑点症的硬化灶,骨斑点症是良性家族性疾病。骨盆正位片(C)示类似表现,但可见右侧股骨近段溶骨性骨质破坏,故患者更可能为骨转移。患者患有前列腺转移癌。骨斑点症患者(D)很容易发现骨转移和骨斑点症相混淆的原因。临床病史对鉴别诊断至关重要。

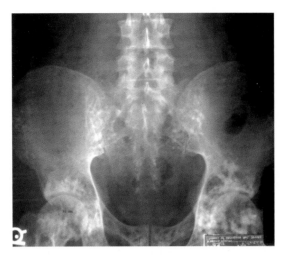

图 4-27 骨斑点症
典型骨斑点症,硬化灶主要位于关节周围,而不是弥漫分布于整个骨。

## 明确的良性病变

通过放射学表现即可诊断为良性而无须处理的部分病变常被活检。这些病变应由放射科医生而不是病理科医生来诊断。对此类病变提出鉴别诊断通常会误导外科医生进行活检,而事实上并不需要活检。

非骨化性纤维瘤(nonossifying fibroma,NOF)可能是这类病变中最常见的一种。NOF 与纤维性骨皮质缺损病理改变一致,但前者是指大于 2cm 的缺损。NOF 的典型表现是发生于长骨干骺端皮质的溶骨性病变,边界清楚,常有扇贝样硬化边,骨皮质轻度膨胀(图 4-28)(第 2 章)。NOF 几乎只见于 30 岁以下的年轻人,提示病变具有自愈性。随着病变自愈,其内见新生骨填充(图 4-29)。因此,在骨扫描时可有一定程度的核素摄取增高。NOF 最常被误诊为感染、嗜酸性肉芽肿或动脉瘤样骨囊肿。患者无症状,也尚未见恶变的报道。本病偶可发生病理性骨折,但外科医生多不主张像单房骨囊肿通过预防性刮除来预防骨折。NOF 可以很大,但放射学表现一定呈良性(图 4-30),应避免对其进行活检。本病患者无症状,凭此特性即可将其与大部分其他病变相鉴别,甚至不需列出鉴别诊断表。NOF 偶可多发(图 4-31),但每处病变均有特征性,易于诊断。

小于 1cm 的骨岛通常放射学诊断明确。骨岛偶可长至高尔夫球大小,易与成骨型骨转移混淆(图 4-32)。骨岛患者通常无症状。用于区分巨大骨岛

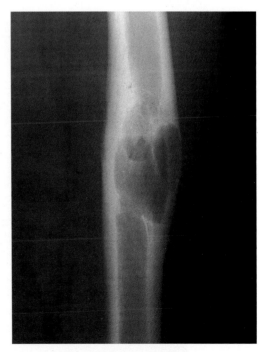

图 4-28 非骨化性纤维瘤 1
长骨见轻度膨胀性溶骨性病变,边界清楚,是非骨化性纤维瘤的特征性改变。但患者进行了活检,诊断是通过手术证实的。

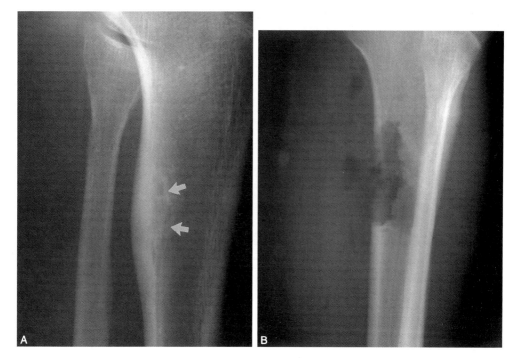

**图 4-29 自愈期的非骨化性纤维瘤**
A.胫骨近段后部见轻度膨胀性病变,小范围硬化(箭)。尽管患者无症状,但外科医生认为其是感染灶或骨样骨瘤。这是非骨化性纤维瘤自愈期的特征性表现。B.术后表现,继发病理性骨折,手术证实为非骨化性纤维瘤。

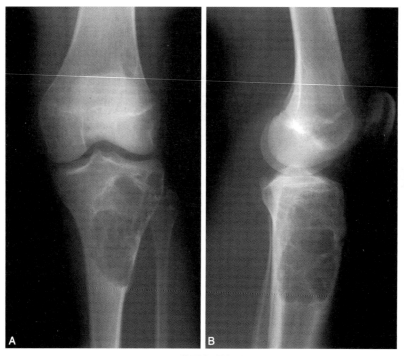

**图 4-30 非骨化性纤维瘤 2**
胫骨近段轻度膨胀的溶骨性病变,边界清楚,是非骨化性纤维瘤的特征性表现(A、B)。放射科医生认为其为巨细胞瘤;然而,患者有硬化边,而且不邻近胫骨关节面。尽管患者无症状,仍然进行了活检,病理证实为非骨化性纤维瘤。

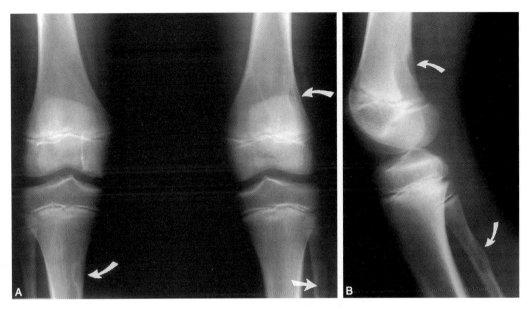

图 4-31　多发性非骨化性纤维瘤
膝关节正位片(A)和侧位片(B)显示膝关节周围多发溶骨性病变(箭),边界清楚,均有非骨化性纤维瘤的特征性表现。

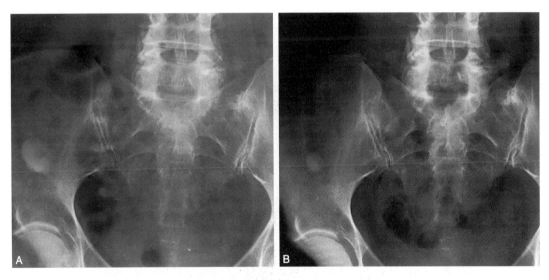

图 4-32　巨大骨岛
A. 右侧髂骨翼见大的硬化灶,被认为可能为转移瘤。B. 5 年前摄片有类似表现,但病灶小。这是骨岛生长的特征性表现。图 A 中病变呈沿骨小梁应力线的长圆形,是骨岛的特征性表现。

和成骨型骨转移的两个放射学征象:①骨岛通常为椭圆形,长轴与骨的应力方向一致(如发生于长骨的骨岛长轴与骨干长轴一致);②骨岛边缘的骨小梁呈毛刺状延伸至正常骨(第 2 章)[10]。这是骨岛的特征性改变,有助于将其与侵袭性病变进行区分。

单房性骨囊肿常需进行预防性植骨,以防骨折和继发畸形。然而,当单房性骨囊肿发生于跟骨时,则不需处理。跟骨单房性骨囊肿总是发生在跟骨的前下部(图 4-33),该区不承受过度的应力。事实上,在相同的位置也可见到跟骨假性肿瘤,是由于该部位应力缺乏从而导致骨小梁萎缩所致(图 4-34)。

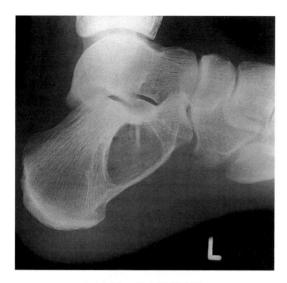

图 4-33 单房性骨囊肿

跟骨前下部边界清楚的溶骨性病变,通常可肯定为单房性骨囊肿或称单纯性骨囊肿。因为该区为低应力区,故不必行预防性刮除和填塞以避免病理性骨折。而对于股骨和肱骨的单房性骨囊肿,偶尔会行预防性手术。

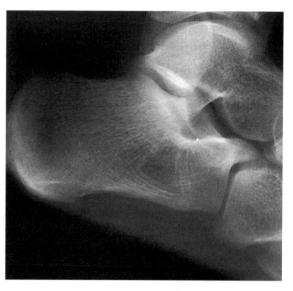

图 4-34 跟骨假囊肿

跟骨前下部透光区,其表现与图 4-33 类似,但边界不如前者清楚。这是与肱骨假囊肿类似的假囊肿,由该区低应力所致。

跟骨单房性骨囊肿患者无症状,极少伴发骨折,处理原则与长骨骨囊肿不同。跟骨单房性骨囊肿自愈速度较长骨骨囊肿慢,因而可见于 30 岁以上的患者。另外,在跟骨单房性骨囊肿自愈过程中,偶可发生"脂肪化",即脂肪浸润,此时进行影像学检查或活检,会被误诊为骨内脂肪瘤。因此许多学者称跟骨单房性骨囊肿为脂肪瘤。每年的放射科住院医师考试口试阶段前后,都会有住院医师咨询有些教材称这些病变为单房性骨囊肿,而有的教材称其为脂肪瘤的原因。其实,这些病变均为单房性骨囊肿。全身很多良性纤维-骨性病变在自愈的过程中均伴有脂肪浸润,因而被误诊为骨内脂肪瘤。

骨梗死早期可呈斑片状或溶骨-硬化混合性改变,甚至呈浸润性改变,而无典型的匐行性硬化边(图 4-35、图 4-36)。当患者有骨痛和浸润性骨质改变时,首先会被考虑为侵袭性病变并随之进行活检。如果病变发生在长骨的骨干-干骺端区域并且多发,特别是当患者有镰状细胞贫血或系统性红斑狼疮等病史时,应考虑早期骨梗死。当平片表现不具特征性时,MRI 有助于明确骨梗死的诊断,可避免不必要的活检(图 4-37)[11]。

在股骨颈外侧有一种常见的溶骨性病变,首先由 Michael Pitt 命名为滑膜疝凹(synovial herniation pit)[12],又称为 Pitt 小凹(Pitt's pit),是由髋关节周围滑膜和软组织侵蚀股骨颈表面所致,但其确切病因不明。该病具有特征性的 X 线和 MRI 表现,有特定的发生位置和良性表现(图 4-38)。

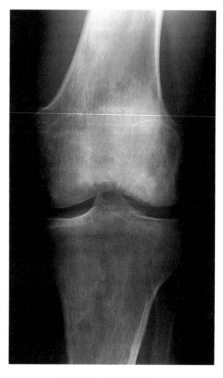

图 4-35 早期骨梗死

系统性红斑狼疮患者。股骨远段和胫骨近段见斑片状脱钙,对侧下肢有类似表现。这是早期骨梗死的特征性表现,不应与感染或转移混淆。

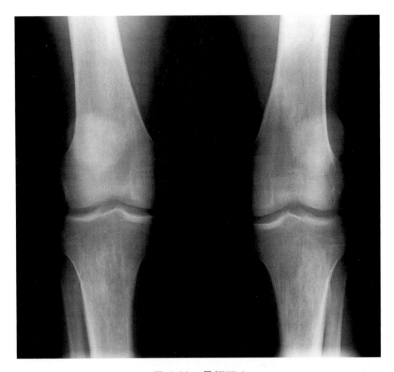

**图 4-36　骨梗死 1**

系统性红斑狼疮患者。双侧股骨远段和胫骨近段见溶骨-成骨混杂病变。由于局部疼痛,故行活检,证实其为骨梗死。本例有特征性的发病部位和影像学表现,尽管提示病变有侵袭性,仍不应对其活检。

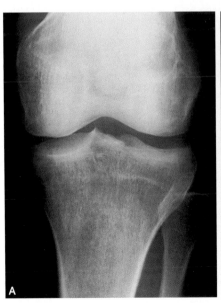 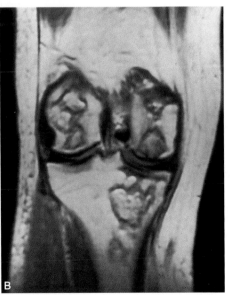

**图 4-37　骨梗死 2**

A. 膝关节正位片示胫骨近段稍呈斑片状硬化,最初考虑为感染或恶性病变。B. MRI 扫描示骨梗死特征性的匍行性边界。如图所示,MRI 偶尔可更好地显示边界不清的早期骨梗死。

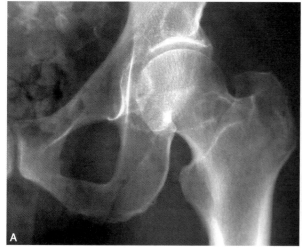
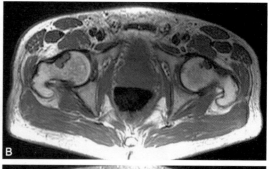
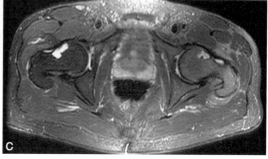

**图 4-38　Pitt 小凹**
A. 左髋关节平片示股骨颈外侧边界清楚的溶骨性病变，有硬化边，是滑膜疝凹的特征性表现，也称为 Pitt 小凹。髋关节层面 MRI 轴位 $T_1WI$（B）及 $T_2WI$（C）示双侧股骨颈病灶，呈 $T_1WI$ 低信号、$T_2WI$ 高信号，是 Pitt 小凹的典型表现。

Pitt 小凹较常见于股骨髋臼撞击综合征（fermo-acetabular impingement，FAI）患者，FAI 患者的髋关节外展时，股骨颈会与髋臼边缘撞击（第 13 章），可能是导致股骨颈外侧囊变——Pitt 小凹的原因。

## 结论

骨关节放射领域有很多此类病例，受过良好训练的放射科医生可为临床医生和患者提供非常宝贵的信息，从而避免不必要的活检。在一些讲解正常变异的教科书中还提到许多其他此类病例。因为不必要的活检可导致潜在的伤害，所以要重点强调这些病例。当放射科医生发现这些病变时，不要提出鉴别诊断，以免外科医生为得出诊断而进行活检。对这些病例进行活检，不但没有必要，而且可能会导致误诊。

（译者　赵夏　范萍萍　郝大鹏）

## 参考文献

[1] Barnes G, Gwinn J. Distal irregularities of the femur simulating malignancy. AJR. 1974;122:180.
[2] Resnick D, Niwayama G, Coutts RD. Subchondral cysts (geodes) in arthritic disorders: pathologic and radiographic appearance of the hip joint. AJR. 1977;128:799.
[3] Martel W, Seeger FJ, Wicks JD, et al. Traumatic lesions of the discovertebral junction in the lumbar spine. AJR. 1976;127:457.
[4] Lipson S. Discogenic vertebral sclerosis with calcified disc. New Engl J Med. 1991;325:794-799.
[5] Helms C, Richmond B, Sims R. Pseudodislocation of the shoulder: a sign of an occult fracture. Emer Med. 1986;18:237-241.
[6] Goergen TG, Resnick D, Greenway G, et al. Dorsal defect of the patella (DDP): a characteristic radiographic lesion. Radiology. 1979;130:333.
[7] Helms C. Pseudocyst of the humerus. AJR. 1979;131:287-292.
[8] Minderhoud JM, Braakman R, Penning L. Os odontoideum: clinical, radiological and therapeutic aspects. J Neurol Sci. 1969;8:521.
[9] Holt RG, Helms CA, Munk PL, Gillespy III T. Hypertrophy of C-1 anterior arch: useful sign to distinguish os odontoideum from acute dens fracture. Radiology. 1989;173:207-209.
[10] Onitsuka H. Roentgenologic aspects of bone islands. Radiology. 1977;124:607.
[11] Munk PL, Helms CA, Holt RG. Immature bone infarcts: findings on plain radiographs and MR scans. AJR. 1989;152(3):547-549.
[12] Pitt M, Graham A, Shipman J, Birkby W. Herniation pit of the femoral neck. AJR. 1982;138:1115-1121.

# 第五章 骨 创 伤

骨骼系统创伤影像学是个大题目,以至于有相关专著专门论述。Lee Rogers 的 *Radiology of Skeletal Trauma*[1] 是其中的一部杰作,而 Jack 和 William Harris 的 *The Radiology of Emergency Medicine*[2] 是急诊科医生的必读书目。Rockwood 和 Green 的多卷本巨著 *Fractures in Adults*[3] 在骨折专著中居于领先地位。本章概述了住院医师和医学生可能会遇到的病例,如想了解更多细节,请参考前述专著。

在给出具体的示例之前,初学者应该记住一些有关骨创伤放射学的学习要点。首先,要敢于提出质疑。几乎每个放射科医生在阅片时都曾漏诊过骨折。病史不详或误导会造成可疑解剖部位被忽视。当有疑问时,应对患者进行查体。因为骨科医生在阅片前会对患者进行查体,了解患者的损伤部位,并且具有高度敏锐性,所以在阅片时很少漏诊骨折。其次,对每例创伤患者,都应有两个互相垂直的摄片体位。相当一部分骨折仅能在一个体位(前后位或侧位)显示。因此,对于创伤患者,都要求常规拍摄两个体位,否则很可能漏诊骨折。第三,一旦发现了骨折,不要忘记观察其他结构。约 10% 的患者与最初阳性表现相同,甚至出现更重要的其他阳性表现。许多骨折都伴脱位、异物及其他骨折等阳性表现,所以观察一定要全面、彻底。

## 脊柱

### 颈椎的检查

颈椎是急诊科最常进行 X 线摄片的部位之一,颈椎阅片也最为困难。为避免过度移动疑似颈椎骨折的患者,通常会先拍颈椎侧位片,如果颈椎侧位片正常,再进行颈椎其他体位检查,包括过伸过屈位(前提是患者配合)。

那么,在颈椎侧位片需要观察什么内容呢?首先,确保所有椎体都显示清晰。由于肩部对低位颈椎的遮挡,会造成部分骨折被遗漏(图 5-1)。如果不能显示所有颈椎,就应降低肩部位置重新摄片。

如何定义颈椎是否完整显示呢?许多放射科医生坚持以在颈椎侧位片上见到 $T_1$ 椎体上缘为标准,还有一种观点认为侧位片包含了 $C_7$ 椎体的一部分即为摄片完整。大部分著作描述颈椎侧位片应该包括"从 $C_1$ 椎体到 $C_7$ 椎体"。关于"到 $C_7$ 椎体"意思,笔者认为,颈椎侧位片包括 $C_7$ 椎体的一部分即可。大部分病例颈椎侧位像很难显示 $T_1$ 椎体,包含 $C_7$ 椎体的一部分就可以了。如果报告中提到 $C_7 \sim T_1$ 椎间盘区域显示不清,则须根据临床情况决定是否对该部位加照平片或行 CT 扫描。许多医生常规用颈椎 CT 扫描来代替平片,但该做法尚存在争议。完全用 CT 检查来评价颈椎可能将会成为一种医疗标准,但目前尚未被推广。[1]

其次,评估颈椎的 5 条平行线,观察有无局部错位或不连续(图 5-2):

线 1,在椎前软组织中,沿气道后部向下;该线于上 3~4 节椎体水平距椎体前缘约数毫米,至喉软骨水平继续向下延续时,与椎体前缘距离逐渐增大;$C_3$ 或 $C_4$ 到 $C_7$ 椎体前缘的连线与该线的距离应小于 1 个椎体的宽度。该线轮廓光滑。

线 2,沿着诸椎体的前缘走行,光滑连续。由于椎体前缘的骨赘可能突向或越过该线,因而画线时需忽略骨赘。椎体前缘连线的连续性中断提示严重损伤(图 5-1B)。

---

[1] 译者注:美国可能为避免不必要的辐射;我国建议行颈椎三维 CT 检查。

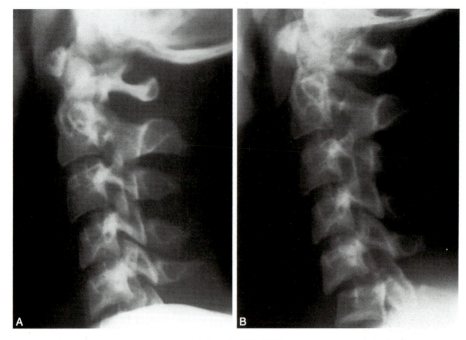

**图 5-1 肩部遮挡 $C_7$**
患者跳入浅水游泳池受伤后被送入急诊科。患者颈痛但无神经功能障碍。初次颈椎 X 线片(A)似乎看不到任何异常。但由于肩部高耸,仅可见 5 节颈椎。肩部位置降低后又重新进行检查(B),可见 $C_5$ 相对于 $C_6$ 的移位。为显示 $C_7$ 椎体,肩部再向下移后重新摄片。在对创伤颈椎的侧位 X 线检查中,一定要确保 $C_7$ 椎体可见。

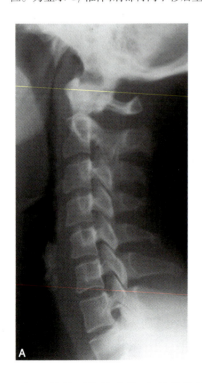 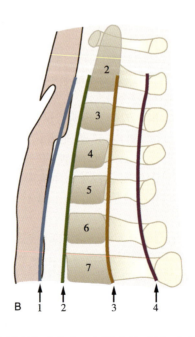

**图 5-2 正常颈椎侧位**
A. 正常的颈椎侧位片。
B. 在每张颈椎侧位片中都应该观察到的 4 条平行线的简图。线 1,为软组织线,紧邻气管后部,沿上 4 节或 5 节椎体水平向下走行,其与颈椎前缘的间距于喉软骨水平开始增宽,然后与椎体前缘平行下行至其余颈椎水平。线 2,为颈椎诸椎体前缘的连线。线 3,为颈椎诸椎体后缘连线。线 4,称作棘突椎板线,是诸椎体椎板与棘突连接处的连线,代表包含脊髓的椎管的后界。这些线应平行且光滑,无局部突然错位。

线 3,椎体后缘的连线,与椎体前缘线(线 2)相似,光滑连续;任何中断均提示严重损伤。

线 4,棘突椎板线,连接椎板后部与棘突交界区。脊髓位于线 3 和线 4 之间;这两条线中的任何一条线偏移均提示骨性结构压迫脊髓。对脊髓极微小的压迫即会导致严重的神经功能障碍,应尽早发现任

第五章 骨创伤

何突向脊髓的骨性结构。

线5,与其说是一条线,倒不如说是许多点,即棘突末端的集合,尽管 $C_7$ 棘突通常最大,但是诸颈椎棘突形态及大小均不相同。一个棘突骨折本身并不严重,但其可提示其他更严重的损伤。而且,没有医生希望因为漏诊了虽不严重的棘突骨折而被患者(经其他医生诊断之后)质问:"你没看到我的脖子断了吗?"

在颈椎侧位片上观察完这 5 条线之后,进一步观察 $C_{1-2}$ 区域。确保 $C_1$ 前弓与齿状突的距离不超过 2.5mm(图 5-3),如果超出(儿童除外,该距离在儿童不超过 5.0mm)则提示可能发生 $C_1$ 和 $C_2$ 之间横韧带断裂(图 5-4)。

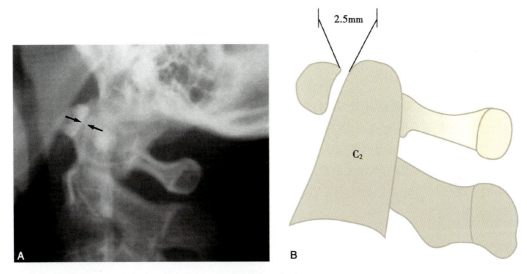

**图 5-3 正常 $C_{1-2}$**
上位颈椎侧位片(A)和示意图(B)示 $C_1$ 前弓与 $C_2$ 齿状突的正常距离不超过 2.5mm(箭)。

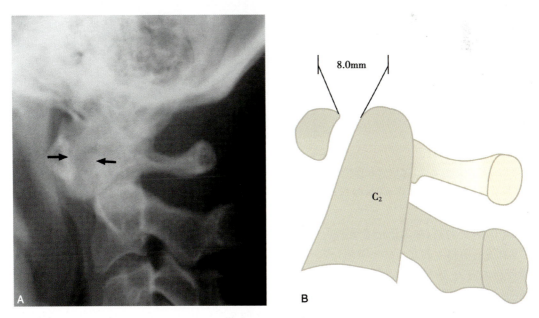

**图 5-4 $C_{1-2}$ 脱位**
颈椎创伤患者的上位颈椎侧位片(A)和示意图(B)示 $C_1$ 前弓位于 $C_2$ 齿状突前方 8mm(箭)。根据该表现可诊断为 $C_1$ 相对 $C_2$ 脱位,并提示维持 $C_1$、$C_2$ 正常解剖位置的横韧带断裂。

接下来应检查椎间隙是否过宽或过窄,因为二者都可能提示急性损伤。椎间隙变窄通常继发于退行性疾病。退变所致椎间隙变窄通常伴有与退变相关的骨质增生、硬化。

如上所述的颈椎侧位阅片在1min之内即能完成。侧位片无异常,才能进行剩余检查,包括过伸及过屈位检查,患者必须在无外力帮助下自主完成屈伸动作。意识清醒和半警觉的患者,不会做使自己受伤的自主屈伸动作;如果颈椎有创伤,患者会有肌肉防御和保护性动作。如果有颈椎骨折或移位,屈伸过程中即使用轻微的外力,都可能引起严重的损伤。

学会看脊椎侧位片(无论是左侧位还是右侧位)非常重要。许多放射科医生只会在一个方位上读片,如果观片灯上胶片不按照习惯的位置放置就不会读片了。如果能调整胶片位置则不存在问题;然而,在开会展示的幻灯、书籍和杂志、面试中,放射科医生无法按照个人喜好摆放胶片。无论是左侧位还是右侧位的脊柱侧位片(胸部侧位片也是)都应该会读;否则,在许多场合都会处于被动地位。

## 骨折、移位及其他病变举例

头顶受到打击(如重物直接落到头顶)所导致的$C_1$侧块分离、$C_1$骨环断裂,称为Jefferson骨折(图5-5)。骨环不会只断开一处,而是有多处断开,且很少有外例。脊椎环、骨盆环发生骨折时,都是2处及以上断裂。如果平片只看到1处骨折,那么一定是漏诊了其他骨折。CT扫描比平片要好很多,能够显示完整的$C_1$骨环、$C_1$骨折及与其相关的软组织改变。当在平片上诊断Jefferson骨折时,$C_1$侧块必须超出$C_2$椎体的边缘(图5-5A)。因为寰枢关节旋转也会造成寰齿间隙不对称,所以不能仅凭借寰齿间隙不对称作出诊断。

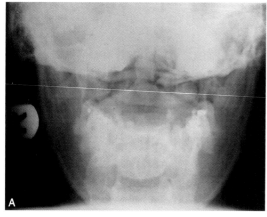 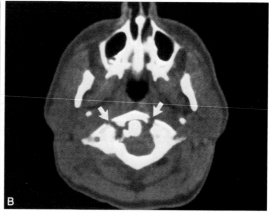

图5-5 Jefferson骨折

A. 张口前后位片疑有$C_1$侧块侧方移位。然而由于结构遮挡,很难明确显示侧块移位。B. CT扫描示$C_1$骨环多发骨折(箭)。这被称作Jefferson骨折。由于平片的局限性明显,脊柱创伤常规采用CT检查。

$C_6$或$C_7$棘突骨折,称为铲土者骨折(clay-shoveler fracture),是相对较轻的损伤。据说澳大利亚铲土工(也有说是英格兰和北卡罗来纳州)将一满铁铲的土铲过肩部(有时土会黏在铲子上)时,导致棘上韧带承受巨大应力,撕脱棘突,可发生于任一低位颈椎的棘突(图5-6)。

Hangman骨折是发生于上位颈椎($C_2$),由于过伸和牵拉(如头部撞击到汽车的仪表盘)所致的严重不稳定$C_2$后附件骨折,常并发$C_2$椎体(相对$C_3$)前移(图5-7)。因为$C_2$附件的骨折会为受伤区减压,从而避免神经损害,故此类骨折的预后往往不会很严重,这是对该预后良好的复杂疾病简单而合理的解释。

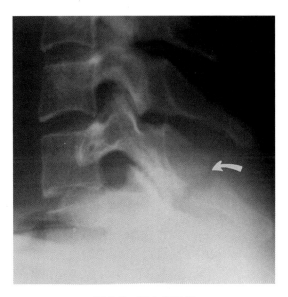

**图 5-6 铲土者骨折**
$C_7$ 棘突无移位性骨折（箭），据此可诊断为铲土者骨折。

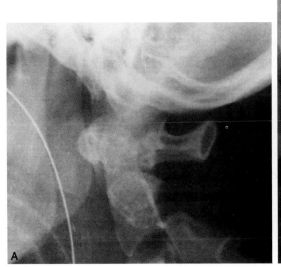
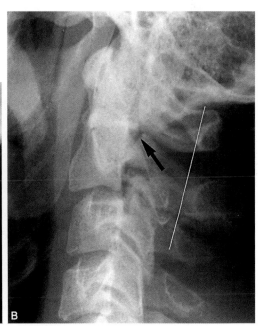

**图 5-7 Hangman 骨折**
A. 侧位片示 $C_2$ 附件明显骨折并向下移位。B. 另一患者侧位片示 $C_2$ 附件细微的骨折（箭），本病例可见棘突椎板线连线在 $C_2$ 水平偏移。

颈椎的严重屈曲会导致后方韧带断裂和椎体前部压缩骨折，称作"泪滴样"屈曲骨折（flexion "teardrop" fracture）（图 5-8）。"泪滴样"屈曲骨折通常因椎体后部移位压迫中央管而导致脊髓损伤。

如果创伤严重并伴随颈椎旋转，将引发关节突关节韧带崩裂、椎小关节错位和骑跨，导致单侧椎小关节交锁（图 5-9），椎小关节被锁定在骑跨位，反而会产生一定的固定效果，避免进一步损伤。

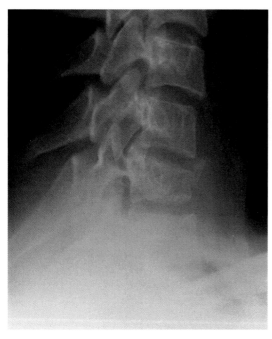

**图 5-8　"泪滴样"屈曲骨折**
患者于车祸时颈椎过屈造成严重的神经损伤而被送入急诊。低位颈椎侧位片示 $C_7$ 前部椎体呈楔形变合并 $C_7$ 后脊柱线进入中央管。另可见椎体前方小的撕脱骨折。

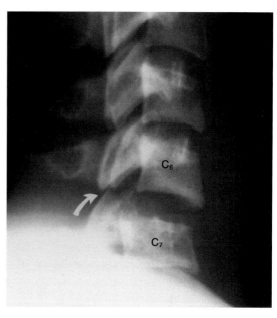

**图 5-9　单侧椎小关节交锁**
$C_{6\sim7}$ 椎间隙异常增宽，$C_7$ 椎体相对 $C_6$ 椎体向后移位。$C_7$ 椎小关节面移位并与 $C_6$ 椎小关节相交锁（箭）。当椎小关节处于这种位置时，被称为椎小关节交锁。本例为单侧交锁。

"安全带损伤"继发于腰部的过度屈曲（系着安全带发生车祸），表现为脊椎后部结构和韧带分离、椎体前部压缩。"安全带损伤"通常累及 $L_1$ 或 $L_2$ 椎体。安全带损伤包含以下几种类型：椎体后部骨折称为 <u>Smith 骨折</u>，贯穿棘突的骨折称为 <u>Chance 骨折</u>。也可以发生累及椎弓根、椎板和横突的横行骨折（图 5-10）。

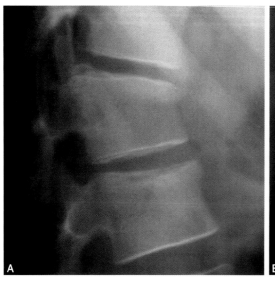 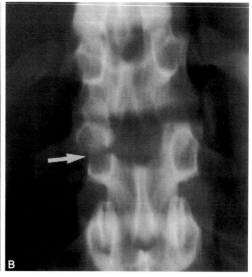

**图 5-10　安全带骨折**
A. 腰部过度屈曲可导致下位胸椎和上位腰椎的椎体前部呈楔形变。该骨折本身并无严重危害。B. 此处可见一累及右侧横突和椎弓根的横行骨折（箭），这是由屈曲损伤过程中极度牵拉所致。如有附件骨折，应视为不稳定损伤且有致残可能。对任何椎体前部楔形变损伤的病例，都应严密观察相应节段附件，了解椎弓根间距是否增大。

椎弓峡部裂(spondylolysis)是一种由于创伤或非创伤性原因引起的脊椎异常,指发生于椎弓峡部(pars interarticularis)的断裂或缺损(图5-11)。在无症状人群中的发生率5%～10%。在腰椎斜位片上,腰椎附件形如苏格兰犬,鼻为横突,眼为椎弓根,前肢为下关节突,耳为上关节突,脖颈为椎弓峡部(上下关节突之间的椎板)。一旦发生椎弓峡部裂,苏格兰犬的脖颈则会发生缺损或断裂,看似戴了个项圈。CT较MRI能更清楚地显示椎弓峡部裂(第11章)。一种观点认为椎弓峡部裂是先天性的,还有观点认为是创伤所致。很多学者认为椎弓崩裂是应力相关性损伤,在婴儿期,由于学步反复跌倒撞击臀部从而将应力传导至低位腰椎,造成损伤。椎弓峡部裂的临床意义与其发病原因一样备受争议。越来越多的医生认为椎弓峡部裂是一种偶然发现的、基本无任何临床意义的疾病。当然,有少数病例会因椎弓峡部裂而产生疼痛,并在手术治疗后缓解。

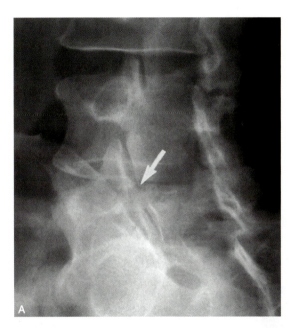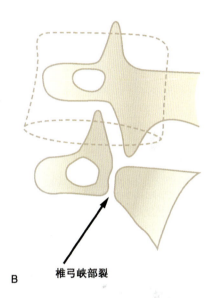

**图5-11 椎弓峡部裂**
A.腰椎斜位片示 $L_5$ 在苏格兰犬的脖颈处有缺损(箭),可凭此诊断为椎弓峡部裂。B.示意图显示更加清楚,这一征象曾被描述为苏格兰犬脖颈上的项圈。

如果发生双侧椎弓峡部裂并且头侧腰椎相对足侧腰椎向前移位,就会发生**脊椎前移**(spondylolisthesis)(图5-12)。脊椎前移可有或无症状,无临床意义。严重的脊椎前移会引起椎间孔狭窄并压迫中央管内的神经根。若有症状可行手术治疗。

脊柱前部楔形压缩骨折比较常见(图5-13),尤其是陈旧性创伤后的胸腰椎;它经常不被放射科医生重视,如果报告中提及,也是偶然发现。在平片上很难辨别骨折的新旧,即使伴有退行性变(常与骨折无关)也难以确认。如果起病急且无任何保护措施,楔形压缩骨折可进展为塌陷性骨折,导致严重的神经损伤(图5-14),一般发生于创伤后的1～2周,称作 Kummell 病。由于放射科医生没有报告椎体轻微的楔形骨折致使其迁延、进一步塌陷并截瘫而引发的诉讼案件已有发生。故报告中需要写明:骨折时间不明,须结合临床。如果患者局部疼痛,则需要穿戴背甲(back brace)直至疼痛消失。结合既往影像学检查能够断定是否为陈旧性骨折。对于体检时不疼的患者,可以判定为陈旧性骨折。即使有疼痛也无须做 CT 和 MRI 检查,因为无论 CT 和 MRI 检查的结果如何,治疗方法都相同。脊柱外科医生不会对不伴脊柱后凸或神经功能缺陷的稳定性骨折进行手术,所以再做 CT 和 MRI 也只是浪费时间和金钱。[1]

---

[1] 译者注:在我国情况不同,一般需要再做 MRI 检查进一步明确是否为新发骨折。

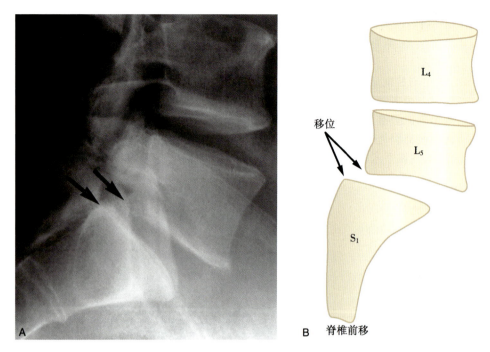

图 5-12　脊椎前移
A. 腰椎侧位片，观察椎体后缘（箭）发现，$L_5$ 椎体相对 $S_1$ 椎体轻度前移。B. 示意图显示更加清楚。由于前移距离小于 $S_1$ 终板长度的 25%，被称作 1 度脊椎前移。2 度脊椎前移是指前移距离大于 $S_1$ 终板长度的 25%，而小于其长度的 50%。

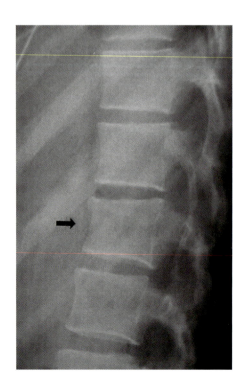

图 5-13　椎体前部楔形压缩性骨折
低位胸椎前部被压缩（箭），可为急性或非急性骨折。如果患者此处疼痛，则很有可能为急性骨折，必须佩戴背甲予以保护直至疼痛消失。

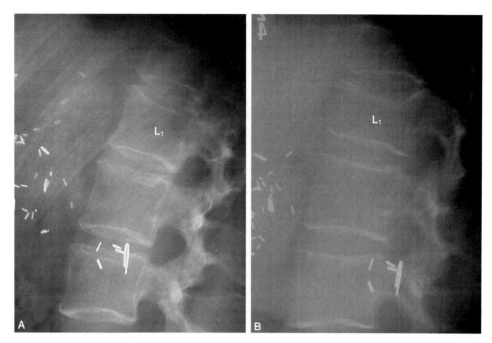

**图 5-14　Kummel 病**
A. 通过比较椎体前后部的高度,可发现 $L_1$ 椎体前部极轻微楔形变。患者诉车祸后背痛,未予治疗。B. 几周以后,患者持续疼痛并因腿部无力发展为截瘫而再次来诊。脊椎 X 线片显示病情进展,$L_1$ 椎体塌陷。受伤后只需佩戴背甲予以保护,几乎肯定可以避免出现上述情况。

伴发脊柱融合的强直性脊柱炎或弥漫性特发性骨质增生症(diffuse idiopathic skeletal hyperostosis,DISH)(第 6 章)患者,即使受到较轻微的创伤也有极高的风险发生脊椎骨折。强直性脊柱

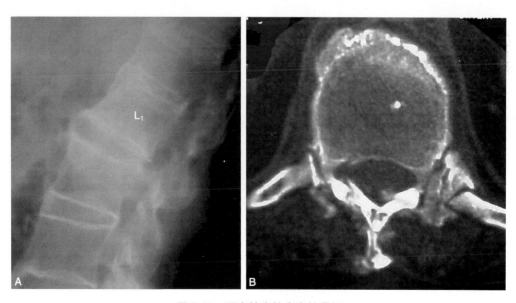

**图 5-15　强直性脊柱炎脊柱骨折**
A. 受伤后脊柱侧位片示继发于强直性脊柱炎的脊柱前部融合。另可见 $L_1$ 椎体前部轻微楔形变,当时忽略了这一征象。B. 2 周后患者因突发瘫痪行 CT 扫描。经 $L_1$ 水平轴位显示后柱骨折,这无疑在首次到急诊室就诊时即已存在。强直性脊柱炎患者伤后需仔细检查有无后背痛,若有疼痛应行 CT 或 MRI 检查。

炎患者通常伴有明显骨质疏松症，这更增加了发生骨折的风险。就像长玻璃吸管比短玻璃吸管更易被掰断一样，融合的脊柱比正常的脊柱更容易发生骨折。由于上述原因，如强直性脊柱炎患者创伤后背痛，则应按照脊柱骨折予以治疗。如果平片的结果为阴性，则必须行 CT 和/或 MRI 检查（图 5-15）。

## 手和腕关节

一些看似并不严重的手部骨折却需要手术处理，所以放射科医生应重视手部骨折。累及腕掌关节的第一掌骨基底部骨折，称为 Bennett 骨折（图 5-16）。由于第一掌骨基底部附有强劲的拇内收肌，故其骨折断端不可能保持正常位置，均需内固定。放射科医生必须提醒临床医生，并仔细观察仅进行石膏固定而未做内固定的 Bennett 骨折的对位情况。

累及腕掌关节的第一掌骨基底部粉碎性骨折，称为 Rolando 骨折（图 5-17），未累及腕掌关节的第一掌骨基底部骨折，称为假 Bennett 骨折。

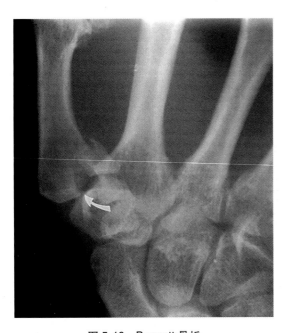

图 5-16　Bennett 骨折
第一掌骨基底部有一小处角状骨折。初步观察似乎比较轻微；但它累及第一掌骨基底部的关节面（箭），使该骨折成为几乎总需行内固定的严重损伤。

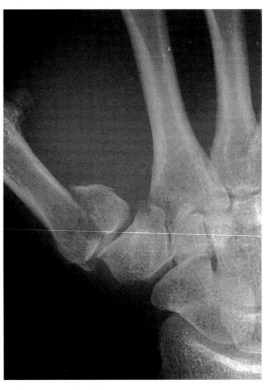

图 5-17　Rolando 骨折
累及关节面的第一掌骨基底部粉碎性骨折，比 Bennett 骨折更严重，称为 Rolando 骨折。

槌状指或棒球指是指累及远节指骨基底部的撕脱性骨折（图 5-18）。远节指骨基底部为指伸肌肌腱附着处，发生骨折时，指伸肌肌腱失去了功能，导致末节指骨屈曲、脱位，如不及时治疗，则可能会导致手指屈曲畸形、末节指骨不能伸展。

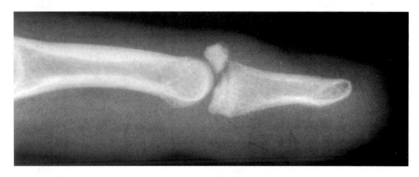

图 5-18 槌状指

末节指骨基底部可见一小处撕脱性损伤,该部位为指伸肌肌腱附着处。这种损伤被称为槌状指或棒球指。常由末节指骨被棒球冲击而引起撕脱性骨折。

第一掌指关节尺侧撕脱性骨折是另一种看似不严重却需要内固定的骨折(图5-19)。第一掌指关节尺侧为尺侧副韧带在拇指的附着处,如该处尺侧副韧带撕裂,则拇指的功能会受损,如不予以适当治疗,后果将很严重。这种骨折被称作"猎人拇指"。此外,手持滑雪杖跌倒时,杖柄挤入拇指和食指之间,可导致此种骨折。驾驶皮划艇时,偶尔会因桨杆撞击到岩石而发生该种骨折。"猎人拇指"通常需要钢钉固定韧带。

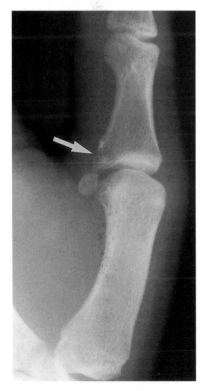

图 5-19 猎人拇指

第一掌指关节尺侧有一处小撕脱损伤(箭),可诊断为"猎人拇指"。该处为尺侧副韧带附着处,一般需要内固定治疗。

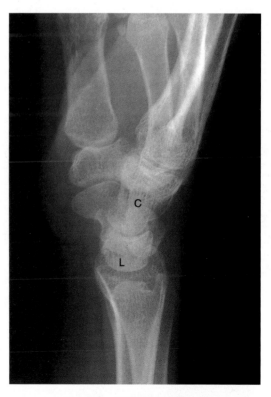

图 5-20 正常腕关节侧位片

与图 5-21A 的示意图比较,正常的侧位片应显示月骨(L)坐落于桡骨远段,头状骨(C)坐落于月骨。经桡骨画线应穿过上述三骨。

手臂在伸展状态下摔伤可引起数量不等的腕关节骨折和脱位。其中一种严重的损伤是月骨/月骨周围脱位。当头状骨和月骨之间的韧带中断时会导致头状骨从月骨杯状关节面脱出，在侧位片上显示最清楚。在侧位片上，正常情况下，头状骨坐落于月骨杯状关节面上（图 5-20、5-21A）。背侧月骨周围脱位时（头状骨偶尔向掌侧脱位，但很少见），头状骨及其周围诸骨（包括掌骨）后移至经桡骨和月骨连线的背侧（图 5-21B、图 5-22）。如果头状骨将月骨推向掌侧并使月骨翻转，经桡骨的连线便会显示月骨向掌侧移位，同时该线也将穿过头状骨，这便是月骨脱位（图 5-21C、图 5-23）。图 5-21 为正常解剖、月骨

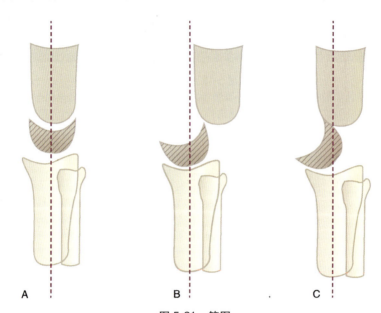

图 5-21　简图
正常腕关节侧位（A）、月骨周围脱位（B）、月骨脱位（C）（深色骨为头状骨；斜线填充骨为月骨。左侧代表掌侧）。

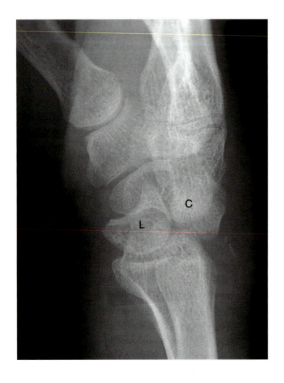

图 5-22　月骨周围脱位
与图 5-21B 比较，尽管月骨（L）与桡骨远段对位关系正常，但头状骨（C）和其余腕骨相对于月骨向背侧移位。

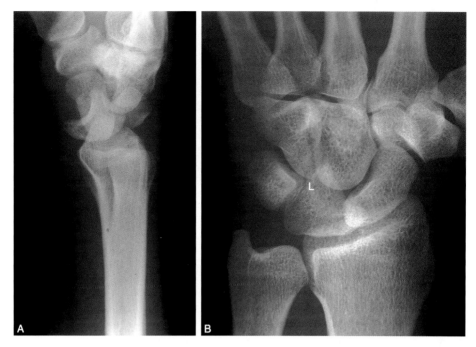

**图 5-23　月骨脱位**
A. 与图 5-21C 的示意图比较，腕关节侧位片示月骨倾斜、脱离桡骨远段，头状骨与桡骨对位关系看似正常但与月骨脱离。B. 前后位片显示月骨（L）呈扇形而不是略呈菱形，扇形月骨可见于月骨周围脱位或月骨脱位。

周围脱位及月骨脱位的示意图。仅根据经桡骨连线判断是月骨还是头状骨脱位通常很难，因为这条线可能位于头状骨和月骨之间。在这种情况下，判断月骨脱位还是月骨周围脱位几乎不可能。实际上，这些都是月骨周围脱位，在此基础上，腕部受其他创伤或推压时而造成月骨脱位。对外科医生来说，对其进行严格分类并无意义，因为外科医生只想尽快使头状骨-月骨复位而不介意其更偏向掌侧或背侧。当该脱位导致月骨压迫正中神经时，若未能得到正确的诊断和治疗，则可能导致正中神经永久性损伤。

放射科医生在读腕部侧位片时应养成观察头状骨和月骨对位关系的习惯，以免漏诊月骨周围脱位。

在腕关节前后位片上，正常情况下，月骨呈菱形，其上下缘平行，如发现月骨呈三角形或扇形，即可诊断为月骨或月骨周围脱位（图 5-23B）。

月骨周围脱位可伴发数种骨折，其中最常见的是经舟骨骨折，其次为头状骨、桡骨茎突和三角骨骨折。偶尔出现伴发骨折被确诊而漏诊月骨周围脱位的情况。

钩骨钩骨折是在平片上最难作出诊断的腕部骨折之一。通过特殊的腕管位片可以观察钩骨钩。摄片时将手腕（手掌向下）平放在成像板上，手指和手掌拉向背侧，X 线束约呈 45°平行于掌部射入，显示腕管的侧面。钩骨钩表现为位于腕管尺侧，从钩骨发出的骨性突起。腕管位片很难摄取，但可以观察到钩骨钩骨折（图 5-24）。CT 扫描能清楚显示平片难以显示的骨折（图 5-25）。

钩骨钩骨折最常见于手部处于伸展状态下摔伤时。放射医学和运动医学关注的是发生于需要握持球棒或球拍的职业运动员的钩骨钩骨折。如果挥棒或挥拍幅度过大，会损伤钩骨钩。钩骨钩骨折主要发生于棒球、网球及高尔夫职业运动员。业余运动员通常没有足够的力量致使钩骨钩骨折，即使骨折，通常也会终止运动，以便愈合。而职业运动员会继续从事运动，致使骨折不愈合。

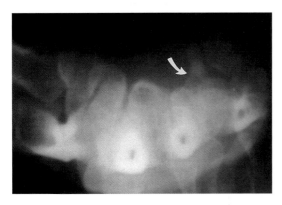

图 5-24 钩骨钩骨折 1
腕管位片可见钩骨钩,以及一处硬化合并轻微骨皮质断裂(箭),提示钩骨钩基底部骨折。

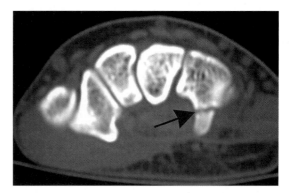

图 5-25 钩骨钩骨折 2
腕关节 CT 扫描示钩骨钩一透亮线影(箭),代表骨折。平片未见显示,CT 扫描发现骨折后再观察平片仍未发现该骨折。

舟骨旋转性半脱位是另一种发生手部伸展状态下摔伤时的腕部损伤。摔伤时,舟月骨间韧带撕裂,导致舟骨向背侧旋转。正常时舟骨、月骨紧靠在一起,在腕关节前后位片上,可以显示舟骨和月骨之间的间隙(图 5-26)。这一间隙曾被称作"Terry Thomas"征,现称为"David Letterman"征。

舟骨骨折合并缺血性坏死的概率很高,是一种潜在严重损伤。一旦发生缺血性坏死,则需行外科手术和植骨才能治愈。舟骨骨折早期很难发现,只要临床上怀疑舟骨骨折(创伤后鼻烟窝疼痛),就应对腕部进行石膏外固定并于 1 周后拍片复查,此时,由于失用性骨质疏松和骨折周围充血,骨折常会被发现。因此,急性创伤平片检查阴性并不能除外舟骨骨折。伤后立即行 MRI 检查来确定是否骨折(图 5-27),比石膏固定 1 周后拍片复查的总体花费要少[4]。

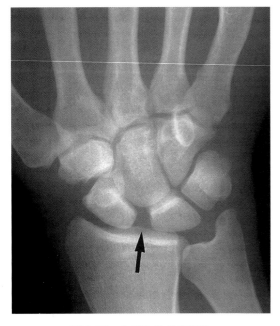

图 5-26 舟骨旋转性半脱位
腕关节前后位片示月骨与舟骨之间有一空隙(箭)。这是一种被称作"Terry Thomas"征的异常表现,表明月骨和舟骨之间的韧带断裂,可据此诊断为舟骨旋转性半脱位。

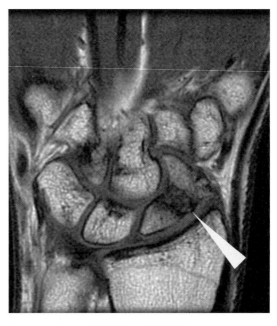

图 5-27 舟骨骨折
鼻烟窝压痛患者。X 线片显示正常,而 MR $T_1$WI 冠状位则示舟骨中部骨折(箭)。

因为舟骨的血供是从远端向近端,所以舟骨缺血性坏死一般起自骨折近端。舟骨骨折近端密度相对(其他腕骨)增高则即可诊断为缺血性坏死(图 5-28)。

缺血性坏死也可发生于其他腕骨,以月骨最为常见。发生于月骨的缺血坏死称为 Kienböck 软化症,最常由创伤引起,尽管有研究者认为其为特发性。月骨密度增高,无论有无塌陷和碎裂,均可诊断为本病(图 5-29)。本病常需行植骨治疗,偶尔需去除死骨或行近排腕骨融合术。Kienböck 软化症好发于尺骨负变异(尺骨比桡骨短)的患者,而尺骨正变异(尺骨比桡骨长)与三角纤维软骨撕裂的发生有关。

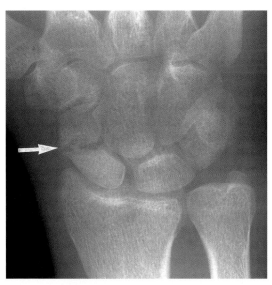

**图 5-28　舟骨缺血性坏死**
腕关节前后位片示舟骨中部骨折(箭)。与其他腕骨相比,舟骨近端骨质轻度硬化,表明舟骨近端缺血性坏死。

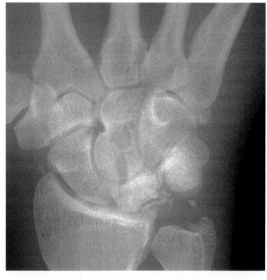

**图 5-29　Kienböck 软化症**
腕关节前后位片示月骨硬化、形态异常。月骨由于无菌性坏死而发生塌陷,称为 Kienböck 软化症。注意尺骨比桡骨短(尺骨负向变异)。研究发现,其与 Kienböck 软化症发生率增高有关。

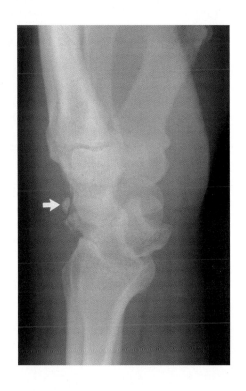

**图 5-30　三角骨骨折和月骨周围脱位**
月骨脱位或月骨周围脱位(很难准确判定具体是哪一种,因为头状骨和月骨都脱离正常位置)。与图 5-23A 比较。在腕背侧可见一小处撕裂(箭),几乎可确诊为三角骨撕脱性骨折。三角骨撕脱性骨折常与月骨脱位或月骨周围脱位伴发。

三角骨骨折是常见的撕脱性骨折，在侧位片上观察最清楚，表现为腕背侧的小碎骨片（图 5-30），为三角骨撕脱骨折的特征性表现。

# 臂

前臂伸展状态下摔伤所致的尺桡骨远段骨折是前臂最常见的骨折之一。前臂远端及手腕向背侧成角的骨折，称为 Colles 骨折（图 5-31），向掌侧成角则称为 Smith 骨折（图 5-32）。Smith 骨折远比 Colles 骨折少见。有时创伤会导致尺骨、桡骨弯曲而不是骨折，称为前臂塑性弯曲畸形（plastic bowing deformity of the forearm）（图 5-33），常需进行手术断骨和重接（需在麻醉状态下）。如果不治疗，前臂塑性弯曲畸形会导致手臂旋前和旋后功能减弱。

前臂为双骨系统，具有类似骨环的部分特征。一个坚实的环发生断裂时，至少会有两处断裂。脊椎和骨盆的骨环在断裂时至少会有两处裂口。在前臂，一根骨的骨折应伴有另一根骨的骨折，如果另一根骨未发生骨折也常会发生脱位。最常见的是尺骨骨折伴桡骨近段脱位（图 5-34），称为 Monteggia 骨折（骨折机制类似于用棍击打所致的骨折——被打者本能地抬起胳膊防御，棍击到尺骨致使尺骨骨折、桡骨头脱位）。临床上可能忽视桡骨头脱位，从而导致无菌性坏死及继发肘关节功能障碍。当发生尺骨骨折时，一定要仔细排查肘关节脱位。

桡骨骨折伴尺骨远段脱位，称为 Galeazzi 骨折（图 5-35）。Galeazzi 骨折较 Monteggia 骨折少见。

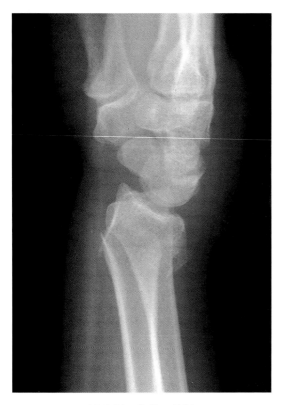

**图 5-31　Colles 骨折**

桡骨远段骨折并向背侧成角，称为 Colles 骨折（掌侧位于左侧）。

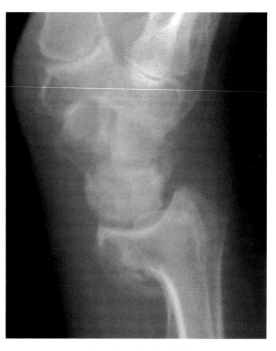

**图 5-32　Smith 骨折**

桡骨远段骨折伴掌侧成角（如本例）被称为 Smith 骨折，比图 5-31 所示的 Colles 骨折少见（掌侧位于左侧）。

第五章 骨创伤

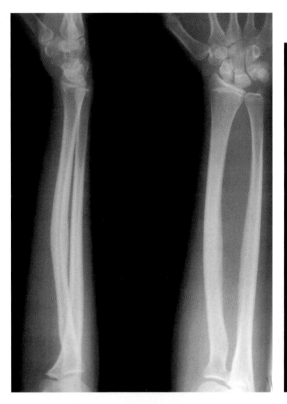

图 5-33 前臂塑性弯曲畸形
前臂前后位及侧位片显示桡骨异常弯曲,被称为前臂塑性弯曲畸形,仅见于儿童。

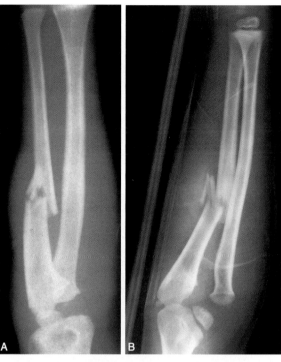

图 5-34 Monteggia 骨折
前臂受到击打,如被棍击打,会导致尺骨骨折。尽管桡骨头在前后位片(A)上显示正常,侧位片(B)显示桡骨头移位。漏诊桡骨头脱位可能会导致桡骨头坏死和肘关节功能障碍。这说明对创伤患者行两个体位投照的重要性。

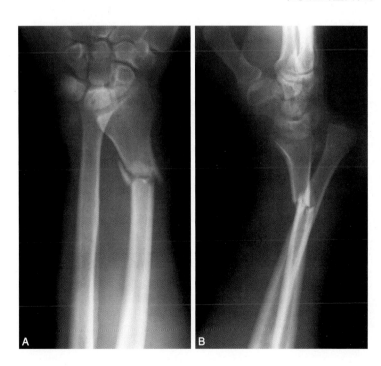

图 5-35 Galeazzi 骨折
A. 正位片可见桡骨远段骨折,未见明确尺骨骨折。B. 侧位片显示尺骨远段明显脱位,临床上几乎很少漏诊。这被称为 Galeazzi 骨折,比 Monteggia 骨折少见。

肘后脂肪垫移位提示肘部骨折。正常情况下，肘后脂肪垫隐藏在肱骨远段的鹰嘴窝，在肘关节侧位片上不显示。骨折发生后，关节囊因出血而肿胀，肘后脂肪垫被挤压出鹰嘴窝，在侧位片上显示出来（图5-36）。肘关节创伤时，出现肘后脂肪垫即提示骨折：在成年人（骨骺闭合）几乎均为桡骨头骨折（图5-36B）；在儿童（骨骺未闭合）则通常为肱骨髁上骨折（图5-37）。骨折本身通常难以显示，许多临床医

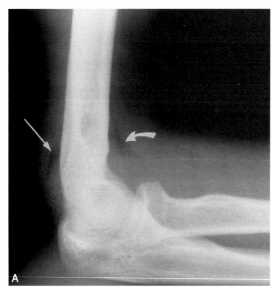

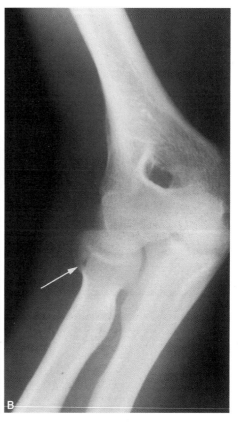

**图 5-36 肘关节脂肪垫移位**
A. 肘关节侧位片可见后脂肪垫（箭）及前脂肪垫抬高并前移（弯箭）。这些征象表明肘关节骨折，在成年人骨折应为桡骨头骨折。B. 斜位片上显示桡骨头骨折（箭）。即使X线片未显示确切骨折，当创伤后发现后脂肪垫时也应高度怀疑骨折。因抬高上移的前脂肪垫看起来像大三角帆，故被称为帆征。

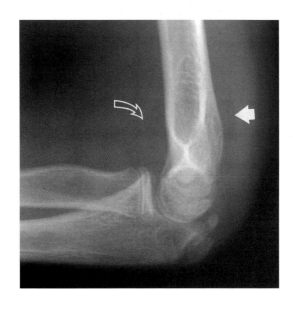

**图 5-37 肘部脂肪垫移位**
肘关节侧位片上可见后脂肪垫（箭）和前部的帆征（弯箭），提示肘关节骨折，发生于儿童（骨骺未愈合）常提示肱骨髁上骨折。

生和放射科医生会进一步采取各种措施（包括拍摄斜位片、特殊的桡骨头位片、断层成像甚至 CT 和 MRI）来检出骨折。无论这些昂贵且不必要的检查是否显示骨折，都不能改变治疗方案。只要没有严重的畸形或游离骨片，创伤后肘部疼痛并见肘后脂肪垫的患者，没有必要明确是否有骨折。

感染会引起关节积液和肘后脂肪垫移位吗？任何能造成肘关节积液的情况，都能看到肘后脂肪垫。

关节积液也会引起肘前脂肪垫移位。正常情况下，肘前脂肪垫在侧位片上表现为紧邻肱骨远段骨干前方的小三角形（图 5-38）。当关节积液时，肘前脂肪垫会上移并且脱离肱骨，看起来像大三角帆，称为帆征（图 5-36、图 5-37）。肘部陈旧性骨折时，可以仅见肘前脂肪垫移位而肘后脂肪垫不移位，这可能是因为肘关节后部骨痂形成，限制了肘后脂肪垫从鹰嘴窝脱出。所以无须在意肘前脂肪垫形态，只需注意能否观察到肘后脂肪垫即可。

肩关节脱位在临床和影像上均容易诊断。肩关节前脱位最常见，其发生率至少是肩关节后脱位的 10 倍以上。

肩关节前脱位发生于手臂用力外展和外旋时。常见于橄榄球运动员用胳膊阻挡持球者撞击（"arm tackle"）、皮划艇运动员将手臂过度向头顶后伸展用力划桨、滑雪运动员做上坡滑行滑雪杖突然卡住等类似运动时。通过肩关节 X 线前后位片很容易作出诊断：肱骨头相对于关节盂向内下方移位（图 5-39）。肱骨头撞击关节盂下唇导致肱骨头后上部凹陷，称为 Hill-Sachs 损伤。Hill-Sachs 损伤提示较高肩关节脱位复发率，常依据此征象进行手术干预以防复发。关节盂下部骨性结构不规则或骨片脱离，称为骨性 Bankart 损伤，常与 Hill-Sachs 损伤伴发（第 10 章）。

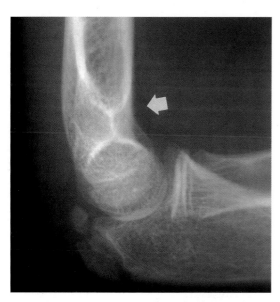

图 5-38　正常的肘前脂肪垫
注意透亮处紧邻正常肘关节的肱骨前方（箭）。请将本图与图 5-36、图 5-37 肘前脂肪垫帆征相比较。

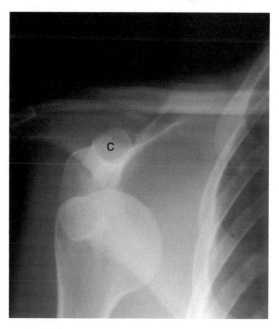

图 5-39　肩关节前脱位
右肩关节前后位片显示右肩关节肱骨头位于关节窝内侧、喙突（C）下方。可据此诊断为肩关节前脱位。

肩关节后脱位在临床和影像上均难以诊断。肩关节后脱位在前后位片上可能表现正常或基本正常。在 X 线前后位片上，正常肩关节的肱骨头与关节盂有小部分重叠（图 5-40），构成新月征，肩关节后脱位时新月征则通常消失，肱骨头和关节盂之间见小间隙（图 5-41）。

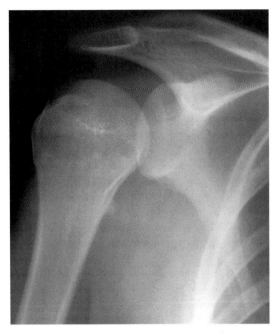

**图 5-40 正常肩关节前后位片**
正常肩关节,肱骨头与关节盂稍重叠,被称为新月征。

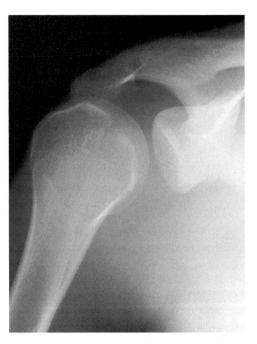

**图 5-41 肩关节后脱位**
前后位片可见肱骨头相对关节盂轻微外移,新月征缺失,常见于后脱位。请将本图与图 5-40 比较。

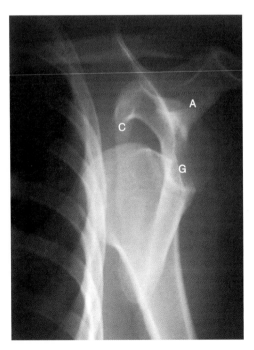

**图 5-42 经肩胛骨"Y"位片示肩关节前脱位**
使 X 线束与肩胛骨体部平行摄片,可见喙突(C)位于前方、肩峰嵴(A)位于后方,两者向内汇聚于关节盂(G)。本病例可见肱骨头向前脱离关节盂。

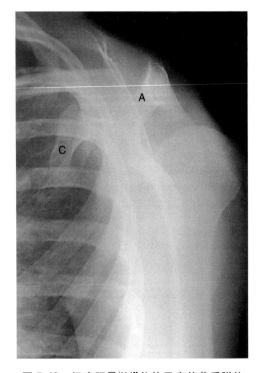

**图 5-43 经肩胛骨"Y"位片示肩关节后脱位**
图像难以评价,但喙突(C)和肩峰(A)显示清楚,并可推测出关节盂的位置。肱骨头位于关节盂后方。

明确肩关节脱位的最佳诊断方法是经肩胛骨"Y"位摄片(transscapular view)。腋窝位摄片的效果基本相同,但是患者需活动患侧手臂和肩膀,会感到疼痛,甚至使本已复位的肩关节再脱位。经肩胛骨"Y"位摄片时 X 线束斜行沿肩胛骨体部方向投照,采用该体位投照,可显示关节盂正面观,轻松显示肩关节正常、前脱位(图 5-42)或后脱位(图 5-43)。但由于肋骨和锁骨的重影,常难以完全清晰显示确切解剖。在经肩胛骨"Y"位摄片上,喙突、肩峰端和肩胛骨体部均与关节盂相连,三者在关节盂周围构成"Y"形。要找到关节盂的中心,只需要找到其中两个骨性标志(通常是喙突和肩胛骨体)即可,然后,便可以确定肱骨头的位置。

一起诉讼案件中,1 例摔伤并肩部疼痛的患者指控急诊科和放射科医生漏诊了其肩关节后脱位。摔伤 2 周后该患者才得以确诊,并需要手术治疗——导致其部分肩关节功能永久性丧失。放射科医生的辩护律师称不应该期望社区医院的放射科医生诊断这种罕见病,尽管肩关节后脱位对"综合性大学放射科医生"是常见病。肩关节后脱位是最基础的放射学知识,不应在住院医师考试中漏诊。

创伤性关节积血在 X 线前后位片上肱骨头向外下方移位,有时会被误诊为肩关节脱位,但由于肩关节前脱位是向内下移位,所以不应与之相混淆。通过经肩胛骨"Y"位摄片则可轻松排除肩关节后脱位。创伤性关节积血被称为肩关节假脱位(第 4 章)。

如果怀疑肩关节骨折,而平片上呈阴性或不能确定,则应行 CT 扫描。对于复杂关节,如肩关节和髋关节,如需了解骨折的确切情况,最好采用 CT 扫描(图 5-44)。

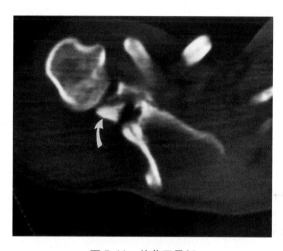

图 5-44 关节盂骨折
平片示骨折,其肩部 CT 示骨折累及关节面、可疑游离骨片(箭),而在平片中未显示出骨折累及关节。

# 骨盆

骨盆骨折,尤其是累及髋臼的骨折,单凭平片是难以完整评价的,平片通常不能显示游离骨片和细微骨折,髋臼骨折均应考虑行 CT 扫描(图 5-45)。

约 50% 的骨盆骨折会伴有骶骨骨折,然而在许多骨盆骨折中却并没有发现骶骨骨折。这是为什么呢?因为漏诊。骶骨常被肠气遮挡,即使借助质量最好的 X 线片,也容易漏诊骶骨骨折。在辨识骶骨骨折时,应仔细观察双侧骶骨弓状线是否完整。骶骨骨折时,弓状线会中断并双侧不对称,借此可以发现骨折(图 5-46)。

骶骨机能不全性骨折通常发生在骨质疏松或放射治疗患者,表现为骶骨翼片状或线状硬化,可伴或不伴骨皮质中断(图 5-47)。骶骨机能不全性骨折需与转移瘤鉴别,鉴别点包括特征性的部位、形态、骨质疏松或既往放射治疗史及是否可见骨皮质中断。骶骨机能不全性骨折常双侧发病,骨扫描时有特异性的"本田(Honda)征"(图 5-48),在 MRI 上也有特征性的地图样表现,单侧或双侧骶骨翼呈 $T_1WI$ 低信号,$T_2WI$ 信号高或不高(图 5-49)。

骨盆容易发生撕脱性损伤,放射科医生应能轻松诊断。撕脱性损伤有时看起来会有一定"侵袭性",如果影像上未能诊断,就有可能做活检,从而引起极其严重的后果,因为撕脱性损伤在组织学上与恶性病变表现类似,误诊可能导致根治性治疗(图 5-50)。一旦考虑为撕脱性损伤,便是"不要碰"的骨病变(第 4 章)。骨盆撕脱性损伤好发于坐骨、髂前上棘、髂前下棘(图 5-51)及髂嵴,常见于跳远、短跑、跨栏、体操运动员和啦啦队的队员中。

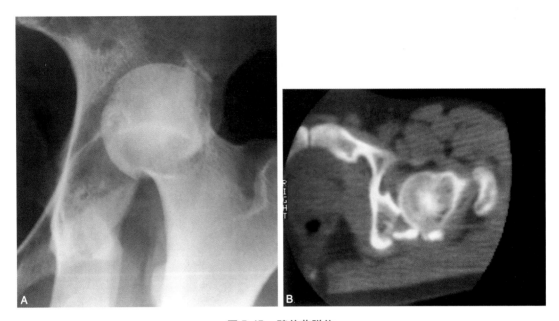

**图 5-45　髋关节脱位**

A. 左髋关节前后位片显示股骨头脱位,位于髋臼上方。B. CT 扫描清晰显示骨折。除脱位以外,还可见髋臼后部骨折累及关节面。

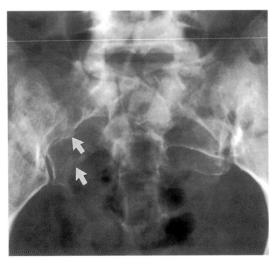

**图 5-46　骶骨骨折**

骶骨前后位片示左侧骶骨弓状线正常而右侧骶骨弓状线中断(箭)。弓状线中断提示骶骨相应区域骨折。

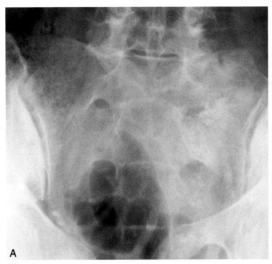
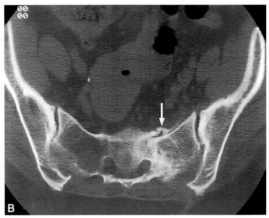

**图 5-47 骶骨机能不全性骨折**
A. 骨盆疼痛患者的骶骨左侧与对侧相比可见轻微骨质硬化。放射性核素扫描显示骶骨左侧部同位素摄取增加,怀疑骨转移瘤。B. 经该区域 CT 扫描示骨皮质中断(箭),提示骨折。本例呈骶骨机能不全性骨折的特征性 X 线及 CT 表现。

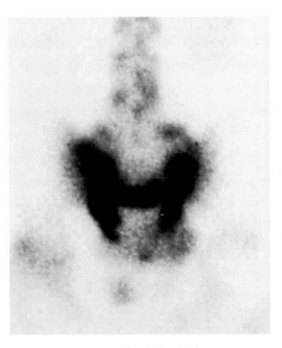

**图 5-48 本田(Honda)征**
骶骨双侧机能不全性(或应力性)骨折患者的放射性核素骨扫描显示同位素浓聚区域呈"H"形,被称为本田(Honda)征。这是骶骨机能不全性骨折的特征性表现。

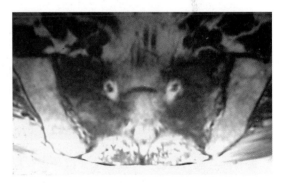

**图 5-49 骶骨机能不全性骨折的 MRI**
图 5-48 所示患者骨扫描的异常区域在骶骨冠状位 $T_1WI$ 呈低信号,代表骶骨骨折周围的水肿及反应性骨质增生。于 $T_1WI$ 呈低信号的区域中的大部分在 $T_2WI$ 呈高信号。既然骨扫描呈特征性,那为何又要加做 MRI 呢?若先做骨扫描,则没必要再做 MRI;若先做了 MRI,就没必要再做骨扫描了。

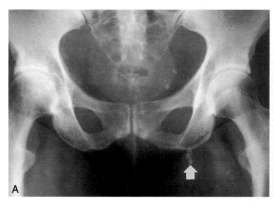
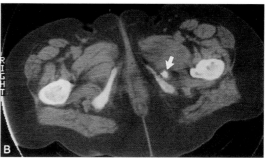

图 5-50　坐骨撕脱性骨折
A. 左侧坐骨区疼痛患者的骨盆前后位片显示自左侧坐骨延伸出的钙质影(箭)。注意骨皮质表面不规则,提示骨膜炎。B. CT 扫描显示邻近坐骨处高密度钙化影(箭)。这些是坐骨撕脱性骨折的典型表现,不应做活检。

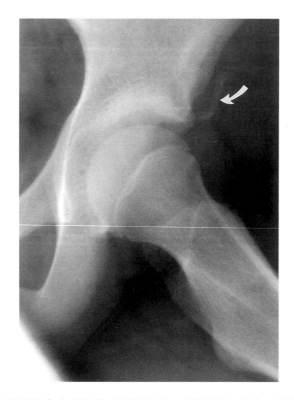

图 5-51　髂前下棘撕脱性骨折
骨盆平片示髂前下棘旁钙质密度影(箭)。这是股直肌撕脱的典型征象。

　　耻骨联合应力损伤也可以通过 X 线片进行观察。超级马拉松运动员、越野滑雪运动员和足球运动员常发生耻骨联合退行性变(图 5-52、图 5-53)。退行性变(骨关节炎)的标志性改变是骨质硬化、关节间隙变窄和骨赘形成。然而某些关节的退行性病变呈骨侵蚀表现,例如,颞下颌关节(temporomandibular joint,TMJ)、肩锁关节(acromioclavicular joint,AC)和骶髂关节(sacroiliac joint,SI),都是"字母关节",便于记忆。耻骨联合也有类似改变。通常侵蚀性关节病变不需与骨关节炎(退行性关节病)鉴别,但若发生于 TMJ、AC、SI 或耻骨联合,则应考虑到骨关节炎的可能。

　　当 SI 发生退行性变时,其表现与 HLA-B27 相关性脊椎关节病类似(图 5-54),可能会导致误诊、误治。巨大的骨赘可跨越骶髂关节,类似骨质硬化(图 5-55)甚至肿瘤(图 5-56)。

第五章 骨创伤 101

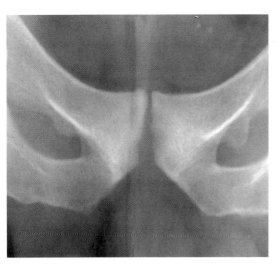

**图 5-52 耻骨联合骨关节炎 1**
主诉耻骨区严重疼痛的马拉松运动员。耻骨联合可见骨质硬化与骨侵蚀并存。这是诸如马拉松运动员等运动过度患者该区域发生退行性变或骨关节炎的典型特征。退行性变通常不合并骨侵蚀，某些关节如耻骨联合、骶髂关节及肩锁关节除外。

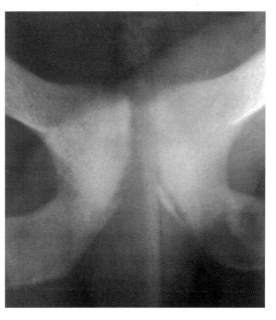

**图 5-53 耻骨联合骨关节炎 2**
超级马拉松选手耻骨联合的骨质硬化及侵蚀性表现。

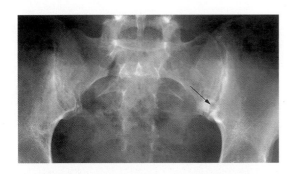

**图 5-54 骶髂关节骨关节炎**
职业舞蹈演员患者的左侧骶髂关节可见骨质硬化及侵蚀（箭），虽然此类征象可见于炎性关节炎，但也可见于过度活动所致的退行性变或骨关节炎。

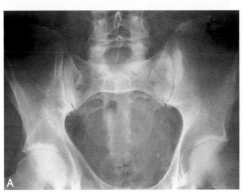
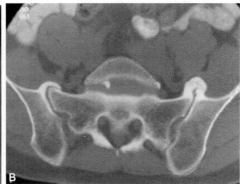

**图 5-55 骶髂关节骨赘**
A. 马拉松选手患者的骨盆前后位片示两侧骶髂关节致密硬化。B. CT 示此区域高密度骨赘并骨桥形成，这是退行性变的特征性表现。

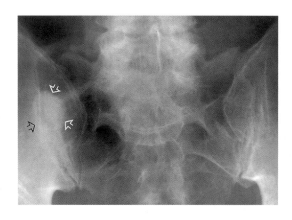

**图 5-56 骶髂关节骨赘**
老年患者右侧骶髂关节可见局部骨质硬化区(箭)。曾考虑诊断为转移瘤。然而,本例为骶髂关节退行性变所致的骶髂关节骨赘的特征性表现。

# 腿

股骨和小腿的骨折多数情况下比较明显,并不需要特殊的影像学检查方法以防漏诊轻微异常。但是,对于髋部或腿部疼痛的患者,应考虑到应力性骨折,以免漏诊。最严重的应力性骨折(也是最少见的应力性骨折)是股骨颈应力性骨折,共分为3种类型:1型,无明显骨折线的骨质硬化(图5-57);2型,有透亮骨折线但无移位(图5-58);3型,明显移位性骨折。其中,1型骨折预后最好,3型骨折预后最差,2型和3型骨折常需行内固定,1型骨折则至少3~4周不能承重。如果持续承重,1型骨折可能会演变为3型骨折,应予以重视。如果临床怀疑股骨应力性骨折但平片阴性,那么应行 MRI 检查。

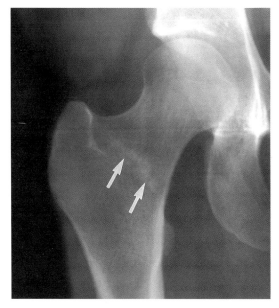

**图 5-57 股骨应力性骨折**
髋部疼痛的跑步新手的股骨颈基底部可见线形硬化区(箭)。根据该征象可诊断股骨应力性骨折。

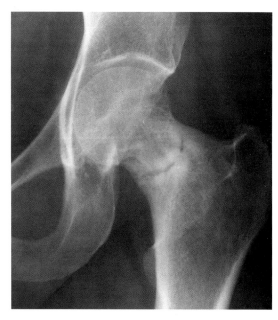

**图 5-58 股骨颈应力性骨折**
髋部疼痛的慢跑者的股骨颈可见伴周围骨质硬化的透亮线影。这是严重的股骨颈应力性骨折。

应力性骨折也可发生于股骨干远段及胫骨近段、中段和远段 1/3 处。应力性骨折需极为谨慎地治疗,以免持续承受应力而演变为完全骨折(图 5-59、图 5-60)。如果承重骨见水平或斜行线状骨质硬化,应首先考虑应力性骨折。应力性骨折偶呈轻微的侵袭性改变,表现为侵袭性骨膜炎且无明确硬化线(图 5-61)。若将骨折误诊为肿瘤并且进行了活检,可能会导致将其误认为恶性病变并进行根治性治疗。因此，怀疑应力性骨折时应避免进行活检。对于临床表现不典型的应力性骨折，若平片难以诊断，则应于1~2周后复查。有时CT和MRI检查能更好地显示病变。应力性骨折早期在X线片上很难诊断，但数周后复查就容易明确诊断了。患者不一定都有反复承受应力的病史，诊断不能单纯依赖病史。

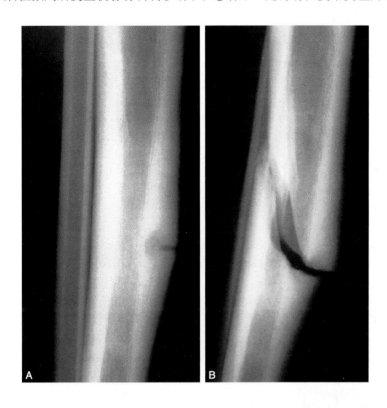

**图 5-59 应力性骨折进展至完全性骨折 1**
A. 跑步者的胫骨前部骨皮质中可见线形透亮影，可据此诊断为应力性骨折。B. X线片示继续运动的后果。应力性骨折演变为完全骨折，这张图说明了为什么长骨的任何应力性骨折都应予以治疗。

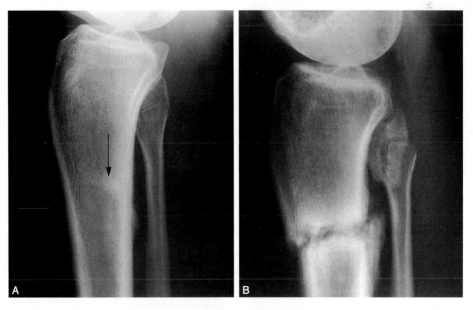

**图 5-60 应力性骨折进展至完全性骨折 2**
A. 可见线形轻度骨质硬化区(箭)，这是胫骨近段应力性骨折的特征性表现。B. X线片示患者持续运动的后果：胫骨及腓骨近段完全骨折。

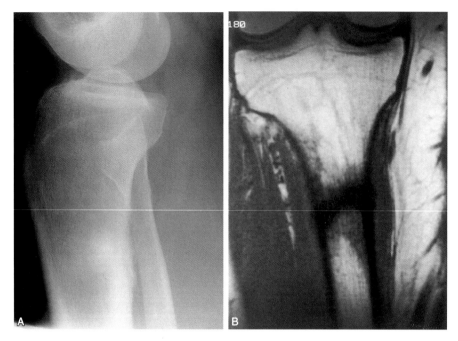

**图 5-61　胫骨应力性骨折**
A. 胫骨近段后部可见一处不规则局灶性骨质硬化区伴邻近骨膜炎。外科担心这可能为原发性骨肿瘤,建议取活检。B. MRI 示胫骨内斜行线状低信号,为应力性骨折的特征性表现。未发现软组织肿块。患者的现病史包括慢跑运动量加大。基于影像学表现诊断为应力性骨折。

腓骨应力性骨折少见(图 5-62),通常认为腓骨不是承重骨,但在特定人群中却是承重骨。

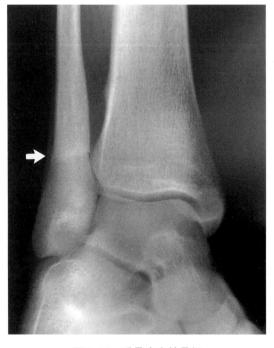

**图 5-62　腓骨应力性骨折**
年轻女性慢跑者的腓骨远段可见带状骨质硬化区(箭),伴邻近骨膜炎。据此可诊断为腓骨应力性骨折。

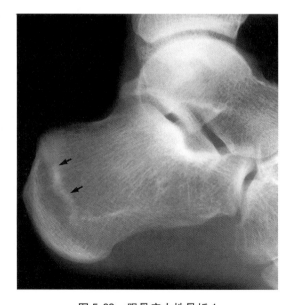

**图 5-63　跟骨应力性骨折 1**
跟骨后部可见一处带状骨质硬化区(箭),据此可诊断为跟骨应力性骨折。

跟骨应力性骨折(图 5-63)常被临床误诊和 X 线检查漏诊。临床常将其误诊为"足跟骨刺"或足底筋膜炎，X 线检查几乎难以发现，常需行 MRI 检查帮助诊断(图 5-64)。

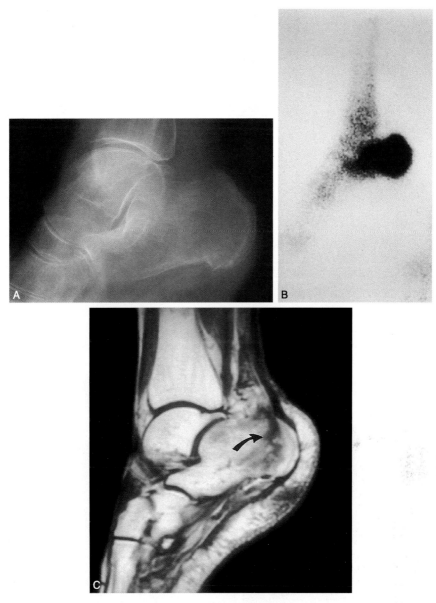

**图 5-64　跟骨应力性骨折 2**
A. 足跟疼痛并有肺癌病史的老年女性的侧位片示骨质疏松。B. 放射性核素扫描显示跟骨弥漫性摄取增加。存在的问题是将其诊断为肺癌骨转移进行放射治疗还是先进行活检。C. 行 MRI 以求了解转移可能的位置。在矢状位 $T_1WI$ 上可见一处线形低信号区(箭)，这是应力性骨折的特征性表现。显然，没有必要进行活检或放射治疗。

明显的下肢骨折在 X 线检查中很少漏诊；然而，需注意某些例外。对老年人的髋部骨折(图 5-65)须保持高度警惕，创伤后(即使是轻微的创伤)髋部疼痛的老年患者即使平片阴性，也不能除外股骨颈骨折，应立即进行 MRI 进一步检查。平片阴性时 MRI 检查对髋部骨折的诊断极为有效(图 5-66)，MRI 可确保不漏诊骨折[5]。

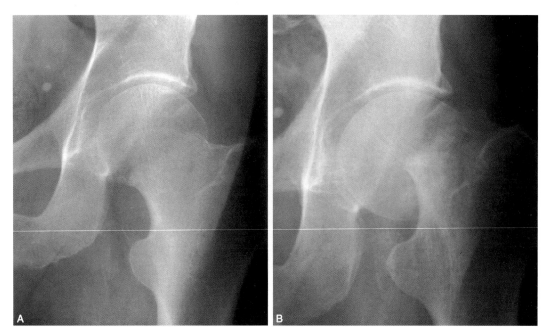

图 5-65　髋部骨折 1
A. 老年男性摔伤后的髋关节前后位片,诊断为正常并从急诊科出院。B. 2 周后患者由于不能行走到急诊科复查。再次 X 线检查示股骨颈完全骨折。回顾本病例,在图 A 中可见细微骨折线,当时即应发现。老年人的髋关节骨折可以很难发现,应在必要时根据临床情况加摄其他位置仔细查找骨折。

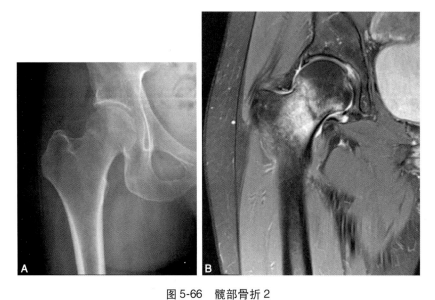

图 5-66　髋部骨折 2
A. 摔伤后髋部疼痛的老年患者的髋关节平片未发现骨折征象。B. MRI 检查 $T_1WI$ 示股骨转子间线状低信号。据此可诊断为髋部骨折。

胫骨平台骨折也难以通过平片排除(图 5-67)。通过膝关节水平投照侧位片可以观察髌上隐窝脂-液平(提示骨折发生时,黄骨髓进入关节),该征象与胫骨平台骨折密切相关;CT 和 MRI 检查有助于明确诊断。

第五章 骨创伤 107

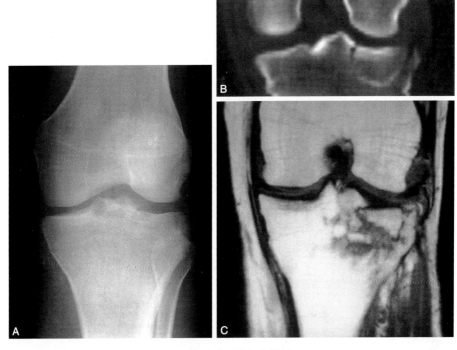

图 5-67 胫骨平台骨折
A. 膝关节前后位片，初看并无明显异常。B. 膝关节 CT 扫描重建示胫骨平台骨折。注意 CT 上弧形的骨质硬化影，再次观察图 A，几乎看不到该表现。C. MRI 检查冠状位 $T_1WI$ 示胫骨平台骨折，其在平片上几乎很难发现。对于细微骨折，MRI 检查是个较好的选择。胫骨平台骨折可能是最常被漏诊的膝关节骨折。

Lisfranc 损伤是一种足部的严重骨折，当仅有极轻微移位或无移位时在 X 线片上容易漏诊（图 5-68）。Lisfranc 损伤是以一位著名的外科医生（专为冻伤性足趾坏疽的士兵做前足截肢）的名字命名的。Lisfranc 损伤是指跗跖骨的骨折-脱位，移位较轻时很容易漏诊。足部正常的排列关系是第 2 跖骨内侧缘与第 2 楔骨内侧缘在同一条直线，第 4 跖骨内侧缘与骰骨内侧缘在同一条直线，若不符合该排列，则应怀疑 Lisfranc 损伤。Lisfranc 损伤最常发生于前足被困时，如足部陷入地洞或从马背上摔下来时脚挂在马镫上。Lisfranc 损伤不如糖尿病性沙尔科（Charcot）关节常见。当临床检查与平片所见不一致时，MRI 检查有助于检出或排除 Lisfranc 损伤。

常规 X 线检查常很难发现跟骨骨折。当跟骨受到创伤后，Bohler 角应作为足部平片上重点观察的解剖学指标（图 5-69），如有跳跃伤病史，该角小于 20° 则提示跟骨压缩性骨折（图 5-70）。跟骨压缩性骨折又称为情人骨折（lover's fracture）。

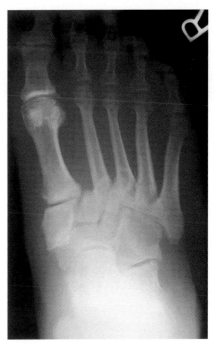

图 5-68 Lisfranc 损伤
足部前后位片显示第 1、2 跖骨间隙增宽，第 2 跖骨基底部相对第 2 楔骨脱位，提示 Lisfranc 损伤。

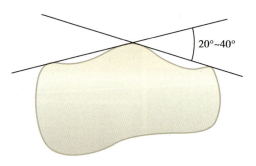

图 5-69　正常跟骨的 Bohler 角

可见一条直线经跟骨前突延伸至跟骨尖,并与跟骨后突与跟骨尖的连线相交,所形成的锐角称 Bohler 角。当此角小于 20° 时,应诊断为跟骨骨折。

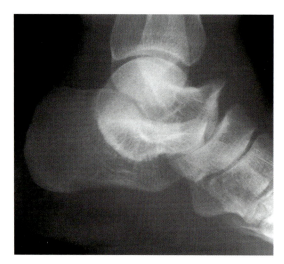

图 5-70　跟骨骨折

此跟骨的 Bohler 角小于 20°,提示跟骨骨折。

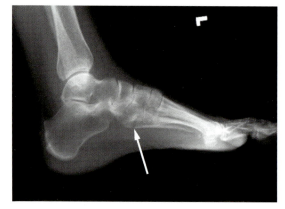

图 5-71　第 5 跖骨基底部骨折

踝关节扭伤的女性患者侧位片,可见典型第 5 跖骨基底部骨折表现(箭)。

第 5 跖骨基底部骨折常伴发于踝关节扭伤,踝关节韧带损伤所致的足踝疼痛常会分散医生的注意力,从而导致低年资医生对其漏诊,应引起注意。在足部 X 线侧位片上,骨折线看起来像关节面,不是太明显(图 5-71)。骨骺愈合前的第 5 跖骨基底部骨化中心需与骨折线相鉴别:骨化中心骺线与跖骨骨干平行(图 5-72),而第 5 跖骨基底部骨折线与跖骨骨干垂直。

本章只简要介绍了一些易被忽视的常见骨折和脱位,不能认为阅读本章即可代替参考文献中所列的专著。对于大多数住院医师和医学生来说,本章可作为一个起点,以激发大家深入学习骨创伤相关知识。

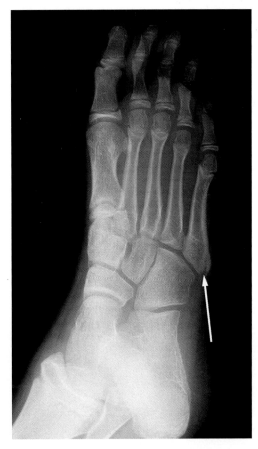

**图 5-72　第 5 跖骨基底部的正常骨化中心**
足部前后位片显示第 5 跖骨基底部。这名 12 岁儿童脚踝扭伤,尽管没有触痛,急诊科医生依然认为其为骨折。(资料来源:Jennifer Stenner。)

(译者　李洋　聂佩　满凤媛)

# 参考文献

[1] Rogers LF. *Radiology of Skeletal Trauma*. 2nd ed. New York: Churchill Livingstone; 2002.

[2] Harris Jr JH, Harris WH. *The Radiology of Emergency Medicine*. 4th ed. Baltimore: Lippincott Williams & Wilkins; 2000.

[3] Rockwood Jr CA, Green DP. *Fractures in Adults*. 5th ed. Philadelphia: Lippincott Williams and Wilkins; 2001.

[4] Dorsay TA, Major NM, et al. Cost-effectiveness of immediate MR imaging versus traditional follow-up for revealing radiographically occult scaphoid fractures. *AJR*. 2001; 177(6):1257–1263.

[5] Deutsch AL, Mink JH, Waxman AD. Occult fractures of the proximal femur: MR imaging. *Radiology*. 1989;170: 113–116.

# 第六章 关 节 炎

关节炎影像学特征多种多样,各种疾病的征象相互重叠,对初学者来说可能极其困难。专家们发现并总结了一些貌似简单的疾病特征,但难免有遗漏。

本章概述了关节炎的影像学表现,此为简化版本,如有兴趣更深入或更准确地了解,强烈推荐阅读Forrester[1]或Brower[2]的专著。骨关节影像的权威著作是Resnick的六卷本巨著[3],但住院医师期间一般读不到关节炎章节,仅作为参考书。

通过观察关节炎在手部的改变,多数关节炎容易被检出和分类。Forrester推荐一种观察方式,称为ABC'S,A代表排列(alignment),B代表骨矿化(bone mineralization),C代表软骨(cartilage),包括观察侵蚀,S代表软组织(soft tissues)。本文作者在此观察方式基础上添加代表病变分布的D(distribution of the pathology),将其变为ABCD'S。

一般而言,如果能确定关节病的分布,就会大大缩小鉴别诊断范围(表6-1)。尽管理论上可行,但有时很难准确确定关节病的分布。有些病变广泛分布,不能确定病变分布在远侧还是近侧,如痛风和结节病。晚期疾病,如严重的类风湿性关节炎,也很难准确确定病变分布。因为严重类风湿性关节炎可累及掌指和指间关节,使其近端分布特点不显著。同理,银屑病、赖特综合征(Reiter syndrome)或骨关节炎晚期也可累及手的近侧及腕关节。

表6-1 关节病在手和腕的分布

| 远侧 | 近侧 |
|---|---|
| 银屑病 | 类风湿性关节炎 |
| 赖特综合征 | 二水焦磷酸钙结晶沉积病 |
| 骨关节炎 | |

关节病两侧对称时常有助于鉴别诊断(框6-1)。典型原发性骨关节炎和类风湿性关节炎为双侧对称,但也有例外,在这些疾病中,双侧对称可能只占约80%~90%。类风湿性关节炎常不符合双侧对称规则,高达20%的病例呈不对称分布。

大多数关节炎不常累及除手和腕以外的其他关节。一般而言,若关节炎累及大关节(如肩关节、髋关节或膝关节),只需考虑少数几种疾病(表6-2)。表6-2所列疾病可能在大关节关节炎中占90%或更多。

框6-1 双侧对称骨关节病

原发性骨关节炎
类风湿性关节炎

某些关节受累可为基础疾病提供线索。如果骶髂关节受累,鉴别诊断见表6-3。如果骶髂关节受累,使用表6-3进行鉴别诊断会有95%或更高的机会诊断正确。

表6-2 大关节受累

| 强直性脊柱炎 | 骨关节炎(退行性关节病) |
|---|---|
| 色素沉着绒毛结节性滑膜炎 | 类风湿性关节炎 |
| 二水焦磷酸钙结晶沉积病 | 滑膜骨软骨瘤病 |
| | 感染 |

表6-3 骶髂关节受累

| 强直性脊柱炎 | 骨关节炎(退行性关节病) |
|---|---|
| 炎性肠病 | 感染 |
| 银屑病 | 痛风 |
| 赖特综合征 | |

前述提及的鉴别诊断应被视为是概括性的,在大部分情况下(除非单独提出的情况),其准确率可能不超过 75%~85%。但前述概括有助于鉴别诊断。涉及关节炎方面的漏诊要比其他系统多。本章后文将简要概述大多数放射科医生都应该熟悉的关节炎,并提供重要的鉴别点,力求使鉴别诊断更容易。

## 骨关节炎

骨关节炎是放射科医生最常见到的关节炎,又称为退行性关节病,由创伤引起,包括明显的创伤或多年积累的轻微创伤。退行性关节病的特征是关节间隙变窄、硬化和骨赘形成(框6-2)(图6-1)。如果影像上未出现这 3 种表现,就需要考虑其他诊断。

3 种表现中最不具特异性的是关节间隙变窄,它几乎出现在所有的退行性关节病中。在其他各种关节疾病中也都可见,但本身意义不大。

| 框 6-2 退行性关节病的特征 |
| --- |
| 硬化 |
| 骨赘 |
| 关节间隙变窄 |

若无严重的骨质疏松,所有退行性关节病都应有不同程度的硬化。骨质疏松使硬化减少。例如,长期类风湿性关节炎患者,软骨早已被破坏,常出现几乎不伴硬化的退行性关节病。存在骨质疏松时,骨赘也会减少。

弥漫性特发性骨肥厚(diffuse idiopathic skeletal hyperostosis,DISH)是唯一引起骨赘而不伴硬化或关节间隙狭窄的疾病,主要见于脊柱,除无椎间隙变窄和硬化外,初看像退行性关节病(图6-2)。与退行性关节病不同,弥漫性特发性骨肥厚并非由创伤或应力引起,也不会引起疼痛或导致残疾。弥漫性特发性骨肥厚常被误诊为退行性关节病。

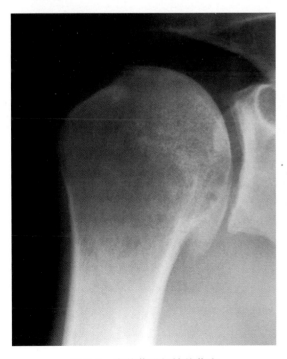

**图 6-1 肩关节退行性关节病**
前职业棒球投手,长期肩痛。有关节间隙变窄、软骨下硬化和骨赘形成,这些是退行性骨关节病的特征。

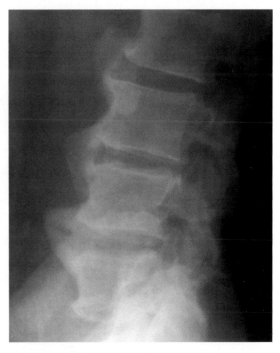

**图 6-2 弥漫性特发性骨肥厚**
腰椎侧位片显示广泛的骨赘形成,不伴明显椎间隙变窄或硬化。这是弥漫性特发性骨肥厚的经典图片。

骨关节炎分为原发性和继发性两种。继发性骨关节炎临床常见,继发于创伤,可发生于任何关节,尤其常见于膝关节、髋关节和脊柱。

原发性骨关节炎为家族性关节炎,好发于中年女性且只见于手。本病呈双手对称分布,累及远、近侧指间关节和拇指基底部(图6-3)。如果关节炎不是双侧对称,则原发性骨关节炎的诊断就应受到质疑(图6-4)。

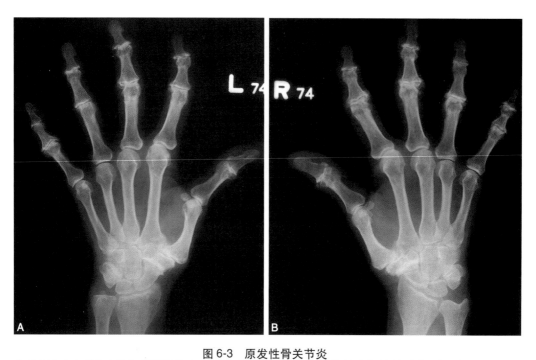

**图6-3 原发性骨关节炎**
左手(A)和右手(B)的典型影像学表现:远、近侧指间关节和拇指基底部骨赘形成、关节间隙变窄和硬化。本例双侧对称,这是原发性骨关节炎的典型表现。

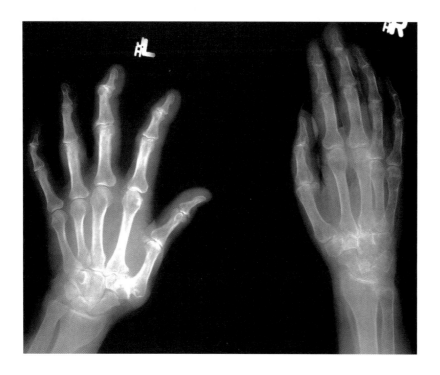

**图6-4 双侧不对称的原发性骨关节炎**
左手示典型的原发性骨关节炎影像表现;右手仅显示骨质疏松和软组织失用性萎缩,无骨关节炎证据。双侧不对称是因为该患者长期右侧瘫痪,阻碍了右手关节炎的发生。

糜烂性骨关节炎(erosive osteoarthritis)为原发性骨关节炎的一种特殊类型,伴有重度疼痛和身体虚弱,不常见,与前述的原发性骨关节炎有完全相同的分布,但患者手部有严重骨质疏松和侵蚀。糜烂性关节炎仅发生于手部,且有特征性的分布[1],应该很容易诊断。

少数关节的退行性关节病没有经典的三联表现(硬化、变窄和骨赘),而呈侵蚀性表现。这些关节被称为字母关节(letter joints),通过首字母称呼:颞下颌关节(temporomandibular joint,TMJ)、肩锁关节(acromioclavicular,AC)和骶髂关节(sacroiliac,SI);耻骨联合表现类似(表6-4)。见到上述关节侵蚀性表现时,必须考虑到退行性关节病,以免治疗不当(图6-5)。

退行性关节病偶尔可见另一种病变:软骨下囊肿或晶洞。晶洞为囊性结构,发生在关节周围,见于多种疾病(表6-5),是滑液被挤入软骨下骨,引起关节液囊性聚积所致,不要误诊为恶性病变(图6-6)(第4章)。

表6-4 骨关节炎呈侵蚀表现的关节

| 颞下颌关节(TMJ) | 肩锁关节(AC) |
| --- | --- |
| 骶髂关节(SI) | 耻骨联合 |

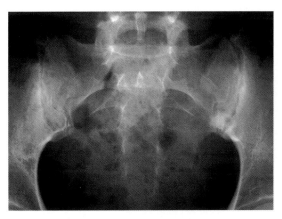

**图6-5 骶髂关节骨关节炎**
患者,年轻女性,职业舞蹈演员,左侧髋部疼痛。骨盆前后位示左侧骶髂关节硬化、关节不规则、骨质侵蚀。全面检查已排除 HLA-B27 相关性脊柱关节病,未发现感染的实验室或临床证据。其临床病史提示本病完全与职业相关,故未行穿刺活检以排除感染。本例并非骶髂关节退行性关节病的少见表现。

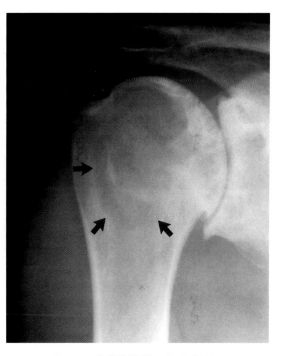

**图6-6 肩关节软骨下囊肿或晶洞**
显著肩关节退行性关节病患者。表现为关节间隙变窄、硬化及骨赘形成。肱骨头内见大的溶骨性病变(箭),为软骨下囊肿或晶洞,常与退行性关节病伴发。因为肩关节退行性关节病,应避免为排除肱骨头恶性病变而行的活检。

表6-5 引起软骨下囊肿或晶洞的疾病

| 类风湿性关节炎 | 二水焦磷酸钙结晶沉积病 |
| --- | --- |
| 退行性关节病 | 缺血坏死 |

[1] 译者注:双侧对称性。

# 类风湿性关节炎

类风湿性关节炎是不明原因的结缔组织病,可累及任何滑膜关节。本病的影像学特点是软组织肿胀、骨质疏松、关节间隙变窄和边缘侵蚀(表6-6)。在手部,典型表现是双侧对称的近端病变(图6-7)。然而,其准确率不超过80%。类风湿性关节炎表现多样,仅通过影像学表现很难作出有把握的诊断。

表 6-6  类风湿性关节炎的特点

| | |
|---|---|
| 近端和双侧对称(手) | 骨质疏松 |
| 软组织肿胀 | 关节间隙变窄 |
| | 边缘侵蚀 |

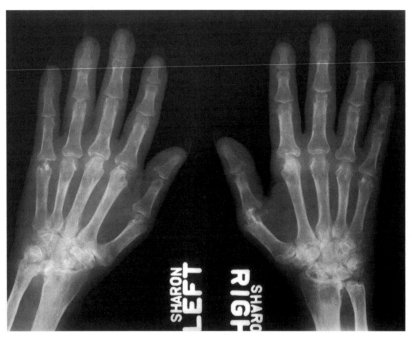

图 6-7  类风湿性关节炎
主要累及腕骨和掌指关节的侵蚀性关节炎,有骨质疏松和软组织肿胀(注意尺骨茎突上方的软组织)。该患者的病变双侧对称分布,很典型。明显的腕关节狭窄,即"腕部拥挤"是类风湿性关节炎的特征性表现。

大关节的类风湿性关节炎,因其引起明显关节间隙变窄、显著的骨质疏松,表现很典型。侵蚀可见或不可见,呈边缘性。在髋关节,类风湿性关节炎的股骨头往往轴向移位;而骨关节炎则往往向外上方移位(图6-8、图6-9)。在肩部,肱骨头倾向于呈高位(图6-10)。当遇到肱骨头高位时,还需考虑肩袖撕裂和二水焦磷酸钙结晶沉积病(表6-7)。

表 6-7  引起高位肩的疾病

| |
|---|
| 二水焦磷酸钙结晶沉积病 |
| 类风湿性关节炎 |
| 肩袖撕裂 |

当类风湿性关节炎长期存在时,常见继发性退行性关节病与类风湿性关节炎表现共存。这种退行性关节病与常规退行性关节病不同的是,硬化和骨赘的严重程度明显不如关节间隙变窄(图6-11)。

第六章 关节炎　115

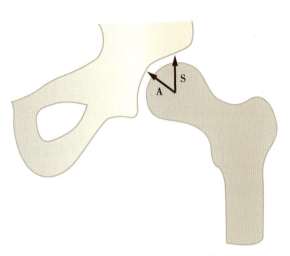

图 6-8　股骨头的移位路径
髋关节骨关节炎倾向于引起股骨头相对髋臼向上(S)移位,但类风湿性关节炎倾向于引起股骨头相对髋臼轴向(A)移位。

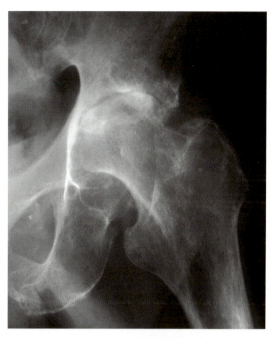

图 6-9　髋关节类风湿性关节炎
关节间隙严重变窄。股骨头轴向移位伴明显向心性关节间隙变窄。关节上部硬化,提示轻度继发性退行性变;然而,这些改变因类风湿性关节炎通常伴随的骨质疏松而有所减轻。

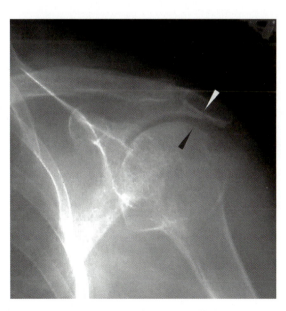

图 6-10　肩部类风湿性关节炎
肩部前后位示肩峰和肱骨头之间距离缩短(箭)。通常此间隙约一指宽,使肩袖能自由移动。这种表现常见于类风湿性关节炎和二水焦磷酸钙结晶沉积病或肩袖撕裂。

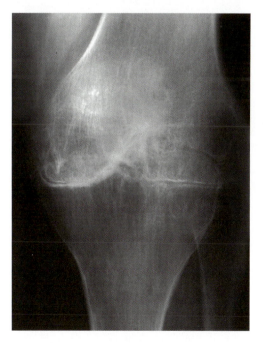

图 6-11　类风湿性关节炎患者膝关节继发性退行性变
有长期类风湿性关节炎病史患者。膝关节前后位示严重的骨质疏松和关节间隙变窄。硬化和骨赘证明存在继发性退行性关节病;然而,这些表现与严重的关节间隙变窄不成比例。当退行性关节病的关节间隙狭窄到这种程度,骨赘和硬化会很明显。

# HLA-B27 相关性脊柱关节病

HLA-B27 相关性脊柱关节病是以前称为类风湿变异体(rheumatoid variants)的一组疾病,现在被称为血清反应阴性 HLA-B27 阳性脊柱关节病(seronegative HLA-B27-positive spondyloarthropathies)。

本组疾病均与 HLA-B27 组织相容性抗原有关,包括强直性脊柱炎、炎症性肠病、银屑病关节炎和赖特综合征,以骨性强直、增生性新骨形成和显著中轴骨(脊柱)受累为特征。

脊柱韧带骨赘(syndesmophyte)是该组疾病较为特征性的表现。韧带骨赘为类似于退变骨赘的椎旁骨化,区别在于韧带骨赘垂直走行,而退变骨赘水平走行。骨桥和大的韧带骨赘可有相似的表现,兼有垂直和水平走行方向,此时仅凭走行方向,很难区分退变骨赘和韧带骨赘(图 6-12)。退变骨赘应同时伴有椎间隙变窄(除弥漫性特发性骨肥厚),但有时狭窄并不显著。

韧带骨赘分为边缘性、对称性韧带骨赘及非边缘性、不对称性韧带骨赘。边缘性韧带骨赘起始于椎体边缘,延伸至邻近椎体边缘,在脊椎前后位片上总是双侧对称。强直性脊柱炎的典型表现为边缘性、对称性韧带骨赘(图 6-13)。炎症性肠病累及脊椎时,有相同的表现。

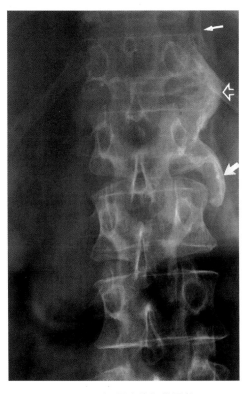

**图 6-12 银屑病伴韧带骨赘**
$T_{12} \sim L_1$ 椎间隙左侧(空心箭)大的椎旁骨化难以鉴别骨赘和韧带骨赘。两者都可有这种表现。但 $L_{1 \sim 2}$ 椎间隙左侧椎旁骨化(粗箭)肯定为垂直方向而非水平方向,同时在 $T_{11 \sim 12}$ 椎间隙可见轻微骨化(细箭)。这些代表韧带骨赘。因此,推测发生在 $T_{12} \sim L_1$ 椎间隙的骨化也是韧带骨赘。该患者有大的非边缘、非对称韧带骨赘,是银屑病关节炎或赖特综合征的典型表现。该患者患有银屑病。

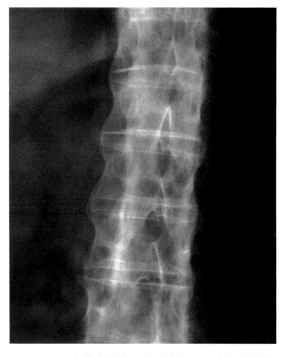

**图 6-13 强直性脊柱炎患者边缘性、对称性韧带骨赘**
整个腰椎双侧边缘性韧带骨赘桥连椎间隙,呈"竹节椎"样改变,是强直性脊柱炎或炎症性肠病的典型表现。

非边缘性、不对称性韧带骨赘通常体积较大,起自椎体,远离终板或边缘,在脊柱前后位像呈单侧或不对称分布(图6-12、图6-14)。银屑病关节炎和赖特综合征为此种韧带骨赘。

骶髂关节受累在 HLA-B27 相关性脊柱关节病中很常见,受累方式有一定特征性。强直性脊柱炎和炎症性肠病一般引起双侧对称性骶髂关节病,首先侵蚀继而发展为硬化、融合(图6-15、图6-16),极少有非对称性或单侧性骶髂关节病。甲状旁腺功能亢进也常引起双侧骶髂关节侵蚀样改变(沿骶髂关节的骨膜下再吸收),多见于儿童。

赖特综合征和银屑病关节炎表现为单侧或双侧骶髂关节受累,约50%双侧受累。当疾病明确累及双侧骶髂关节但非显著不对称时,通常将其归类为双侧对称。如有骶髂关节双侧对称受累,则可能为 4 种 HLA-B27 相关性脊柱关节病[1]。如骶髂关节单侧受累(或明显双侧不对称),可排除强直性脊柱炎和炎性肠病,但不除外赖特综合征和银屑病关节炎,也不能除外感染和退行性关节病(退行性关节病可引起骶髂关节侵蚀)(图6-5、图6-17),在老年患者还要考虑痛风。CT 是骶髂关节病变的首选诊断方法(图6-18)。

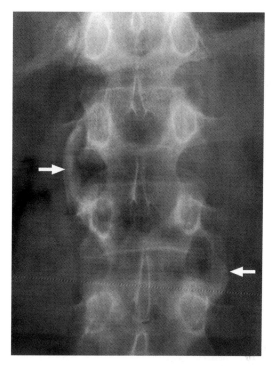

**图 6-14　银屑病关节炎伴韧带骨赘**
可见大的非边缘性、不对称性韧带骨赘。

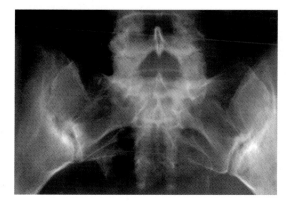

**图 6-15　强直性脊柱炎**
可见双侧对称性骶髂关节硬化和侵蚀。炎症性肠病可有相同的表现。尽管本例呈这两种病变的典型表现,但该表现在银屑病或赖特综合征中并不罕见。感染或退行性关节病呈这种双侧对称性表现的可能性较小。

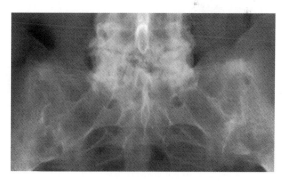

**图 6-16　强直性脊柱炎骶髂关节融合**
双侧骶髂关节完全融合,致骶髂关节完全无法辨认。炎症性肠病可有类似表现。除长期存在的瘫痪以外,笔者还未见到过其他疾病影响骶髂关节到这种程度。

---

[1] 译者注:强直性脊柱炎、炎症性肠病、赖特综合征和银屑病关节炎都有可能。

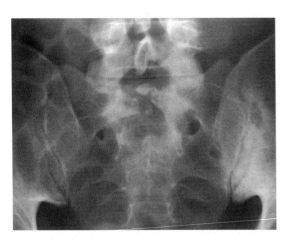

图 6-17 银屑病伴骶髂关节改变
可见单侧骶髂关节硬化和侵蚀。强直性脊柱炎和炎症性肠病几乎不会呈这种单侧分布。

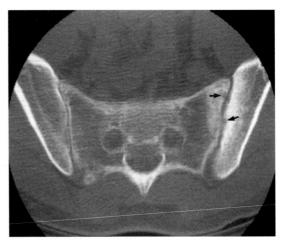

图 6-18 银屑病患者骶髂关节
骶髂关节 CT 平扫显示单侧骶髂关节硬化和侵蚀（箭），为银屑病或赖特综合征的典型表现。感染也可有类似表现。

以上特点结合表 6-3，即可很好地鉴别累及骶髂关节的大部分疾病。

HLA-B27 相关性脊柱关节病不常累及大关节（强直性脊柱炎除外），但有必要进行学习。HLA-B27 相关性脊柱关节病累及大关节的表现类似于典型的类风湿性关节炎（图 6-19）。强直性脊柱炎患者高达 50% 累及髋关节。

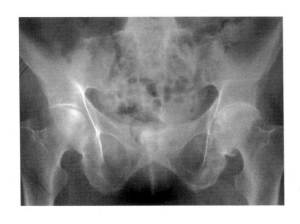

图 6-19 强直性脊柱炎髋关节受累
骨盆前后位示双侧骶髂关节完全融合。左侧髋关节间隙向心性变窄，股骨头轴向移位。该髋关节呈典型的类风湿性关节炎或强直性脊柱炎（如本例）表现。注意，除骶髂关节融合外，还可见继发性退行性关节病表现。

强直性脊柱炎和炎症性肠病一般不累及小关节，特别是手和足，如累及小关节，往往与类风湿性关节炎表现类似。银屑病关节炎在手部以远侧显著、增生性侵蚀、软组织肿胀和骨膜炎为特征。银屑病关节炎的侵蚀常有模糊的边缘、伴绒毛状骨膜炎（图 6-20A），不同于其他侵蚀性关节炎的侵蚀轮廓清楚、边缘锐利。重症银屑病关节炎常伴有跨关节的关节强直（图 6-20B）和损毁畸形。HLA-B27 脊柱关节病常见边缘模糊的跟骨骨刺，不同于退行性关节病中所见的皮质完好的跟骨骨刺（图 6-21）。

赖特综合征很少累及手部，其他改变与银屑病关节炎相同（图 6-22）。赖特综合征罕见于女性。

**图6-20 银屑病关节炎**
A. 手部第3、4、5指近侧指间关节明显软骨缺失,伴关节侵蚀,以第4指和第5指最为显著。这些侵蚀边界不锐利,覆盖有蓬松的绒毛状新生骨,被称为增生性侵蚀。另外,沿每个近节指骨骨干可见骨膜炎。B. 晚期银屑病关节炎。第2~5指近侧指间关节显著的融合或强直。多个远侧指间关节亦见关节强直。可见掌指关节间隙明显变窄。这种远侧关节炎是银屑病关节炎的典型表现。

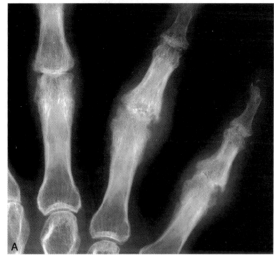
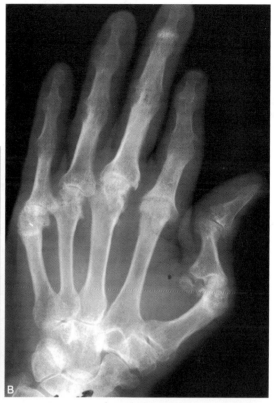

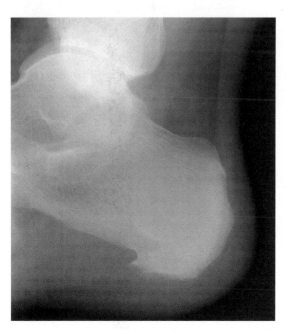

**图6-21 赖特综合征1**
跟骨侧位片示跟骨下缘轮廓不清的新生骨,其跟骨骨刺同样轮廓不清。这是银屑病关节炎或赖特综合征的典型表现,与退行性关节病中轮廓清楚的跟骨骨刺正好相反。

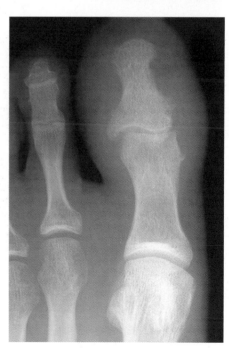

**图6-22 赖特综合征2**
跚趾前后位片示邻近跚趾趾间关节的骨质侵蚀中的蓬松绒毛状骨膜炎。另见整个跚趾软组织明显肿胀。这些表现和部位是赖特综合征或银屑病关节炎的典型表现。

# 结晶性关节炎

结晶性关节炎包括痛风和假痛风(CPPD,二水焦磷酸钙结晶沉积病)。

## 痛风

痛风是代谢性疾病,导致高尿酸血症,尿酸钠结晶可沉积于身体的各个部位,特别是关节软骨。引起高尿酸血症的原因有很多,包括遗传。女性只有在绝经后才会出现痛风,而男性通常在40岁以后才会出现痛风,但也有例外。

痛风引起的关节病具有特征性影像学表现,但并不常见,原因是痛风需要4~6年才能引起影像学改变,大多数患者经成功治疗而不出现关节病变。

痛风典型的影像学表现是边界清楚的骨侵蚀,常伴硬化边或突出边缘;软组织结节、肾衰竭时,该结节可钙化;病灶在手部随机分布,不伴骨质疏松(图6-23)。伴硬化边的侵蚀是痛风的高度特异性表现,常累及蹰趾的跖趾关节(称足痛风)(图6-24)。痛风晚期阶段,可有严重畸形(图6-25)。痛风患者常有软骨钙质沉着症(高达40%),是伴发假痛风(二水焦磷酸钙结晶沉积病)所致。

在出现明显影像学改变之前,患者一定有明显的长期痛风病史。另外,虽然痛风可有伴突出边缘的侵蚀,但其他疾病也可以发生。

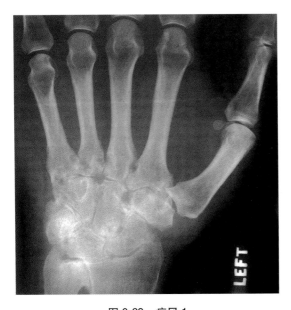

图 6-23 痛风 1
锐利的边缘性侵蚀,部分伴有硬化边,遍及腕骨和近侧掌骨。这些侵蚀是痛风的典型表现。注意没有显著的脱矿质改变。

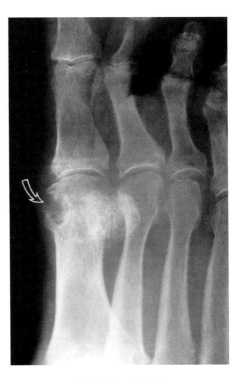

图 6-24 痛风 2
蹰趾、跖趾关节可见锐利的边缘性侵蚀伴有突出边缘(箭)。这种表现和位置在痛风中很典型,而银屑病和赖特综合征通常累及趾间关节,且无边缘如此锐利的侵蚀。

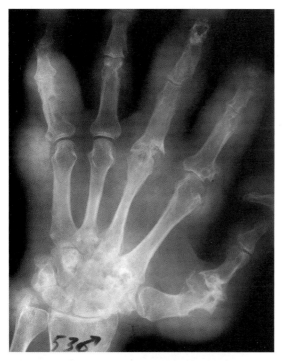

图 6-25　晚期痛风

长期痛风患者，出现遍及手和腕的软组织肿胀。多个关节周围可见破坏性、大的、边缘清楚的侵蚀，有些伴有突出边缘。局灶性软组织肿胀区被称为痛风石，部分可见钙化。这些钙化仅与肾脏病同时存在。

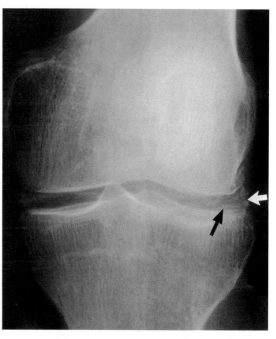

图 6-26　膝关节软骨钙质沉着症

二水焦磷酸钙结晶沉积病患者。纤维软骨（箭）和透明关节软骨可见软骨钙化，被称作软骨钙质沉着症。

## 假痛风（二水焦磷酸钙结晶沉积病）

二水焦磷酸钙结晶沉积病又称为假痛风，两个术语是同义词。

二水焦磷酸钙结晶沉积病很常见，多见于 50 岁以上人群，有经典的三联征，即疼痛、软骨钙化及退行性关节病，患者可有其中的一个或多个症状的任意组合。三联征中有两项是影像学征象，影像学是本病最佳的诊断方式。

二水焦磷酸钙结晶沉积病、痛风或感染或任何关节炎均可有疼痛。二水焦磷酸钙结晶沉积病常无症状，即使有疼痛，也呈间歇性发作，病史迁延多年，直到发生退行性关节病，疼痛才持续存在。

软骨钙质沉着症（chondrocalcinosis）可发生于任何关节，但绝大多数患者有好发部位，如膝关节内、外侧（图 6-26），腕关节三角纤维软骨（图 6-27）及耻骨联合。任何关节只要出现软骨钙质沉着症即可诊断为二水焦磷酸钙结晶沉积病。当二水焦磷酸钙结晶沉积于软组织时，如肩袖，影像上无法鉴别二水焦磷酸钙和钙化性肌腱炎中的羟基磷灰石（calcium hydroxyapatite，CHA）。软组织羟磷灰石结晶沉积称为羟基磷灰石沉积症（hydroxy apatite deposition，HAD）。HAD 是最常见的软组织钙化来源，几乎不发生于关节软骨；痛风中尿酸钠结晶在放射检查中无法显示；没有其他疾病有影像学可见的软骨晶体沉积表现。因此，出现软骨钙质沉着症患者均可考虑为二水焦磷酸钙结晶沉积病。

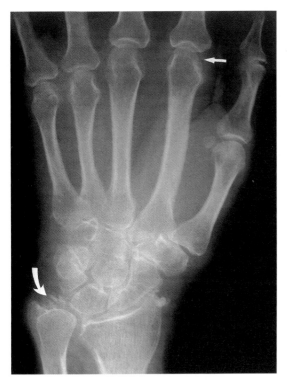

**图 6-27　腕关节软骨钙质沉着症**

二水焦磷酸钙结晶沉积病患者。腕关节三角纤维软骨中可见软骨钙质沉着（弯箭）。三角纤维软骨钙化是软骨钙质沉着病较常见的发病部位之一。轻微的软骨钙化也可见于第 2 掌指关节（箭）。

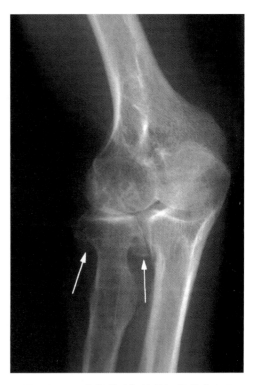

**图 6-28　二水焦磷酸钙结晶沉积关节病 1**

可见肘关节退行性关节病。可见关节间隙变窄伴轻微硬化和大的骨赘（箭）。这种骨赘称为下垂骨赘，常见于二水焦磷酸钙结晶沉积病。除发生二水焦磷酸钙结晶沉积病或创伤，肘关节少见退行性关节病。

二水焦磷酸钙结晶沉积病导致的关节破坏或关节病与退行性关节病无法鉴别。事实上，这就是由二水焦磷酸钙结晶沉积病晶体侵蚀软骨引起的退行性关节病，一些特征有助于鉴别其与外伤或过度使用所致的普通退行性关节病。主要鉴别点是部位：二水焦磷酸钙结晶沉积病好发生于上肢，包括肩、肘（图 6-28）、桡腕关节（图 6-29）、掌指关节；还易孤立性累及髌股关节，而膝关节内、外侧不受累。磨损所致的普通退行性关节病通常不累及这些部位。在二水焦磷酸钙结晶沉积病好发的关节发现退行性关节病时，应寻找软骨钙质沉着症，如有必要，可通过行关节抽吸寻找二水焦磷酸钙结晶以确诊。

二水焦磷酸钙结晶沉积关节病偶可加重，致关节破坏严重，在放射学检查中类似沙尔科关节（Charcot joint）（图 6-30），曾被称为假沙尔科关节，但因局部还有感觉，所以不是真正的沙尔科关节。

与二水焦磷酸钙结晶沉积病有密切关系的疾病包括原发性甲状旁腺功能亢进、痛风和血色素沉着病，这并不是对软骨钙质沉积症的鉴别诊断。这 3 种疾病往往与二水焦磷酸钙结晶沉积病同时发生，患有 3 种疾病中的任 1 种，就比健康人更可能患二水焦磷酸钙结晶沉积病。这 3 种相关疾病不太常见，而二水焦磷酸钙结晶沉积病则极为常见。还有文献列出许多可能与二水焦磷酸钙结晶沉积病有关的其他疾病，如肢端肥大症、糖尿病、Wilson 病和低磷酸酯酶症，但最近的研究对此并不支持。

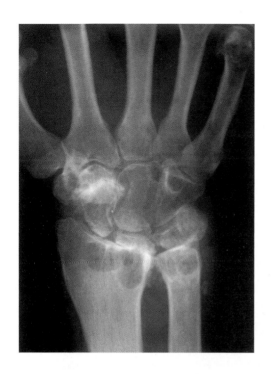

**图 6-29 二水焦磷酸钙结晶沉积关节病 2**
可见桡腕关节显著的退行性关节病。严重的关节间隙变窄和硬化伴巨大的软骨下囊肿（或称晶洞）是退行性关节病的标志。桡腕关节是退行性关节病不常见的发病部位，除非患者有二水焦磷酸钙结晶沉积病。

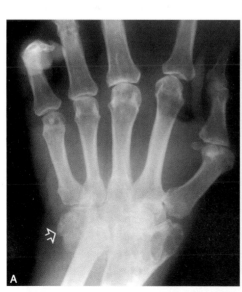 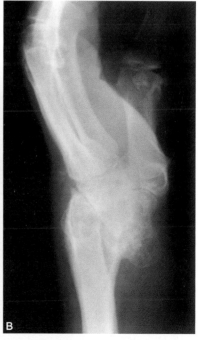

**图 6-30 二水焦磷酸钙结晶沉积病的假沙尔科关节**
A. 二水焦磷酸钙结晶沉积病患者，表现为以桡腕关节为主的严重腕关节破坏。可见大的软骨下囊肿（或称晶洞）。另可见异位新骨或关节碎片（箭）。B. 可见桡腕关节脱位，全部腕骨位于桡骨掌侧。严重关节破坏、异位新骨和脱位是沙尔科关节的典型表现。然而，该患者的腕关节尚有感觉；因此不是真正的神经营养性关节病，而是假沙尔科关节，后者可偶见于二水焦磷酸钙结晶沉积病患者。

## 胶原血管性疾病

胶原血管性疾病包括硬皮病、系统性红斑狼疮、皮肌炎和混合性结缔组织病。病变累及手部时表现为骨质疏松和软组织萎缩。系统性红斑狼疮的典型特征是有指骨严重的尺侧偏斜(图 6-31)。胶原血管性疾病通常不出现侵蚀。软组织钙化通常见于硬皮病(图 6-32)和皮肌炎。混合性结缔组织病与硬皮病、系统性红斑狼疮、多肌炎和类风湿性关节炎有重叠,影像学表现多样。

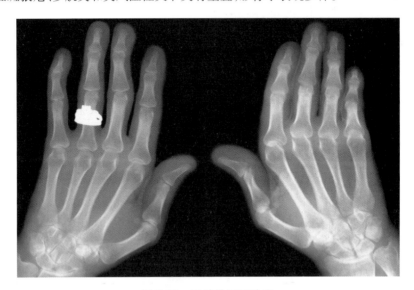

图 6-31　系统性红斑狼疮
显著的软组织萎缩(本例可见小鱼际凹陷)、指骨向尺侧倾斜(本例主要见于右手)是系统性红斑狼疮的标志。

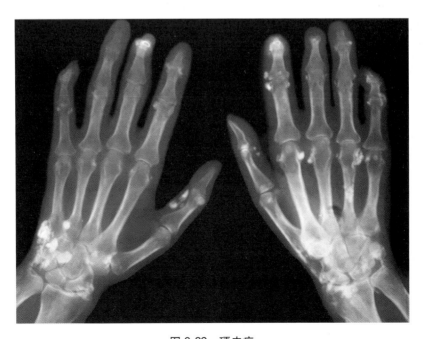

图 6-32　硬皮病
手腕弥漫性皮下软组织钙化。另可见软组织萎缩和骨质疏松,以及由本病常见的血管异常所致的多发远节指骨骨质缺失(肢端骨溶解)。

## 结节病

结节病引起体内肉芽组织沉积,主要沉积于肺,也可沉积于骨。在骨骼系统,好发于手部,引起皮质溶骨性破坏,常呈花边状(图6-33)。结节病也可累及手部关节,引起退行性关节病样改变。

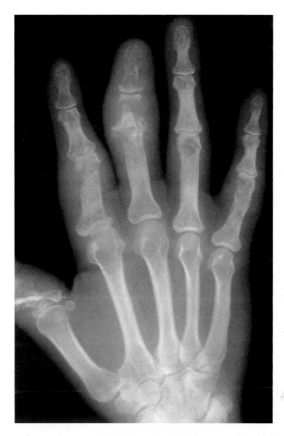

**图6-33 结节病**
手部前后位片示肉芽肿性疾病骨受累的经典改变。注意花边状骨质破坏,近节指骨和第3指远节指骨最显著。另可见软组织肿胀和一些区域严重的骨质溶解,可发生于结节病较晚期。这些改变一般局限于手部,但偶可发生于骨骼系统的其他部位。

## 血色素沉着病

20%~50%的血色素沉着病患者有特征性的手部关节病,能够提示诊断。血色素沉着病为过量铁在全身组织中沉积,从而导致纤维化和最终器官衰竭。血色素沉着病的特征性关节病主要累及第2~4掌指关节,影像学表现基本为退行性关节病的改变(关节间隙变窄、硬化和骨赘)(图6-34)。高达50%的血色素沉着病患者伴二水焦磷酸钙结晶沉积病,当观察手部改变时,应寻找三角纤维软骨有无软骨钙质沉着症。血色素沉着病的另一常见表现是"方形"掌骨头,表现为掌骨头增大、呈块状,由巨大骨赘所致,骨赘与众不同,通常悬挂于关节边缘,被称为"下垂"骨赘。

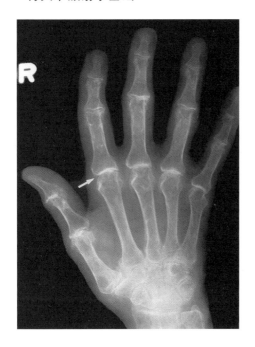

图 6-34 血色素沉着病

手部前后位片示整个手部严重的关节间隙变窄,在掌指关节最为显著。掌指关节可见硬化及自掌骨头发出的大骨赘提示退行性关节病。这些是退行性关节病不常发生的关节,而是血色素沉着病的典型表现。该患者未见累及三角软骨的软骨钙质沉着病;然而,在第 2 掌指关节可见少量的软骨钙质沉着(箭)。50%的血色素沉着病患者也有二水焦磷酸钙结晶沉积病。

# 沙尔科关节

沙尔科关节具有特征性的影像学表现,经典三联征包括关节破坏、脱位和异位新骨(图 6-35)。

关节破坏可见于所有关节炎,但是没有一种疾病可以引起像沙尔科关节一样严重的关节破坏。沙尔科关节发病早期,关节破坏可能仅表现为关节间隙变窄,诊断困难。在脊柱,表现为椎间隙破坏(图 6-36)。

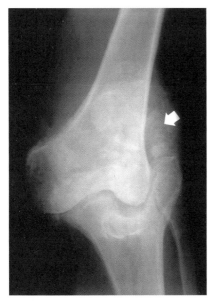

图 6-35 沙尔科关节

脊髓结核患者。膝关节前后位片示典型的神经性或沙尔科关节改变。注意严重的关节破坏、半脱位和异位新骨(箭)。

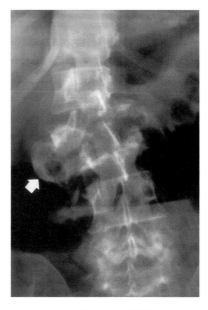

图 6-36 沙尔科脊柱

截瘫患者。脊椎前后位片示 $L_2$、$L_3$ 椎体及 $L_{2-3}$ 椎间隙严重破坏、异位新骨(箭)和序列不齐或脱位。

如同关节破坏,关节脱位的程度也不尽相同,早期可能只是关节半脱位。

异位新骨也被称为"碎片",由邻近关节的软组织钙化或簇状骨化组成,数量不一。

沙尔科关节最常见于糖尿病足,通常累及第1、第2跗跖关节,称为Lisfranc型沙尔科关节(图6-37)。Lisfranc是一位外科医生,因运用跗跖关节前足截肢术拯救患有冻伤坏疽脚趾的士兵而闻名。

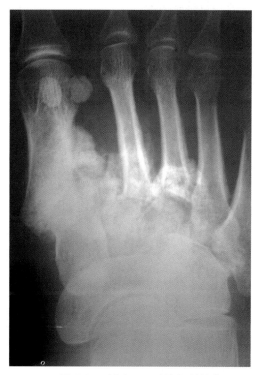

**图6-37　Lisfranc型沙尔科关节**
糖尿病患者。第2、第3跖骨脱位,并关节破坏,足部大量异位新骨。这些是沙尔科关节的典型表现,曾被称为Lisfranc骨折-脱位。Lisfranc骨折-脱位最常见继发于创伤而不是沙尔科关节,但为目前最常见的神经性关节病。

梅毒脊髓结核目前很少见。沙尔科关节更常见于继续使用患肢进行支撑的瘫痪患者。

脊髓空洞症患者可发生肩部沙尔科关节,呈所谓的"萎缩性沙尔科关节"表现,往往无"碎片"或异位新骨,肱骨近段呈锥形外观。

二水焦磷酸钙结晶沉积病所致的假沙尔科关节(图6-30)的发病率几乎与真沙尔科关节(除外糖尿病患者的Lisfranc型沙尔科关节)一样。

## 青少年类风湿性关节炎、血友病和瘫痪

青少年类风湿性关节炎、血友病和瘫痪在影像上无法辨别,因而放于一起讨论。

青少年类风湿性关节炎和血友病的典型表现为骨骺增大伴骨干纤细(图6-38),可伴或不伴关节破坏(图6-39、图6-40)。有文献报道膝部髁间窝变宽是青少年类风湿性关节炎和血友病的典型表现,但实际工作中该征象并不可靠。

瘫痪导致的关节废用(图6-41)改变类似青少年类风湿性关节炎和血友病。青少年类风湿性关节炎、血友病和瘫痪的共同之处是失用,是导致骨骺过度生长的原因。

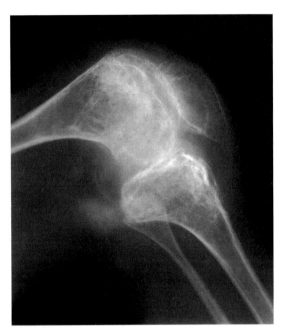

**图 6-38　青少年类风湿性关节炎**
膝关节侧位片示典型的骨端生长过度及骨干纤细。这些表现也可见于血友病或瘫痪患者。

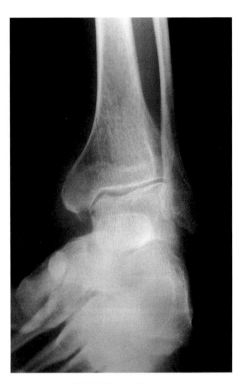

**图 6-39　血友病 1**
踝部前后位片示胫腓骨远段相比骨干稍呈生长过度改变。另可见胫距关节部分关节破坏。

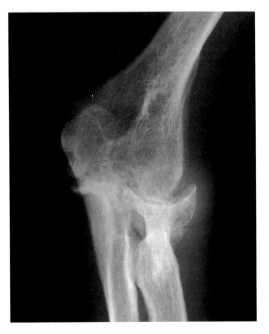

**图 6-40　血友病 2**
肘关节前后位片示骨端（特别是桡骨头）生长过度，以及显著的关节破坏。青少年类风湿性关节炎也可引起此种表现。

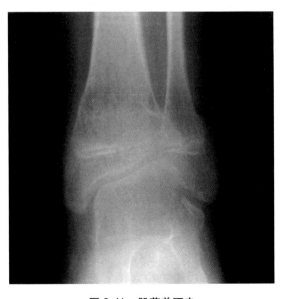

**图 6-41　肌营养不良**
该表现与青少年类风湿性关节炎和血友病类似，包括骨端生长过度和胫距关节倾斜。这种表现常见于瘫痪患者。

## 滑膜骨软骨瘤病

滑膜骨软骨瘤病常见，由滑膜化生引起，导致关节内软骨灶的沉积，最常见于膝、髋和肘关节。软骨沉积物在大多数情况下可见钙化，放射学检查容易发现（图6-42、图6-43）。高达20%的软骨沉积物不钙化，此时，除非发生侵蚀或关节破坏，放射学检查只能见到关节积液（图6-44）。

钙化始于滑膜，然后脱落入关节，形成游离碎片或"关节鼠"，游离碎片或"关节鼠"随后嵌入滑膜，固定于关节中。游离体大小相同者，称为"原发性"滑膜骨软骨瘤病，需行滑膜全切术。游离体大小不同者，称为"继发性"滑膜骨软骨瘤病，继发于退行性关节病。退行性关节病时，软骨碎片进入关节，受滑液营养而生长，因为软骨碎片脱落时间不同，所以游离体大小不同。区分原发性滑膜骨软骨瘤病与继发性滑膜骨软骨瘤病很重要，因为原发性需进行滑膜切除术，而继发性需移除游离体并治疗退行性关节病，不需行滑膜切除术。

肿瘤样滑膜骨软骨瘤病（tumefactive synovial osteochondromatosis）是滑膜骨软骨瘤病的不常见表现，当游离体紧密地包裹在关节中时，在MRI上呈实性肿瘤样改变（第3章）。

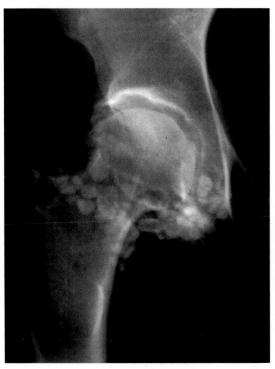

**图6-42　滑膜骨软骨瘤病1**
右侧髋关节疼痛患者。髋关节前后位片示髋关节内多发钙化游离体。所有游离体的大小相似；据此影像学表现可诊断为原发性滑膜骨软骨瘤病。

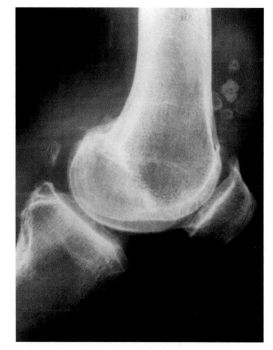

**图6-43　滑膜骨软骨瘤病2**
膝部髌上间隙见多发钙化游离体。游离体大小不同；据此影像学表现可诊断为继发性滑膜骨软骨瘤病。

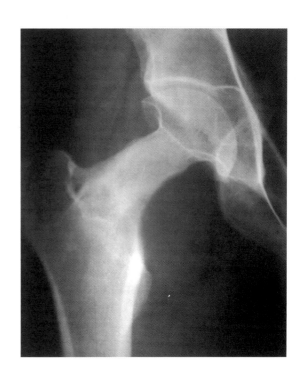

图 6-44 不伴钙化的滑膜骨软骨瘤病
髋关节前后位片示股骨颈变细，股骨头底部呈切削苹果核样外观，是由于关节内多发非骨化游离体压迫侵蚀所致。这是非骨化的滑膜骨软骨瘤病，可能称之为滑膜软骨瘤病更合适。本病通常不会引起这种程度的骨侵蚀，且与色素沉着绒毛结节状滑膜炎无法鉴别。

# 色素沉着绒毛结节性滑膜炎

色素沉着绒毛结节性滑膜炎是慢性炎性滑膜增生性疾病，表现为关节肿胀及分叶状滑膜肿块，并因而导致疼痛和关节破坏（图 6-45）。色素沉着绒毛结节性滑膜炎从不钙化，也可发生于腱鞘，曾将其称为腱鞘巨细胞瘤和腱鞘黄色瘤。色素沉着绒毛结节性滑膜炎的放射学表现与非钙化性滑膜骨软骨瘤病类似，但很少见，考虑色素沉着绒毛结节性滑膜炎时，都要想到非钙化性滑膜骨软骨瘤病。色素沉着绒毛结节性滑膜炎的特征性关节 MRI 表现为滑膜表面低信号含铁血黄素沉积（图 6-46）。

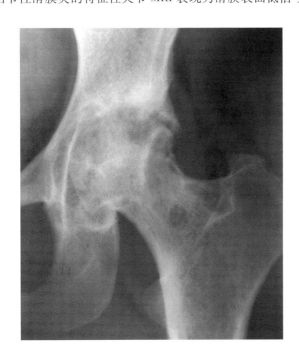

图 6-45 色素沉着绒毛结节性滑膜炎 1
髋关节前后位示关节间隙破坏和整个股骨头、股骨颈的骨侵蚀。色素沉着绒毛结节性滑膜炎或滑膜软骨瘤病（非骨化性）均可有这种表现。

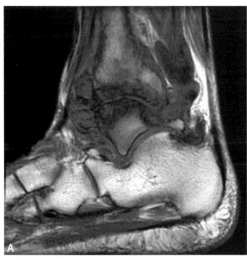
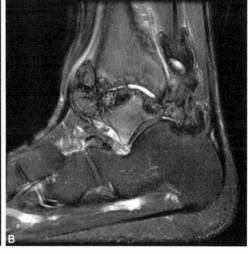

**图 6-46　色素沉着绒毛结节性滑膜炎 2**
踝关节矢状位 $T_1WI$（A）和快速自旋回波 $T_2WI$（B）示由踝关节发出的软组织肿块,在两个序列中均呈低信号,并在滑膜衬附部分见极低信号的含铁血黄素。这是色素沉着绒毛结节性滑膜炎的特征性表现。

## 创伤后骨萎缩

创伤后骨萎缩（Sudeck's atrophy）又称为肩-手综合征、反射性交感性营养不良和慢性区域性疼痛综合征,是一种罕见的疾病,通常发生于肢体轻微外伤后,导致疼痛、肿胀和功能障碍。放射学检查可见严重骨质疏松和软组织肿胀（图 6-47）。创伤后骨萎缩通常累及四肢末端,如手和足,中间关节,如膝关节和髋关节,偶尔也会受累。随时间推移,疼痛通常会减退,但骨质疏松可持续存在,软组织肿胀会减退,皮肤可能会萎缩。放射科医生必须会辨认该病所致的侵袭性骨质疏松,以便有效治疗。

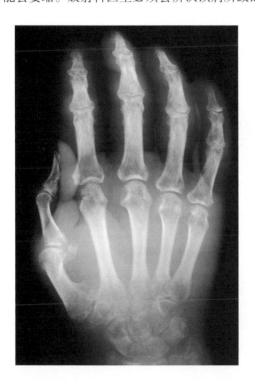

**图 6-47　创伤后骨萎缩**
患者轻微外伤后手部剧烈疼痛、功能障碍。可见弥漫性软组织肿胀和显著骨质疏松,后者发展很快,以致关节周围骨质斑点状或渗透状表现。这是创伤后骨萎缩的特征性表现。

## 关节积液

放射科住院医师常很费劲地去确定某一关节(膝、髋、肩、肘或类似关节)是否有积液。有许多征象提示关节积液,但同时有许多征象是无效的。除肘关节(第 5 章)和髋关节,在大多数情况下,治疗从来不依靠关节积液的放射学改变。

大多数关节积液临床表现明显,并不需要放射学验证。正如前面提到的肘关节例外,肘部外伤时,关节积液提示骨折。临床难以确定肘关节是否积液,而肘关节积液的放射学征象清晰可见,有助于骨折的诊断(图 5-36~图 5-38)。

临床确定髋关节积液同样困难。在特定临床背景下,髋关节积液的出现会很有价值。例如,在髋关节疼痛并积液患者中,应进行关节抽吸以排除感染。如果仅有疼痛,则不必行关节抽吸。

泪滴征(teardrop sign)是提示髋关节积液的有效放射学征象。Leonard Swischuk 率先在小儿患者中使用该征象。此处将其用于成年人,同样取得很好的效果[4]。泪滴是解剖学标志,位于髋关节内侧(图 6-48),由髋臼内侧缘的多个骨性结构交织而成。泪滴的测量是从股骨头最内侧部分到髋臼最内侧部分(即泪滴)的距离,此测量值在双侧髋关节应相等。积液向侧方推移股骨头,使患侧泪滴距(teardrop distance)增宽(图 6-49)。泪滴距是提示儿童髋关节积液有效指标。在成年人,应在无长期关节异常(如退行性关节病或陈旧性骨折)时才有效。在合适的临床背景下,两侧泪滴距仅相差 1mm 也是有临床价值的。对一些正常髋关节进行抽吸比漏掉髋关节感染要好得多,以免贻误诊断,造成髋关节破坏。

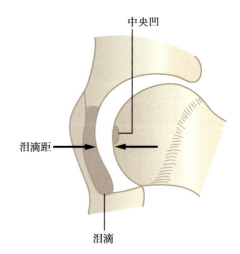

**图 6-48 泪滴距测量的示意图**
泪滴距是从股骨头最内侧部分到邻近髋臼最近部位的距离(箭)。泪滴距较对侧髋关节增宽提示关节积液。

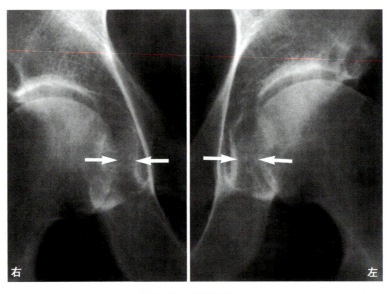

**图 6-49 泪滴距增宽**
左侧泪滴距(箭)较右侧(箭)略增宽,提示左侧髋关节积液。患者有左侧髋关节感染。

髌上脂肪垫和股骨前脂肪垫间距的测量是膝关节积液最可靠的放射学征象(图6-50),两脂肪垫间距超过10mm,明确为关节积液,小于5mm为正常,5~10mm无法确定是否异常。膝关节有无积液,对患者的治疗基本是相同的。如果确有必要,可以采用关节抽吸或MRI的方式来明确。不能只为诊断关节内有无积液而做MRI检查,因为膝关节积液毫无特异性诊断价值。

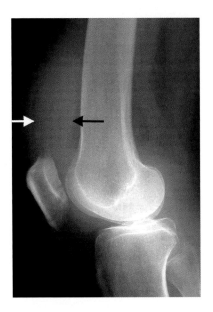

图6-50 膝关节积液
髌骨骨折伴大量关节积液患者。髌上囊极度扩张,髌上脂肪垫与股骨前脂肪垫间距大于1cm(箭)。

肩关节积液很难发现,除非积液多至肱骨头向下移位,如在有骨折和关节积血的情况下(第5章)。如大多数其他关节,其治疗并不基于是否存在积液,所以有无积液并无临床价值。在踝关节、腕关节和较小的关节同样如此,有无积液并不影响治疗方案。

## 缺血坏死

缺血坏死(avascular necrosis,AVN)或无菌性坏死,可发生于几乎任何关节,原因众多,包括使用类固醇、创伤和各种基础疾病状态,甚至可以是特发性。肾移植受者常见本病。

AVN的标志是正常关节内的骨质密度增高。关节骨质密度增高通常提示退行性关节病,但在未出现骨赘和关节间隙变窄时,应考虑其他疾病。

AVN的最早征象是关节积液,该征象常无法在放射学检查中见到或不具特异性,对诊断并无帮助,除非临床高度怀疑AVN。AVN进一步发展,呈斑片状或斑点状高密度影(图6-51)。在膝关节,可见于整个股骨髁,而在髋关节,常见于整个股骨头。再进一步发展,可见沿关节面的细线状软骨下透亮线(图6-52),该透亮线曾被描述为AVN的早期征象,但实际已经是晚期表现。AVN的演变过程中常可不出现透亮线阶段,使用透亮线作为AVN的主要标准会导致忽视早期表现或彻底漏诊。AVN病例中,出现透亮线的病例仅占20%或更少。

AVN的最晚期改变是关节面塌陷和关节碎裂(图6-53)。上述改变全部只发生于关节的一侧,这一点有利于简化诊断,因为几乎其他关节相关病变都累及关节双侧(相对侧)。

MRI检查在整个骨骼系统AVN早期诊断中起重要作用,在髋关节的作用尤其大,比放射性核素扫描敏感。MRI在髋关节AVN诊断的应用详见第13章。

剥脱性骨软骨炎(osteochondritis dissecans,OCD)是更小、更局限的AVN,可能由于病变并未真正剥脱,现被称为骨软骨损伤(osteochondral lesion,OCL)。本病由创伤引起,尽管也有认为其为特发性的。本病最常见于膝关节股骨内侧髁(图6-54)和距骨穹窿(图6-55),偶见于肱骨小头(图6-56)。骨软骨损伤常导致小的骨碎片脱落并成为关节内游离碎片——"关节鼠"(图6-54)。

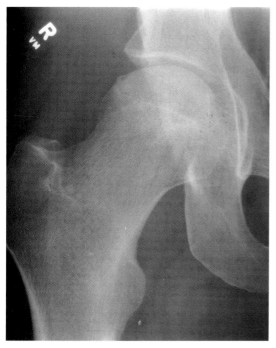

**图 6-51 髋关节早期缺血坏死**
肾移植并右髋关节缺血坏死患者。右股骨头满布斑片状硬化。然而,除肱骨头外侧少许皮质不规则外,未见承重关节面不规则或软骨下透亮影。

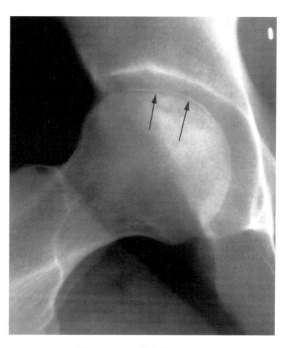

**图 6-52 髋关节缺血坏死**
缺血坏死的髋关节承重部位见明确的软骨下透亮线(箭),亦可见股骨头布满斑片状硬化。

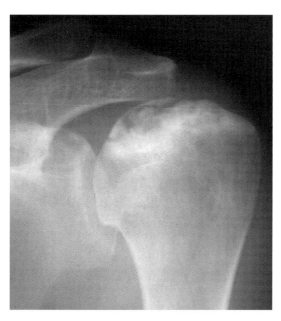

**图 6-53 肩关节缺血坏死**
肩关节长期缺血坏死出现关节面塌陷及致密的骨质硬化。

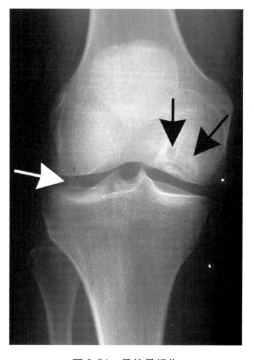

**图 6-54 骨软骨损伤**
股骨内侧髁小的缺血坏死灶(黑箭),是骨软骨损伤。部分缺血坏死区域骨碎片脱落(白箭)游离于关节内,被称为"关节鼠"。

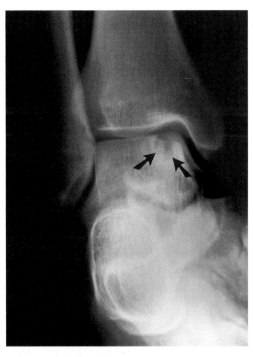

**图 6-55 距骨骨软骨损伤**

此处所见的距骨局部缺血坏死灶(箭)被称为骨软骨损伤。距骨是膝关节之后第二最常见部位;与膝关节一样,距骨骨软骨损伤也可引起"关节鼠"或关节内游离体。

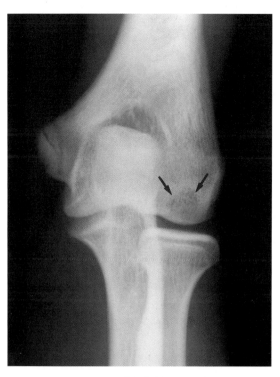

**图 6-56 肘关节骨软骨损伤**

骨软骨损伤第三最常见部位是肘关节的肱骨小头。该肱骨小头内的模糊透亮影(箭)最早被认为是成软骨细胞瘤或感染灶。

AVN 是可发生软骨下囊肿或晶洞的 4 种关节周围疾病之一,是这 4 种疾病(其他 3 种是类风湿性关节炎、退行性关节病、二水焦磷酸钙结晶沉积病)中唯一个关节正常而有晶洞的疾病(图 6-57),其他 3 种疾病会有关节间隙变窄和/或骨赘、骨质疏松、软骨钙质沉着症或其他表现。

许多骨骺 AVN 是以首先描述该病的人命名的,多数是特发性,也可继发于创伤。常见的受累骨:腕月骨——Kienböck 软化(图 6-58);跗舟骨——Köhler 病(图 6-59);跖骨头——Freiberg 不全骨折(图 6-60);股骨头——Legg-Perthes 病;椎体终板——Scheuermann 病(图 6-61);胫骨结节——Osgood-Schlatter 病,又称冲浪者膝(surfer's knees)。

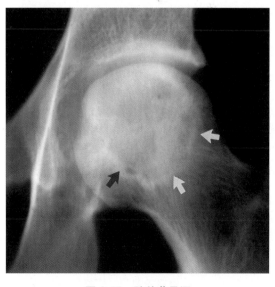

**图 6-57 髋关节晶洞**

髋关节缺血坏死患者。可见大的囊性病变(箭)。注意邻近斑片状硬化提示缺血坏死。关节周围发现溶骨性病变,在任何时候都应考虑软骨下囊肿或晶洞。

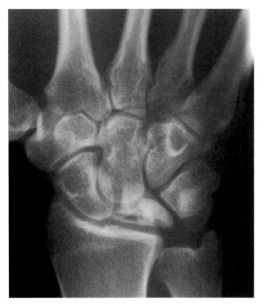

图 6-58　Kienböck 软化
月骨缺血坏死，或 Kienböck 软化。注意月骨密度增高、部分破碎。

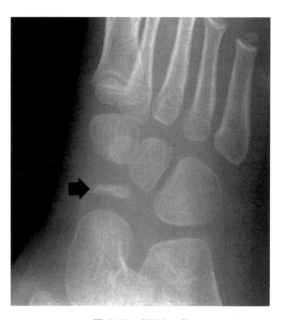

图 6-59　Köhler 病
多认为儿童跗舟骨变扁及硬化（箭）是缺血坏死并称之为 Köhler 病。另有学者偶然发现这是无症状的正常变异。

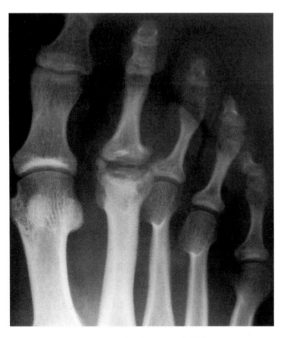

图 6-60　Freiberg 不全骨折
第 2 跖骨头变扁、塌陷及硬化，是缺血坏死或 Freiberg 不全骨折的典型表现。第 3、第 4 跖骨头亦可受累。注意第 2 跖骨皮质代偿性肥大，在本病常见。

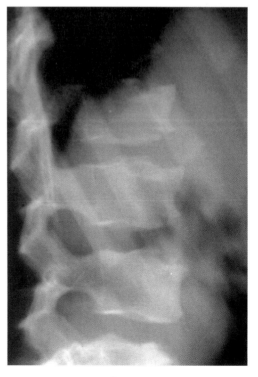

图 6-61　Scheuermann 病
椎体终板缺血坏死被称为 Scheuermann 病。Scheuermann 最初描述了一种多椎体受累的痛性脊柱后凸。但本病患者现多不伴脊柱后凸或疼痛，且仅有少数椎体受累。

（译者　万光耀　赵夏　满凤媛）

## 参考文献

[1] Forrester DM, Brown JC. *The Radiology of Joint Disease*. 3rd ed. Philadelphia: WB Saunders Co.; 1987.
[2] Brower AC. *Arthritis in Black and White*. 2nd ed. Philadelphia: WB Saunders Co.; 1997.
[3] Resnick D. *Diagnosis of Bone and Joint Disorders*. 4th ed. Philadelphia: WB Saunders Co.; 2002.
[4] Sweeney JP, Helms CA, Minagi H, Louie KW. The widened teardrop distance: a plain film indicator of hip joint effusion in adults. *AJR*. 1987:117–119.

# 第七章  代谢性骨病

大多数有关代谢性骨病的文献都集中于描述其生化、生理、组织学、内科及其他领域,而这些对于仅需学习几个知识要点和插图的放射科住院医师来说太过复杂了。代谢性骨病很重要,本章简述放射科医生应知道的最基本知识,排除不常见疾病,如假性甲状旁腺功能减退、假-假性甲状旁腺功能减退等,尽量涵盖常见疾病。

## 骨质疏松

骨质疏松是指单位体积内骨组织含量减少,而骨质软化则是指骨组织含量正常,但未能正常矿化。骨质软化导致大量未矿化骨样组织形成,通过平片鉴别骨质疏松和骨质软化几乎是不可能的。

导致骨质疏松的原因多样,其中最常见的是老年性骨质疏松,或称原发性骨质疏松(primary osteoporosis)。原发性骨质疏松最常见于绝经后女性,由于该人群脊柱和髋关节骨折发病率增加,原发性骨质疏松已成为公共健康的主要关注点。

继发性骨质疏松(secondary osteoporosis)是指由基础性疾病(如甲状腺功能亢进或肾脏疾病)导致的骨质疏松,只占骨质疏松的5%左右。继发性骨质疏松的鉴别诊断列表很长,不需记忆,因为仅依靠平片,不能够准确区分骨质疏松和骨质软化。

骨质疏松的主要 X 线表现是骨皮质变薄,而且在第 2 掌骨中段表现最明显(图 7-1、图 7-2)。正常

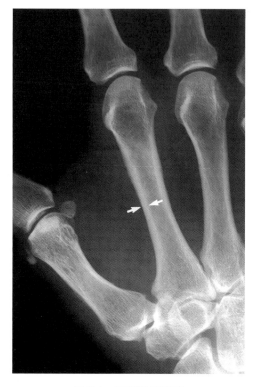

**图 7-1  轻微骨质疏松**
肾性骨营养不良患者。第 2 掌骨中段骨皮质轻微变薄(箭)。请与图 7-3 的正常骨皮质厚度比较。

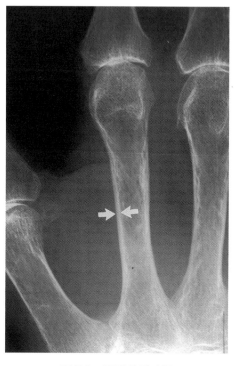

**图 7-2  严重骨质疏松**
第 2 掌骨中段的骨皮质明显变薄(箭)。需注意骨皮质内隧道状影,见于进展较快的骨质疏松。

掌骨骨皮质厚度为掌骨宽度的 1/4~1/3（图 7-3），而骨质疏松时皮质厚度减低。掌骨皮质随年龄增长变薄，同龄女性比男性更薄。目前发布的几个经过年龄和性别修正的掌骨皮质正常值的表格，只能确定外周骨矿化情况，与脊柱或髋关节发生骨折的概率无关。

中轴骨内无机成分的含量可通过多种方法进行测量，如通过 CT 评价脊柱内无机成分的含量。对于哪种方法评价骨内无机成分的含量更优越，了解骨内无机成分的含量对临床是否有帮助等问题尚存有争论，因为仅通过患者的年龄和性别就能够精确地预测骨量。如果定量 CT（quantitative CT，QCT）测得的骨量低于正常水平 2 个标准差，则该受检者发生脊柱和髋部骨折的风险很高。骨密度检测被广泛应用于识别骨质疏松患者，特别是绝经后妇女，从而进行相应的治疗。二磷酸盐广泛应用于治疗骨质疏松，且大多疗效良好。长期应用二磷酸盐的并发症是股骨近段骨折[1]。骨折发生于股骨近段骨干外侧，多为双侧（图 7-4），如不处理，可进展为完全骨折。

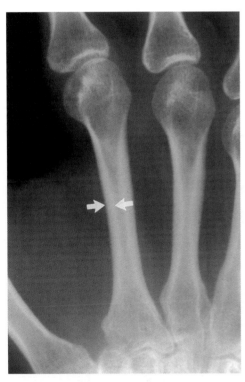

图 7-3　正常骨矿化
第 2 掌骨中段皮质厚度（箭）。骨皮质厚度超过整个掌骨宽度的 1/3。

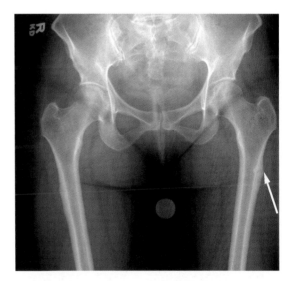

图 7-4　二磷酸盐治疗后股骨骨折
绝经后妇女，经二磷酸盐治疗多年，现因左大腿疼痛就诊。二磷酸盐治疗后股骨骨折典型表现为局部骨皮质增厚（箭）。若不予以保护或治疗，则可能会进展为完全骨折。

锻炼和适当饮食可能有助于延缓原发性骨质疏松的发生，单独补充钙剂不会逆转原发性骨质疏松的进程[2]。

由于通过平片不能明确骨质疏松的病因，甚至不能与骨质软化区分，因此，骨质疏松的诊断对于放射科医生是个难题。放射科医生宁愿讨论能作出诊断或至少能提出简短鉴别诊断的疾病。通常，平片显示骨量减少，则提示骨质疏松可能，当然也完全有可能是骨质软化，故建议用"骨质减少（osteopenia）"这一术语。"骨质减少"是一个包括骨质疏松和骨质软化的通用术语。使用该术语，说明观察者无法区分这两种病变,还意味着观察者是经过专业学习的医生。

失用性骨质疏松任何年龄均可出现。任何原因引起的肢体制动均可导致该病,最常见于骨折治疗后。失用性骨质疏松与原发性骨质疏松的X线表现不同,前者通常进展较快、表现为斑驳状甚至渗透样改变(图7-5),这是由于皮质内骨细胞性骨吸收,导致皮质内筛孔样改变。如果持续失用,将出现类似显著性骨质疏松的表现(即重度骨皮质变薄)。

失用导致的侵袭性骨质疏松(aggressive osteoporosis)有时会类似骨髓渗透性病变,如尤因肉瘤或多发性骨髓瘤,严重的骨皮质斑驳状或渗透性改变贯通至骨髓腔(图7-6)。分辨真正的骨髓浸润和皮质源性渗透性病变(如侵袭性骨质疏松)的方法是观察骨皮质,判断骨皮质是实心还是充满筛孔(图7-7),实心的是来源于骨髓腔的渗透性病变(图7-8),有多发筛孔,则是皮质源性渗透性病变。皮质源性渗透性病变又称假性渗透性病变,以区别于真正的渗透性病变。

血管瘤也可导致假性渗透性病变。血管瘤导致骨皮质筛孔样改变的方式有两种:通过局部血流增加或充血导致局灶性骨质疏松;或通过血管本身穿透骨皮质(图7-9)。若因疏忽而将血管瘤误诊为尤因肉瘤,会导致术中大量出血。

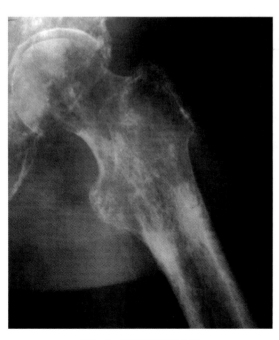

**图7-5 侵袭性骨质疏松**
最近进行截肢手术的患者。股骨近段可见弥漫性渗透性骨质改变。注意骨皮质充满小孔样改变,说明是皮质病变而不是真正的骨髓内病变。这是侵袭性骨质疏松导致假性渗透性改变的特征性表现,可能会被误诊为恶性病变。

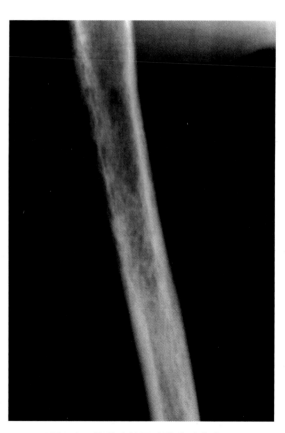

**图7-6 骨质疏松导致的皮质内孔洞**
卒中患者,失用性侵袭性骨质疏松。肱骨似见弥漫性渗透性改变;然而,近距离观察可见这些"弥漫性渗透"实际上是由于侵袭性骨质疏松造成的皮质内孔洞所形成的假象。此类表现通常会导致活检以排除多发性骨髓瘤或其他小圆细胞肿瘤。

第七章 代谢性骨病 141

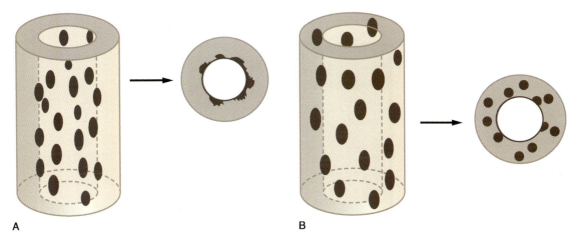

**图 7-7 皮质内孔洞图解**
A. 渗透性病变仅累及骨内膜，大部分皮质正常。B. 假性渗透性病变累及整个皮质。这两种病变在平片上都可以看到渗透性改变。然而，真正的渗透性病变不累及皮质。

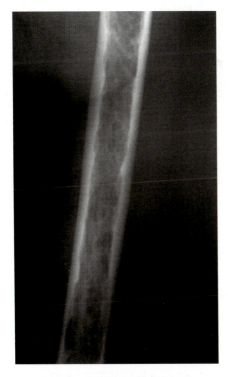

**图 7-8 骨髓瘤的渗透性表现**
多发性骨髓瘤患者股骨出现弥漫性渗透性改变。注意骨皮质坚实，虽然骨内膜可见扇形压迹。这是真性渗透性病变。

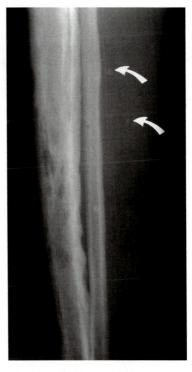

**图 7-9 血管瘤**
胫骨巨大血管瘤患者。胫骨骨皮质内有多发大小不等的皮质内孔洞。其周围软组织内可见静脉石（箭）。骨质疏松一般不会形成如此大的皮质内孔洞。

放射治疗也可导致骨皮质筛孔样改变,类似渗透样病变(图 7-10),但其筛孔一般较大,借此可与真性渗透性病变区分,但较小时则不易鉴别。

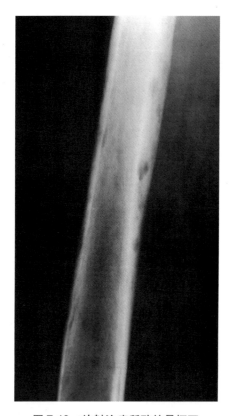

**图 7-10 放射治疗所致的骨坏死**
股部软组织肉瘤患者,多年前曾行放射治疗。平片检查发现股骨广泛、大的皮质内孔洞。这种大小的皮质内孔洞通常不是由骨质疏松引起的,但可以由血管瘤引起。

骨质渗透性病变通常为侵袭性病变,年轻患者需与尤因肉瘤、感染、嗜酸性肉芽肿鉴别;老年患者需与多发性骨髓瘤、骨转移瘤、原发性骨淋巴瘤鉴别。然而,皮质源性渗透性病变(即假性渗透性改变)鉴别诊断则包括侵袭性骨质疏松、血管瘤和放射治疗改变。这些鉴别诊断尽管少见,但临床价值很大[2-3]。

# 骨质软化

如前文提到的,骨质软化是过多未矿化类骨质出现的结果。导致骨质软化的原因很多,目前最常见的是肾性骨营养不良。骨质软化的 X 线表现几乎与骨质疏松相同,多数情况下,二者无法区分。骨质软化的唯一特征性表现是 Looser 骨折(Looser's fracture),为穿过大的类骨质间隙的骨折(图 7-11)。Looser 骨折非常罕见,多发生于骨盆和肩胛骨。

发生于儿童的骨质软化称为佝偻病。佝偻病导致骨骺呈喇叭口样、边缘不规则,长骨因骨质软化而弯曲(图 7-12)。在成人,骨质软化最常由肾病导致,也可见于其他疾病,如胆系疾病和节食性营养不良。

第七章 代谢性骨病　　**143**

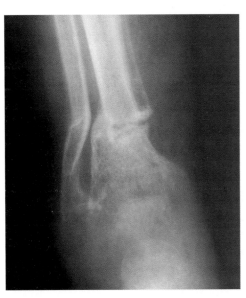

图 7-11　骨质软化中的 Looser 骨折
骨质软化(佝偻病)患儿,胫骨、腓骨横行骨折,该类骨折称为 Looser 骨折,几乎是骨质软化的特征性表现,但极少见。

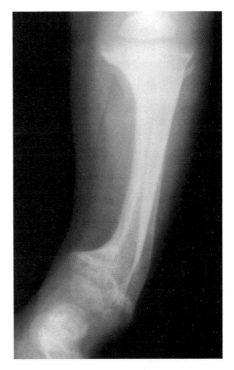

图 7-12　佝偻病
骨质软化患儿。骨骺模糊、增宽,因骨质软化导致骨骼弯曲变形。该病被称为佝偻病,最常见于肾病患者。

## 甲状旁腺功能亢进

甲状旁腺功能亢进是由甲状旁腺激素分泌过多导致的。甲状旁腺功能亢进引起破骨性骨吸收,导致骨质疏松和骨质软化。继发性甲状旁腺功能亢进是由于甲状旁腺对低钙血症的反应所致,最常见的病因是肾脏疾病。甲状旁腺腺瘤和增生可导致原发性甲状旁腺功能亢进。高达40%的原发性甲状旁腺功能亢进有平片可见的骨骼异常。

甲状旁腺功能亢进的特征性 X 线表现是骨膜下骨质吸收。骨膜下骨质吸收最常见于中节指骨的桡侧(图 7-13),但亦可见于任何长骨,偶可见于胫骨近段内侧(图 7-14)、锁骨远段和骶髂关节。在骶髂关节,其表现类似双侧骶髂关节炎(图 7-15),常见于儿童。

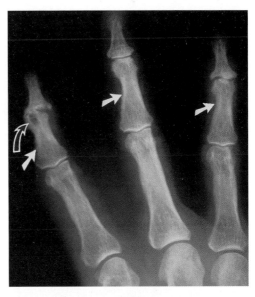

图 7-13　甲状旁腺功能亢进 1
中节指骨桡侧见骨膜下骨质吸收(箭),是甲状旁腺功能亢进的特征性表现。中节指骨末端可见溶骨性骨质破坏(弯箭),可能是棕色瘤或晶洞。

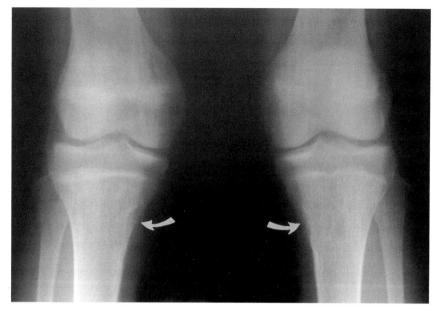

**图 7-14　甲状旁腺功能亢进 2**
双侧胫骨近段内侧可见骨膜下骨质吸收（箭）。这是甲状旁腺功能亢进的特征性表现。

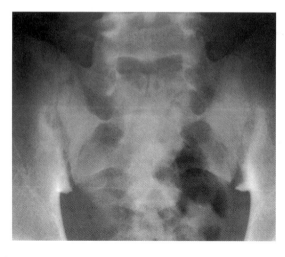

**图 7-15　甲状旁腺功能亢进并骶髂关节骨膜下骨侵蚀**
肾病患者。双侧骶髂关节间隙增宽，可见骨膜下骨侵蚀。该改变是由骨膜下骨质吸收所致，是甲状旁腺功能亢进患儿的常见表现。

　　其他影像学表现包括骨质硬化，通常呈弥漫性，在脊柱常表现为类似橄榄球球衣的条纹状，称为"橄榄球衣状脊椎"（图 7-16）。棕色瘤是常呈膨胀性和侵袭性表现的囊状病变（图 7-17），最常见于继发性甲状旁腺功能亢进患者。棕色瘤罕见，在无其他证据证明甲状旁腺功能亢进（如骨膜下骨质吸收）的情况下，无须将棕色瘤列入囊状骨质破坏的鉴别诊断。棕色瘤的表现多种多样，唯一特征性表现是伴有骨膜下骨质吸收。

　　棕色瘤如今非常罕见，可能是由于肾透析的广泛应用，阻止了甲状旁腺功能亢进的发生。

　　甲状旁腺功能亢进会加重慢性骨病变的病情。在退行性关节病中，尤其是在脊椎退行性变中，甲状旁腺功能亢进可使受累关节或椎间隙呈感染样改变（图 7-18）。甲状旁腺功能亢进会导致硬化的终板模糊、受侵蚀，加上椎间隙变窄（椎间盘退行性变的表现），使其看起来更像感染性病变。因此，根据影像学表现推断伴有关节或椎间隙感染的肾病患者，除非临床强烈怀疑感染，应避免不必要的穿刺活检。

第七章 代谢性骨病

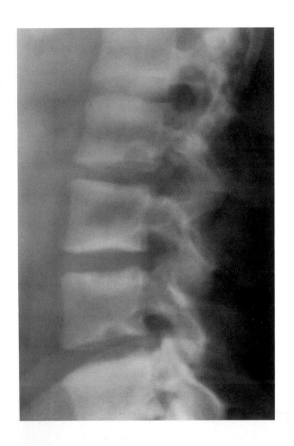

**图7-16 甲状旁腺功能亢进3**
沿脊椎终板可见硬化带。该表现是甲状旁腺功能亢进的特征性表现,被称为"橄榄球衣状脊椎"。注意,"橄榄球衣状脊椎"的硬化带(如本例)边缘很不清楚,较图7-23所示的骨硬化症的硬化带模糊。

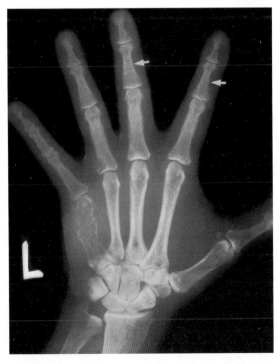

**图7-17 甲状旁腺功能亢进4**
第5掌骨和第4指近节指骨基底部可见溶骨性病变。于中节指骨桡侧可见骨膜下骨质吸收(箭)。甲状旁腺功能亢进患者的囊性病变在证实为其他疾病之前都应考虑为棕色瘤。

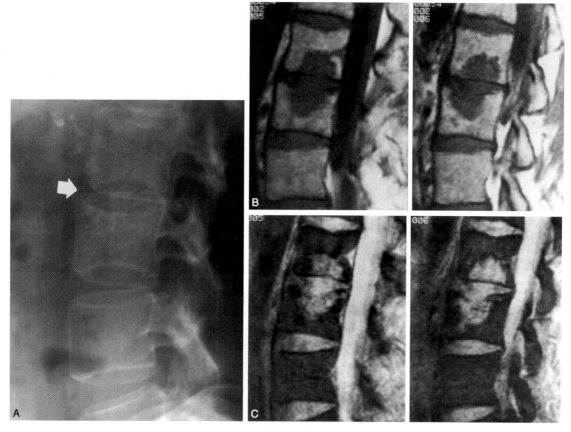

图 7-18 甲状旁腺功能亢进性"椎间盘炎"
A. 脊椎侧位片显示在 $L_{2-3}$ 水平(箭)终板受侵蚀并椎间隙变窄,这是椎间盘感染的典型表现。B. 矢状位 $T_1WI$ 可见 $L_{2-3}$ 椎间隙变窄,低信号向终板及 $L_{2-3}$ 椎间盘邻近椎体内扩展。C. $T_2WI$ 示 $L_{2-3}$ 椎间盘和周围椎体组织内高信号。这是椎间盘感染并椎体累及的典型 MRI 表现。然而,该患者患有肾性骨营养不良,而甲状旁腺功能亢进可导致关节及椎间盘呈感染样改变。必须结合临床,以避免不必要的活检。

虽然骨膜下骨吸收是甲状旁腺功能亢进的特征性改变,但该表现越来越少见,可能是因为现代医学对基础性肾病的疗效提高所致。

甲状旁腺功能亢进时导致骨硬化的原因尚不明确,目前尚无令人完全满意的理论来解释该现象。

# 骨质硬化

X 线检查中很少能见到弥漫性骨质硬化,但每个放射科医生都必须掌握骨质硬化的鉴别诊断。所幸,需鉴别的疾病不多,而且有缩小鉴别诊断范围的规则。

骨质硬化的鉴别诊断分 3 步:第 1 步,确认骨密度增高。这一步貌似听起来很简单,其实很难,投照条件的差异会影响摄片时骨密度的表现,并造成误导。第 2 步,一旦确定存在弥漫性骨质硬化,列出可能的疾病。这是最简单的一步,仅需要记忆即可,而且有帮助记忆的方法。第 3 步,通过寻找特征性的影像学表现来排除或纳入鉴别诊断列表,缩小鉴别诊断范围。不同的著作,弥漫性骨质硬化的疾病鉴别诊断列表不同。引起骨质硬化的疾病很多,只需要列出 95%~98% 的可能疾病就足够了,列表中无须包含驼背侏儒鲸综合征(humpback midget whale syndrome)。为避免漏诊,鉴别诊断列表可参考 Resnick 的著作[1]的索引,但是对临床医生而言价值不大(并不是说 Resnick 的书没用)。

弥漫性骨质硬化需要鉴别的疾病:
- 肾性骨营养不良(renal osteodystrophy)
- 镰状细胞病(sickle cell disease)
- 骨髓纤维化(myelofibrosis)
- 石骨症(osteopetrosis)
- 致密性骨发育不全(pyknodysostosis)
- 骨转移瘤(metastatic carcinoma)
- 肥大细胞增多症(mastocytosis)
- 畸形性骨炎(Paget's disease)
- 运动员(athletes)
- 氟中毒(fluorosis)

本文将概述这些疾病,尽量指出有助于疾病鉴别诊断的特征性表现。本鉴别诊断列表的优势是按弥漫性骨质硬化出现的频率排列,并不是说石骨症比畸形性骨炎或转移瘤常见,而是石骨症比畸形性骨炎或骨转移瘤更容易出现弥漫性骨质硬化。

## 肾性骨营养不良

任何能引起甲状旁腺功能亢进的疾病都能引起骨质硬化,其中肾病是最主要原因。如前所述,诊断肾性骨营养不良的必要条件是骨膜下骨质吸收,最早出现、也是最可靠的部位是中节指骨桡侧。虽然大多数肾性骨营养不良患者会出现骨质减少,但约10%~20%的患者会出现骨质硬化,其原因尚不清楚。

## 镰状细胞病

与肾性骨营养不良一样,镰状细胞病发生骨质密度增高的原因不明,只在小部分患者中出现。其他需要寻找的征象是骨梗死、椎体 H 型或椎体终板凹陷畸形(图 7-19),亦称为"鱼椎(fish vertebrae)"。

## 骨髓纤维化

本病是指骨髓进行性纤维化,见于 50 岁以上患者,伴贫血并脾大和髓外造血(图 7-20)。

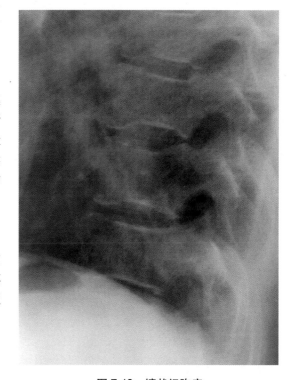

**图 7-19 镰状细胞病**
可见多个椎体的终板出现凹陷畸形(箭)。虽然未见骨质硬化,但所见骨小梁稍有增粗。椎体终板凹陷畸形是镰状细胞病的特征性表现,也称为"鱼椎"骨。

## 石骨症

石骨症又称为大理石骨症,为罕见遗传性疾病,全身骨骼密度极度增高(图 7-21),有先天性和迟发性两种,严重程度不同。特征性表现是"骨中骨",椎体常见,即正常椎体内出现小椎体(图 7-22)。另一特征性表现是"三明治样椎体",椎体终板硬化,呈三明治样表现(图 7-23)。诊断石骨症时,这些表现不一定都出现,但如无这些表现,则不太可能诊断该病。

---

[1] 译者注:*Diagnosis of Bone and Joint Disorders*,是骨放射学医生的圣经。

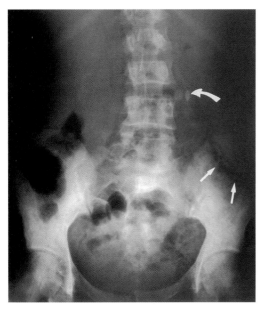

图 7-20 骨髓纤维化
骨质密度较均匀增高,以骨盆最为明显。可见脾重度增大(箭)和不透明的铁片剂影(弯箭),铁剂用于治疗常见于本病患者的贫血。

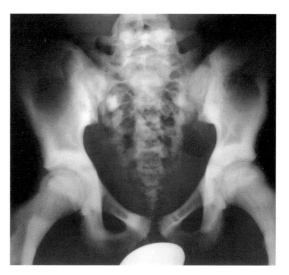

图 7-21 骨硬化症 1
骨骼弥漫性骨质硬化。

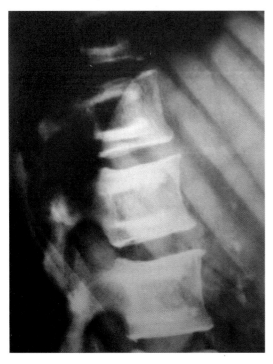

图 7-22 骨硬化症 2
可见椎体"骨中骨"表现。"骨中骨"常见于骨硬化症患者,偶见于其他疾病。

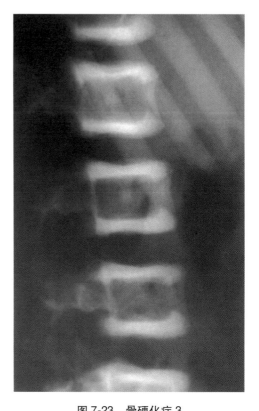

图 7-23 骨硬化症 3
"三明治样椎体",几乎是骨硬化症的特征性表现。注意勿与甲状旁腺功能亢进症中的"橄榄球衣状脊椎"的模糊硬化带相混淆。

## 致密性骨发育不全

致密性骨发育不全是伴有骨质硬化的先天性疾病，罕见。本病患者通常身材矮小、下颌骨发育不全。特征性影像学表现是末节指骨呈尖而致密的粉笔样改变（图7-24），没有其他疾病有此表现，但并不是每例致密性骨发育不全病例都有该表现。本病又称为Toulouse-Lautrec综合征。

## 骨转移瘤

弥漫性骨转移瘤很容易诊断。只有少数骨转移瘤（继发于前列腺癌或乳腺癌）呈弥漫性骨质硬化。如果出现骨皮质破坏或溶骨性改变，则鉴别诊断将变得简单。

## 肥大细胞增多症

肥大细胞增多症也可引起骨密度均匀增高，罕见，尚无其他特征性平片表现有助于诊断该病。上消化道造影显示小肠皱襞增厚并伴有结节（图7-25）。

## 畸形性骨炎

虽然畸形性骨炎常见，但罕见与其他弥漫性骨质硬化性疾病相混淆。畸形性骨炎常导致骨增大（图7-26），但并不是总出现。本病最常见于骨盆（图7-27），骨盆边缘的髂耻线通常会增粗。畸形性骨炎可发生在体内的任何骨，包括较小的手足骨（图7-28），通常不累及腓骨。

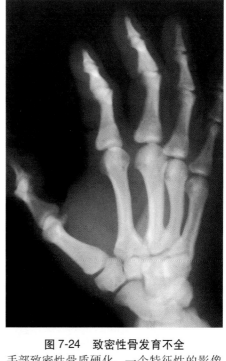

**图7-24 致密性骨发育不全**
手部致密性骨质硬化。一个特征性的影像学表现是末节指骨爪粗隆缺失，末节指骨变尖、硬化。

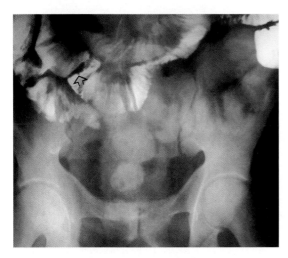

**图7-25 肥大细胞增多症**
全骨盆均匀性骨密度增高。注意其小肠皱襞增厚伴结节（箭），该征象常见于肥大细胞增多症。

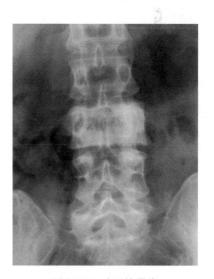

**图7-26 畸形性骨炎**
$L_3$椎体骨质过度增生、致密硬化。$L_3$左侧椎弓根骨质硬化、过度增生特别明显。

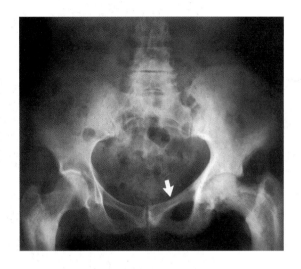

**图 7-27　畸形性骨炎 1**
左侧骨盆和左侧股骨近段广泛骨质致密硬化、骨体积稍增大。与右侧相比，左侧髂耻线增厚（箭）。该患者无弥漫性骨密度增高；因此，需要鉴别诊断的病变少很多。

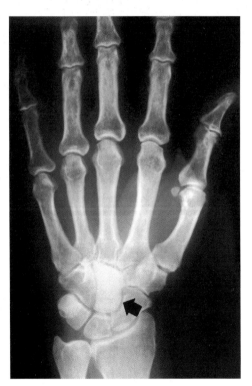

**图 7-28　畸形性骨炎 2**
头状骨致密硬化（箭）。尽管无明显的骨过度生长表现，但如本例均匀性累及单一骨的畸形性骨炎病例并不罕见。

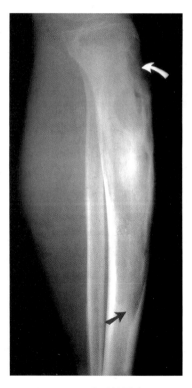

**图 7-29　畸形性骨炎 3**
可见胫骨远段火焰状或草叶状表现（箭）。该患者胫骨中段可见畸形性骨炎硬化期表现，而胫骨近段可见明显骨皮质破坏（弯箭），疑为肉瘤样变。

畸形性骨炎的 X 线表现分 3 期，即溶解期、硬化期、混合期（图 7-29）。溶解期病变常见锐利边缘，称火焰状或草叶状边缘。除胫骨外，发生于长骨的畸形性骨炎均始于骨端，若长骨中段受累而未累及骨端，则可排除本病。

虽然本病罕见，但鉴别诊断时应至少考虑畸形性骨炎，一旦想到了就很容易诊断。本病偶尔会累及大范围区域，如整个骨盆或全身骨骼。

畸形性骨炎累及颅骨时，常引起颅底增厚（图 7-30）。因为颅底不含骨髓，所以导致骨质硬化的骨髓源性病变（镰状细胞疾病和骨髓纤维化）不侵犯颅底，最典型的例子是地中海贫血，颅盖骨由于骨髓增生而增厚，但是颅底骨不增厚（图 7-31）。

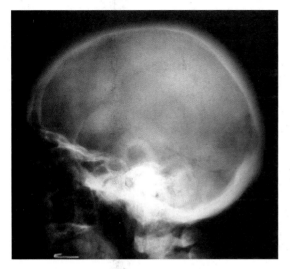

图 7-30　畸形性骨炎 4
颅骨侧位片可见其颅底骨质明显增厚。

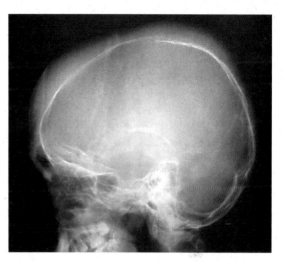

图 7-31　地中海贫血
颅盖骨明显增厚，颅底骨未受累及。

## 运动员

职业运动员的 X 线片常表现为骨皮质增厚。主要原因为应力增高使骨骼和肌肉肥大。因此在骨质硬化的鉴别诊断中纳入了正常运动员。

## 氟中毒

氟中毒是另一种可能被漏掉的少见疾病。氟中毒通常是由于某地区长期饮用大量含氟的饮用水所致，也可以由长期使用氟化钠治疗骨质疏松所致。氟中毒患者的 X 线表现通常会有韧带钙化。如果患者骨密度增高，但是无韧带钙化，则将氟中毒的诊断往后放，但是不排除。如果有韧带钙化，要首先考虑该病。骶结节韧带钙化是氟中毒的特征性表现。

## 结论

还有许多其他类疾病应该在代谢性骨病这章中介绍，但多极其罕见，日常工作中也很少见到。欲了解本章已叙述疾病的更多细节及一些更为少见疾病的信息，请延伸阅读。

（译者　于俪媛　董诚　郝大鹏）

## 参考文献

[1] Schilcher J, Michaelsson K, Aspenberg P. Bisphosphonate use and atypical fractures of the femoral shaft. *NEJM*. 2011;364:1728–1737.

[2] Hall FM. Bone-mineral screening for osteoporosis. *Opinion. AJR*. 1987;149:120–122.

[3] Helms C, Munk P. Pseudopermeative skeletal lesions. *Br J Radiol*. 1990;63:461–467.

# 第八章 杂 类

许多骨病、综合征不适合在之前的章节中讲述,但本书的目的是要尝试对肌骨放射学做全面的简介,故这些疾病必须提及。其中有很多只是简单的"Aunt Minnie"(指病变有独特影像学表现,诊断明确),只需见过一两次就能记住。本章内容做了严格限制——反之,本章就会尽管包括几十种疾病,但没有一种是常见病。此外,本章还需给后续版次预留添加的空间。由于缺乏更科学的排列方法,仅将这些病变按病名英文字母顺序排列讲述如下。

## 软骨发育不全

软骨发育不全是侏儒症最常见的病因,是一种先天性、遗传性软骨内骨化缺陷疾病。尽管全身骨骼均有异常,但股骨和肱骨比其他长骨受累更明显。脊柱椎弓根间距自上而下逐渐变窄(图 8-1)[1],与正常的椎弓根间距自上而下逐渐增宽刚好相反。几乎每例软骨发育不全均伴有此种椎弓根间距变窄的特征。长骨缩短但宽度正常,变得短粗。

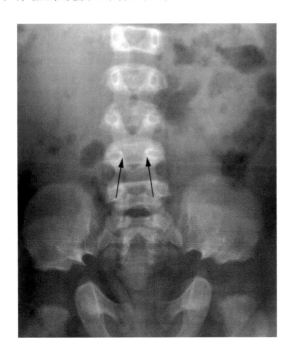

图 8-1 软骨发育不全
腰椎前后位片示椎弓根间距自上而下逐渐变窄(箭),此为本病的特征性表现。正常腰椎的椎弓根间距自上而下逐渐增宽。

## 缺血性坏死

缺血性坏死(avascular necrosis,AVN),又称为骨坏死(osteonecrosis),指由于血供减少而导致的骨细胞死亡和继发关节面骨质塌陷。AVN 的病因多种多样,最常见的包括创伤、应用类固醇和阿司匹林、镰状细胞病、胶原血管病、酗酒和特发性(表 8-1)。本病的放射学表现从斑片状骨质硬化(图 8-2)到

表 8-1 AVN 的常见原因

| 创伤 | 胶原血管病 |
|---|---|
| 类固醇 | 酗酒 |
| 阿司匹林 | 特发性 |
| 镰状细胞病 | |

关节面塌陷、碎裂(图8-3)。关节面塌陷之前,偶可见关节软骨下透亮影(图8-4),但该征象在AVN中出现较晚且多变。MRI在检出AVN和明确病变范围方面具有很高的价值(图8-2B),即使平片表现为正常。目前,MRI是评价关节AVN最有效的检查方法[2],不仅适用于髋关节AVN,还适用于膝、腕、足、踝等关节。

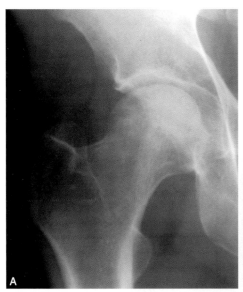
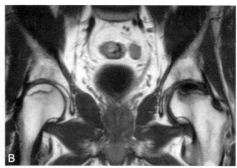

**图8-2 缺血性坏死1**
A. 髋关节正位片示股骨头斑片状骨质硬化,此为AVN较早期的平片表现。B. 双侧髋关节缺血性坏死,冠状位$T_1WI$示两侧髋关节有不同的表现,左侧为低信号,右侧为高信号,均符合缺血性坏死表现。

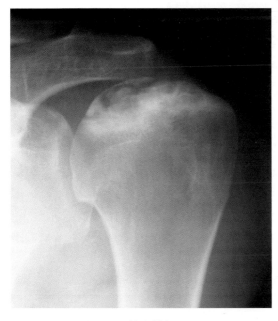

**图8-3 缺血性坏死2**
接受类固醇治疗的系统性红斑狼疮患者。缺血性坏死晚期,肩关节正位片显示关节面塌陷。

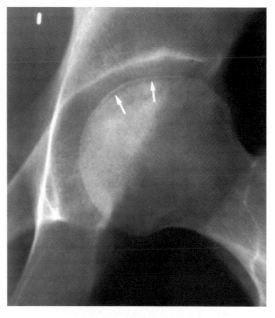

**图8-4 缺血性坏死3**
镰状细胞病患者。髋关节蛙式位片示股骨头软骨下透亮影(箭)和斑片状骨质硬化,提示缺血性坏死,此为缺血性坏死晚期表现。软骨下透亮影常在蛙式位片显示较佳。

## 进行性骨干发育不良

进行性骨干发育不良(engelmann)是一种先天性疾病,又称进行性骨干发育不良,表现为骨干皮质增厚,主要累及长骨,特别是下肢骨(图 8-5)。尽管本病可无症状,为偶然发现,但患儿亦可表现为肢体疼痛,呈"鸭步"步态,病情可迅速进展,导致重度骨髓腔闭塞,继而发生贫血。

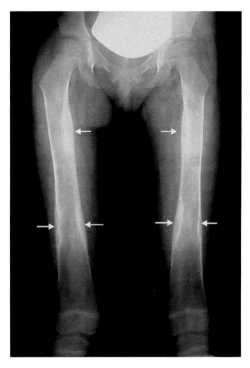

图 8-5 进行性骨干发育不良
股骨正位片显示双侧骨干皮质增厚(箭)。

## 肥大性肺性骨关节病

肥大性肺性骨关节病(hypertrophic pulmonary osteoarthropathy,HPO)表现为杵状指、骨膜反应,通常发生于四肢(图 8-6),伴或不伴有骨痛。本病最常见于肺癌患者,也可继发于支气管扩张、胃肠道疾病和肝脏疾病等。继发于远隔脏器恶性肿瘤或其他病变的骨膜反应的真正形成机制目前尚不明确。导致长骨不伴骨异常的骨膜反应的病变包括 HPO、静脉淤滞、甲状腺杵状指(thyroid acropachy)、皮肤骨膜肥厚症(pachydermoperiostosis)和创伤(表 8-2)。

表 8-2 骨膜反应而无基础性骨质异常

| 创伤 | 静脉淤滞 |
| --- | --- |
| 肥大性肺性骨关节病 | 甲状腺杵状指 |
|  | 皮肤骨膜肥厚症 |

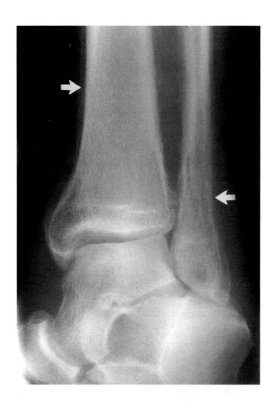

图 8-6 肥大性肺性骨关节病
支气管肺癌伴下肢痛患者。沿胫骨、腓骨骨干远段可见骨膜反应（箭），此为肥大性肺性骨关节病的特征性表现。

## 肢骨纹状肥大

肢骨纹状肥大又称为蜡泪样骨病，是一种罕见的特发性疾病，特点是近长骨骨端处骨皮质增厚、新生骨形成，通常偏侧受累，如流注的蜡油（图 8-7）。病变可跨越关节波及数个相邻骨骼并出现症状。蜡泪样骨病与条纹状骨病、骨斑点症（见本章后文）有某种联系或部分重叠，均表现为不同形式的皮质骨增生。

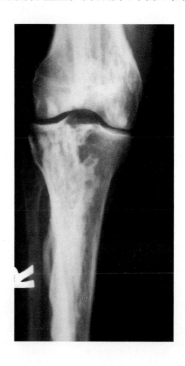

图 8-7 蜡泪样骨病
胫骨外侧骨皮质可见致密的波浪状新生骨，如流注的蜡油，是蜡泪样骨病的典型征象。在股骨远段亦可见到类似改变。

## 黏多糖贮积症(黏多糖贮积症Ⅳ型、黏多糖贮积症ⅠH型和黏多糖贮积症Ⅱ型)

黏多糖贮积症是一组遗传病,以不同种类的黏多糖在体内异常贮积并经尿排泄为特点,如硫酸角质素(黏多糖贮积症Ⅳ型)和硫酸乙酰肝素(黏多糖贮积症ⅠH型)。患者身材矮小,主要由脊柱缩短所致,在平片上有特征性表现:黏多糖贮积症Ⅳ型患者脊柱正位片表现为扁平椎(椎体普遍性变扁),侧位片表现为椎体前缘中部呈"喙"状突出(图8-8)。黏多糖贮积症ⅠH型和黏多糖贮积症Ⅱ型患者扁平椎的"喙"状突出位于椎体前下缘(图8-9)("中央喙"是黏多糖贮积症Ⅳ型,"下缘喙"是黏多糖贮积症ⅠH型

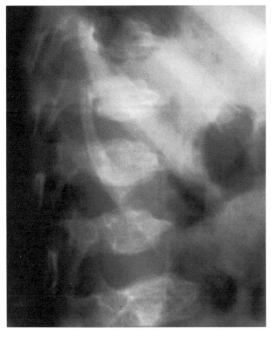

图8-8 黏多糖贮积症Ⅳ型
脊柱侧位片示位于椎体中央的"喙"或前缘骨性突出。

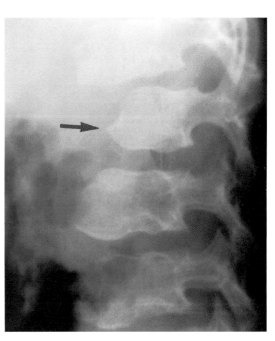

图8-9 黏多糖贮积症ⅠH型 1
脊柱侧位片示椎体前下缘的骨性突出(箭)。

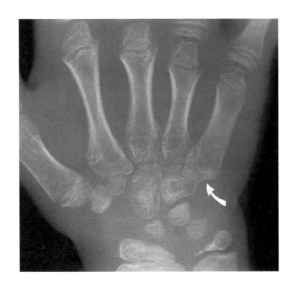

图8-10 黏多糖贮积症ⅠH型 2
手正位片示第5掌骨基底部切迹(箭),这是所有类型黏多糖贮积症的共同特征性表现。

和黏多糖贮积症Ⅱ型)。上述综合征患者骨盆的表现与软骨发育不全患者类似,均表现为髂骨翼增宽、外展和股骨颈增宽。手的特征性表现为第5掌骨近段变尖,基底部尺侧缘有一切迹(图8-10)。

## 遗传性多发性外生骨疣

本病并不少见,又称为骨干续连症(diaphyseal aclasia),是一种遗传性、家族性疾病,表现为多发性骨软骨瘤(或外生骨疣)。骨软骨瘤是一种有蒂或无蒂的骨性突起,表面覆有软骨帽。遗传性多发性外生骨疣几乎均累及膝关节(图8-11)。本病实际的恶变率可能不到1%,与单发性骨软骨瘤一样,越靠近中轴线的病灶越容易恶变,越位于外周的病变越不易恶变。本病常累及股骨近段,并有特征性表现(图8-12)。

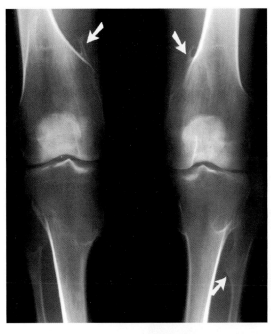

图8-11　遗传性多发性外生骨疣1
几乎所有的遗传性多发性外生骨疣患者均有膝关节受累,典型表现不仅是多发性外生骨疣(箭),而且还有干骺端明显的倒置管形(增宽)。

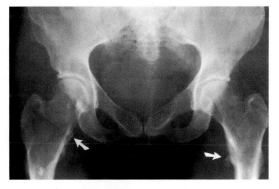

图8-12　遗传性多发性外生骨疣2
本病常累及股骨颈,如本例,表现为倒置管形,通常有1个或多个外生骨疣(箭)。注意病变还累及耻骨上支和耻骨联合。

## 骨样骨瘤

骨样骨瘤病因不明,可能是感染(细菌或病毒性)、缓慢生长的肿瘤,或其他。骨样骨瘤是疼痛性病变,几乎仅见于30岁以下人群,手术切除可成功治愈,如今多采用经皮射频消融。服用阿司匹林常能迅速缓解疼痛,可代替手术。骨样骨瘤的典型临床表现是"夜间痛,服用阿司匹林缓解"。然而,许多骨样骨瘤患者并无此表现,且大多数疼痛性肌骨病变均夜间加重并服用阿司匹林缓解,但不能以此点作为鉴别诊断依据。

骨样骨瘤影像学表现典型,但实际上,骨的表现多种多样,不易诊断[3]。典型的影像学表现是发生于长骨皮质的硬化灶,内含小透亮区,称为瘤巢(图8-13A)。正是瘤巢导致疼痛及瘤巢周围的反应性骨质硬化,对瘤巢行手术切除或经皮射频消融,可完全消除疼痛。CT 和放射性核素骨扫描有助于对瘤巢的准确定位(图 8-13B、图 8-13C)。

如果骨样骨瘤的瘤巢位于骨髓腔或关节内,而不是在骨皮质内,则瘤巢周围的反应性骨质硬化要轻得多,此时病变的整体表现与常见的发生于骨皮质内的病变有所不同,不表现为骨质硬化。高达 80%

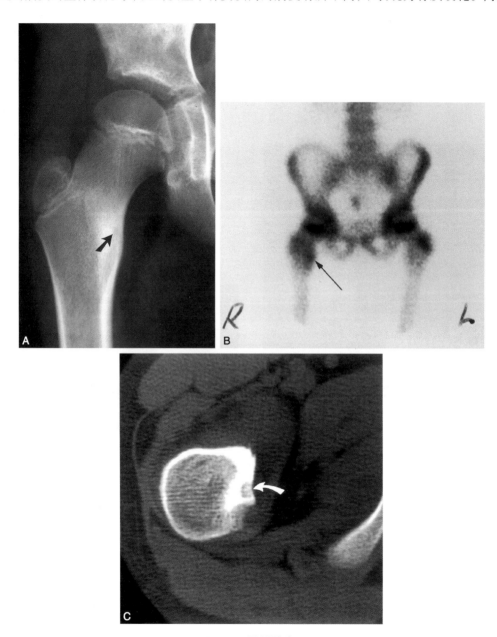

图 8-13　骨样骨瘤 1
A.髋部疼痛患儿。股骨正位片示股骨内侧近小转子处的硬化区,内含小透亮影(箭),该透亮影为骨样骨瘤的瘤巢。骨髓炎也可有同样的表现。B.放射性核素骨扫描显示股骨近段的浓聚区,与平片上的反应性新骨形成相对应。此外,注意大浓聚区内的另一个小浓聚区(箭),与平片上的瘤巢相对应,此征象称为"双密度征"。C.股骨 CT 扫描能更清楚地显示股骨内侧的骨质硬化和透亮的瘤巢(箭)。相比于平片,CT 和骨扫描能为外科医生提供更精确的瘤巢解剖定位。

的骨样骨瘤位于骨皮质内,其余多位于骨髓腔。发生于骨膜内的骨样骨瘤罕见,伴有重度骨膜炎。

瘤巢本身通常是透亮的,内部常随病变进展出现钙化。随后,会出现类似骨髓炎的死骨样表现。如果瘤巢完全钙化,会与周围的骨质硬化融合,在多数 X 线片上就无法分辨。因此,骨样骨瘤的诊断不能依赖于是否检出瘤巢。

骨样骨瘤与骨髓炎表现类似,不论瘤巢表现如何,都很难通过平片、CT 或 MRI 对二者进行鉴别。然而,因为瘤巢血供极为丰富,放射性核素骨扫描显像呈显著浓聚。骨样骨瘤的浓聚区有两个,一个与反应性骨质硬化对应,另一个与瘤巢对应(图 8-13~图 8-15),此征象称为"<u>双密度征(double-density sign)</u>"[4]。相反,骨髓炎有对应于平片上透亮区的放射性稀疏区域,代表无血供的脓性物质。因骨样骨瘤少见于 30 岁以上的患者,故骨样骨瘤可能自行消退。

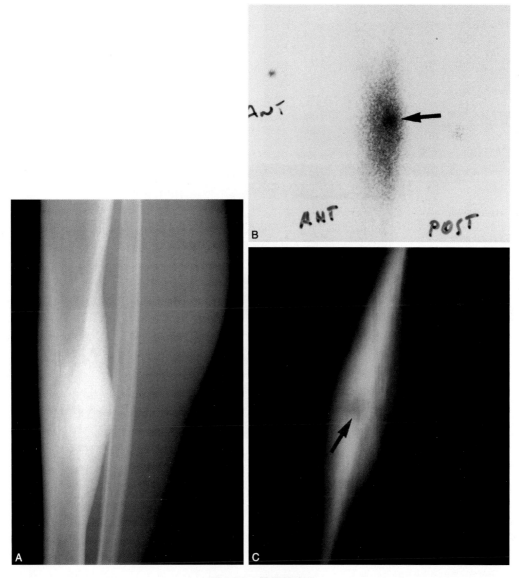

**图 8-14　骨样骨瘤 2**
A. 下肢疼痛患儿。胫骨侧位片示胫骨骨干后部皮质增厚,硬化区内未见透亮影。B. 放射性核素骨扫描示与胫骨骨质增生硬化区相对应的核素浓聚,中央有更明显浓聚区(箭),即骨样骨瘤的"双密度征";C. 手术标本示瘤巢(箭)表现为硬化区内的稍透亮影。

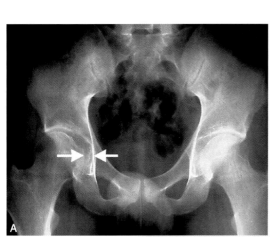
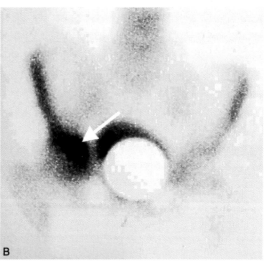
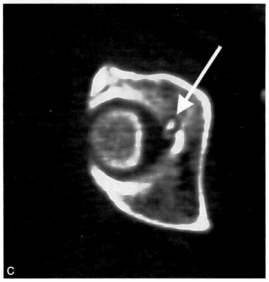

**图 8-15　骨样骨瘤 3**

A. 患者,男,24 岁,右侧髋部疼痛。髋关节正位片示右侧泪滴距(箭)较左侧增宽,提示关节腔积液。因未见其他异常征象,故行抽吸性关节造影,以排除感染。最终发现除关节积液外,并无其他异常;关节积液培养结果为阴性。B. 放射性核素骨扫描,用于判断疼痛是否因缺血坏死或应力性骨折所致。可见遍布右侧髋臼的浓聚区,内有一更显著浓聚区(箭),即"双密度征"。C. 髋臼 CT 扫描,显示一透亮瘤巢,部分钙化(箭),此为骨样骨瘤的典型表现;然而,骨髓炎伴死骨也会有完全相同的 CT 表现,但骨髓炎在核素骨扫描中不会出现"双密度征"。

## 条纹状骨病

条纹状骨病又称为 Voorhoeve 病,表现为多发的宽为 2~3mm 的线状致密骨纹,与骨的长轴平行(图 8-16)。本病通常累及多块长骨,患者无症状,一般为偶然发现。

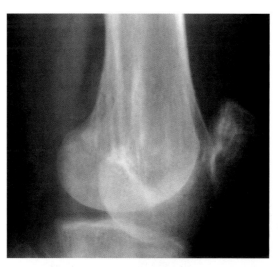

图 8-16　条纹状骨病
股骨远段见多条线状致密条纹影,此为条纹状骨病的特征性表现。

## 全身脆弱性骨硬化

全身脆弱性骨硬化(骨斑点症)是遗传性疾病,常为偶然发现,表现为多发的小致密骨斑点(3~10mm),主要累及长骨末端和骨盆(图 8-17)。患者无症状,除易与弥漫性成骨性转移混淆外,本病并无实际临床意义。

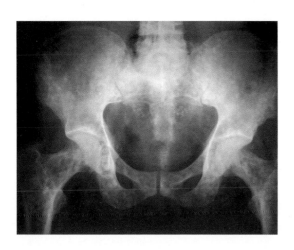

图 8-17　全身脆弱性骨硬化
骨盆正位片示散布于骨盆和股骨的多发小圆形灶状致密影,此为全身脆弱性骨硬化的特征性表现。本病偶可被误诊为肿瘤转移。

## 厚皮性骨膜病

厚皮性骨膜病(pachydermoperiostosis)是罕见的家族性疾病,表现为四肢骨骨膜增生、四肢及面部皮肤肥厚、杵状指,多见于非洲裔美国人。厚皮性骨膜病的骨膜反应与肥大性肺性骨关节病类似(图 8-18),但厚皮性骨膜病很少出现疼痛。

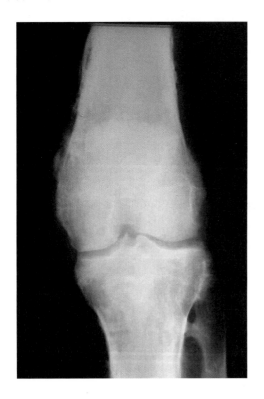

**图 8-18 厚皮性骨膜病**
患者,男,50 岁,黑种人。膝关节正位片示膝关节组成骨广泛性骨膜反应,此为厚皮性骨膜病的特征性表现。

## 疼痛性骨髓水肿

关于疼痛性骨髓水肿的最早报道是在髋关节,被称为髋关节特发性一过性骨质疏松(idiopathic transient osteoporosis of the hip, ITOH)。本病的影像学表现最早见于平片,患者多为中青年(30~50 岁)男性,表现为不明原因的突发、剧烈髋关节疼痛,呈自限性(通常持续 6 个月左右),需姑息治疗。当 MRI 应用于临床后,发现本病特征性表现为股骨头和股骨颈的弥漫性骨髓水肿(图 8-19)。疼痛性骨髓水肿常累及膝关节,MRI 表现为股骨内侧髁或外侧髁的弥漫性 $T_2WI$ 高信号(图 8-20),较少累及胫骨平台,$T_2WI$ 高信号与膝关节异常不成比例。骨挫伤可能会有这种表现,但疼痛性骨髓水肿无创伤史。患者需限制负重(protected weight bearing),以避免发生软骨下骨折。约一半患者在首次 MRI 检查中已发现微骨折;部分负重患者在随访 MRI 检查中发现骨折。

疼痛性骨髓水肿常累及足和踝,在踝关节表现为弥漫分布、散在小灶状 $T_2WI$ 高信号(图 8-21),与膝关节、髋关节的表现不同。很多时候,疼痛性骨髓水肿在患者多个关节(髋、膝或踝关节)每隔数月或数年反复发作,被称为局限性游走性骨质疏松(regional migratory osteoporosis)[5]。

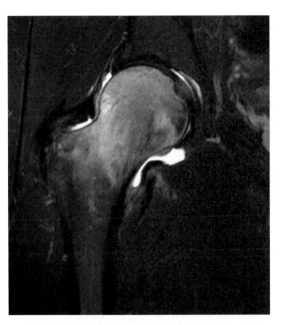

**图 8-19　髋关节特发性一过性骨质疏松**
患者突发髋关节疼痛，无创伤史。冠状位 $T_2WI$ 示髋关节弥漫性高信号，此为髋关节特发性一过性骨质疏松的特征性表现。

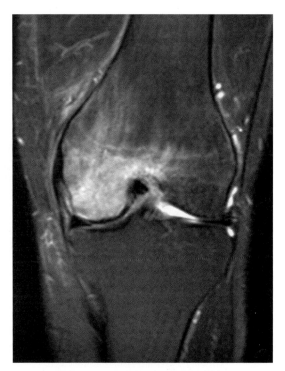

**图 8-20　膝关节疼痛性骨髓水肿**
患者突发膝关节疼痛，无创伤史。冠状位 $T_2WI$ 示股骨内侧髁弥漫性高信号，邻近关节软骨未见异常。此为疼痛性骨髓水肿的特征性表现。

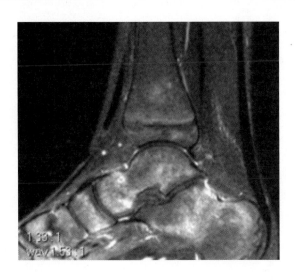

**图 8-21　踝关节疼痛性骨髓水肿**
患者突发踝关节疼痛。矢状位 $T_2WI$ 示踝关节弥漫点状高信号，此为踝关节疼痛性骨髓水肿的特征性表现。

# 结节病

结节病是非干酪性肉芽肿性疾病，主要侵犯肺部。当累及骨骼肌肉系统时，主要侵犯手部，脊柱和长骨偶有受累。手部结节病表现为特征性花边状骨质破坏（图8-22），单手或双手多个指骨受累，因其X线表现典型，以致无须与其他疾病鉴别。

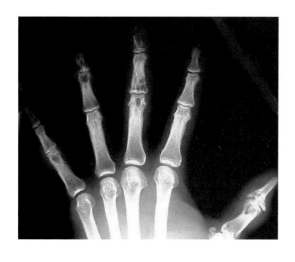

图 8-22 结节病
手正位片示多发溶骨性改变,其中多个病灶呈花边状改变。

## 股骨头骨骺滑脱

股骨头骨骺有向内侧滑动的趋势。股骨头骨骺滑脱主要见于超重的青少年男性,也可见于甲状旁腺功能亢进的患者,或为特发性。在骨盆或髋关节正位片上,可通过如下方法识别股骨头骨骺滑脱:沿股骨颈外侧缘划线,正常时,此线应与股骨头骨骺相交约 1/4;股骨头骨骺滑脱时,此线与骨骺极少或不相交(图 8-23)。本病通常双侧发病,治疗需采用股骨头骨骺钢针内固定。

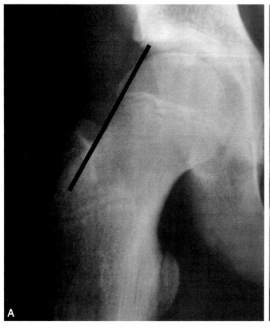
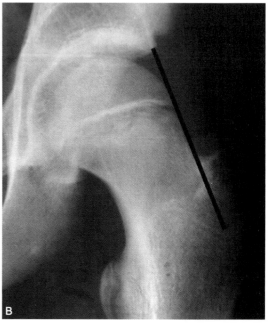

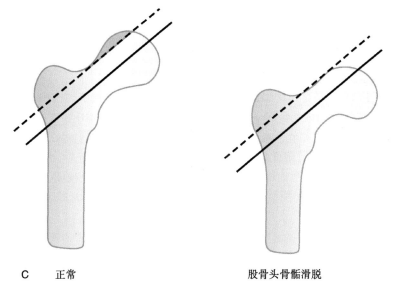

图 8-23 股骨头骨骺滑脱

患儿髋关节正位片。与右侧（A）对比，左侧（B）股骨头骨骺向内侧滑脱。尽管滑脱很轻微并且很难察觉，但在正常的一侧（A）沿股骨颈外侧缘画一条线，可见此线与股骨头骨骺有部分相交，然而在左侧（B）以相同方式画线，几乎与骨骺不相交。正常髋关节和有股骨头骨骺滑脱（C）的髋关节示意图可见与股骨颈平行的一条线（实线）移动至股骨颈外侧缘（虚线），正常时会与股骨头骨骺有部分相交（阴影），而股骨头骨骺滑脱时则不相交。

（译者 冯硕 聂佩 满凤媛）

# 参考文献

[1] Mankin H. Nontraumatic necrosis of bone (osteonecrosis). *N Engl J Med*. 1992;326:1473–1479.

[2] Mitchell D, Kressel H, Arger P, Dalinka M, Spritzer C, Steinberg M. Avascular necrosis of the femoral head: morphologic assessment by MR imaging, with CT correlation. *Radiology*. 1986;161: 739—42.

[3] Marcove R, Heelan R, Huvos A, Healey J, Lindeque B. Osteoid osteoma. Diagnosis, localization, and treatment. *Clin Orthop Relat Res*. 1991;267: 197—201.

[4] Helms CA, Hattner RS, Vogler III J. Osteoid osteoma: radionuclide diagnosis. *Radiology*. 1984;151(3): 779—84.

[5] Korompilias AV, Karantanas AH, Lykissas MG, Beris AE. Bone marrow edema syndrome. *Skeletal Radiology*. 2009;38:425–436.

# 第九章　膝关节磁共振成像

膝关节MRI是目前临床最常用的影像学检查之一。不仅因为膝关节损伤患者多,更重要的是因为MRI能高度准确地评价膝关节内紊乱(internal derangement)。膝关节MRI检查的准确率为85%~95%,几乎所有的顶尖骨科医生做膝关节手术时均离不开MRI的引导。对拟行膝关节镜手术的患者术前行MRI检查能够节省大量开支(还可降低患者的发病率)。行术前MRI检查后,很多患者不需再行膝关节镜检查,而需手术者则获得了更全面的术前评估(未直接节省开支,但很明显有益于手术方案的制订)[1]。膝关节MRI扫描有很高的阴性预测值;因此,膝关节MRI检查正常即可高度准确地排除膝关节内紊乱[2-3]。

要获得最高的诊断准确率,要做到如下几点。第一,也是最明显的,要有高质量的图像。这需要应用恰当的MRI方案。第二,了解膝关节内紊乱的基本影像学特点是获得高诊断准确率的关键。第三,了解影像诊断陷阱,如可能与病变相混淆的正常变异,会进一步提高诊断准确性。本章将深入探讨恰当的成像方案、基本影像学征象和影像诊断陷阱。

## 成像方案

恰当的MRI方案对诊断准确率至关重要。矢状位$T_1WI$[质子密度加权成像(proton density weighted image,PDWI)]是半月板检查必不可少的序列。建议方案:层厚4mm或5mm,小FOV(12~14cm),矩阵至少为192。膝关节MRI时,应采用膝关节专用线圈,膝关节外旋5°~10°(不超过10°),以使前交叉韧带位于成像平面。矢状位自旋回波(spin echo,SE)$T_2WI$或梯度回波(gradient recalled echo,GRE)$T_2^*WI$主要用于交叉韧带和软骨的检查。在SE $T_2WI$图像上难以发现的半月板撕裂,在PDWI可以清晰显示。因此,半月板和交叉韧带检查主要采用矢状位成像。冠状位及轴位也可以显示半月板和交叉韧带,但其显示异常的能力不及矢状位。

冠状位成像用于检查侧副韧带和发现有无半月板关节囊分离,这些异常一般仅见于$T_2WI$,不需做冠状位$T_1WI$,因其所显示的异常在矢状位均可显示清楚。冠状位GRE $T_2^*WI$或快速自旋回波(fast spin echo,FSE)$T_2WI$必不可少。FSE(也称为TSE)序列应采用脂肪抑制,以便分辨水和脂肪。

冠状位$T_1WI$不能提供额外信息,反而会掩盖一些明显的异常。先前的膝关节MRI方案都包括冠状位$T_1WI$。科研论文、专著和各学者都会提供标准成像方案,但均从未认真考虑每个序列的作用。在20世纪80年代后期与一位放射科住院医师一起读膝关节的MRI图像,笔者要他报内侧副韧带部分撕裂不除外,并要求加做冠状位$T_2WI$排除半月板关节囊分离。这是他在那个星期第2次或第3次被如此要求,因此,他问"既然在冠状位$T_1WI$上得不到任何有价值的信息,又常不得不模棱两可地下诊断或加做冠状位$T_2WI$,为何不常规做冠状位$T_2WI$呢?"笔者告诉他先解决手头病例的报告问题,科室会解决成像方案问题。2周后他轮转到其他科室,科室开始把冠状位$T_2WI$列入常规膝关节成像方案。这位住院医师功不可没!

轴位图像起初被技师用来做定位像,后来被用来观察髌股关节软骨和检出关节积液并对其定性。与冠状位图像一样,必须采用$T_2WI$,以便显示病变。

脂肪抑制矢状位$T_1WI$或PDWI等对半月板敏感的序列能够提高半月板信号的动态范围,从而更清晰地显示半月板病变。脂肪抑制成像去除了骨髓高信号的干扰,使半月板更易于被观察。

短TE的FSE序列(FSE PDWI)有助于半月板撕裂的观察,但是还有些研究认为这些序列会降低半月板撕裂检出的敏感性。有研究报道 FSE PDWI 检出半月板撕裂的敏感性约为 80%，而传统的 SE 序列的敏感性接近 95%[4]。如果将半月板撕裂的检出敏感性从 95% 降低到 80% 以节省 3 分钟时间（FSE 唯一的优势），那么省下的时间比诊断的准确率更有价值。

目前建议的成像方案包括脂肪抑制矢状位 SE PDWI 序列和矢状位、冠状位和轴位脂肪抑制 FSE $T_2WI$ 序列（表 9-1）。成像方案可有多种变化，出于多种原因，许多医疗机构使用 GRE 序列而不是 FSE 序列。

表 9-1　膝关节成像方案

| 方位 | TR/TE | Nex | 矩阵 | 脂肪抑制 | 层厚/mm | FOV/cm |
|---|---|---|---|---|---|---|
| 矢状位 | 2 000/20 | 1 | 192 | 是 | 4 | 14 |
| 矢状位 | 4 000/70 | 2 | 192 | 是 | 4 | 14 |
| 冠状位 | 4 000/70 | 2 | 192 | 是 | 4 | 14 |
| 轴位 | 4 000/70 | 2 | 192 | 是 | 4 | 14 |

注：Nex，激励次数。

# 半月板

正常半月板是纤维软骨，呈"C"形，在 $T_1WI$ 和 $T_2WI$ 上呈均匀一致低信号（图 9-1）。在 $T_2^*WI$ 序列上，通常能显示半月板内部信号。除儿童，半月板在 $T_1WI$ 出现任何信号均属异常；儿童半月板在 $T_1WI$ 有信号是正常的，代表供血血管。半月板异常信号未达关节面表示其内部变性（图 9-2），为纤维软骨黏液样变性所致，最可能提示半月板老化和正常的磨损，患者无症状，不能作出半月板撕裂的诊断。因此，有些医生主张影像报告中不提内部变性情况。

当高信号达半月板上或半月板下关节面时，诊断为半月板撕裂（图 9-3、图 9-4）。必须注意，只有当

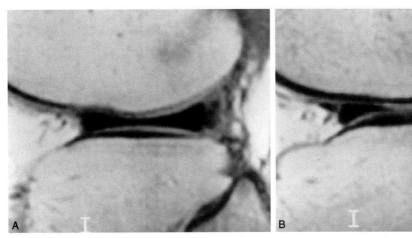

图 9-1　正常半月板
A. 外侧半月板于矢状位 $T_1WI$ 表现为均匀低信号。此为经半月板体部层面，因为半月板在该层面呈领结形。层厚 4mm 或 5mm 时，应有两个层面能显示半月板的体部。B. 矢状位 $T_1WI$，正常外侧半月板前角（左侧）和后角均呈均匀低信号。

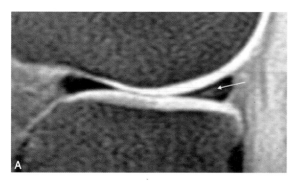 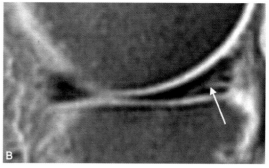

图 9-2　内部变性

A. 半月板后角见少许中等信号(箭),未导致半月板关节面中断,此为内部变性。B. 半月板后角见线状高信号(箭),该信号未导致关节面中断,因此这也是内部变性。

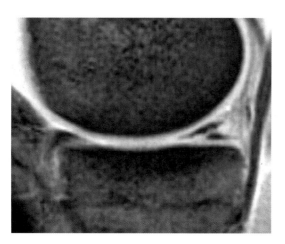 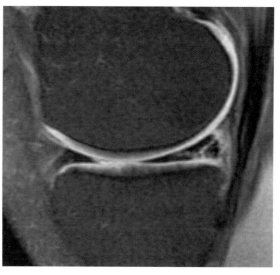

图 9-3　半月板撕裂 1

脂肪抑制矢状位 $T_1WI$ 示半月板后角线状高信号致下关节面中断。这是半月板斜行撕裂的表现。

图 9-4　半月板撕裂 2

脂肪抑制矢状位 $T_1WI$ 示半月板后角线状高信号致下关节面中断,并呈放射状改变,这是复杂半月板撕裂。

高信号导致半月板关节面中断时,才能称为半月板撕裂。当高信号接近半月板关节面时,不论其是否导致关节面中断,很多放射科医生会过度诊断其为半月板撕裂。不仅住院医师和专科培训医师的报告经常这样写,而且大多数关于膝关节 MRI 诊断半月板撕裂准确率的文献认为其特异性比敏感性低(即假阳性结果多于假阴性结果)。用卡片或拇指盖住半月板,仅留半月板关节面边缘:如果半月板关节面边缘明显呈连续的细线,那么就不存在半月板撕裂;如果边缘中断,即为半月板撕裂,从而可避免出现假阳性。

半月板撕裂的形态和位置多样,最常见的是发生于内侧半月板后角达下关节面的斜行撕裂。有部分病例(约 10%)不能确定高信号是否达半月板关节面,对这些病例,一般建议发报告时保持中立,不要给外科医生明确的诊断,外科医生可凭借其临床经验来决定是否进行关节镜检查,如需行关节镜检查,MRI 可助其发现可疑撕裂的位置。De Smet 认为,只在 1 个层面矢状位像上出现半月板撕裂信号,应考虑可疑半月板撕裂[5]。如果仅有 1 个层面矢状位像显示"撕裂",则只有 56% 的内侧半月板和 30% 的外侧半月板有撕裂。排除这些模棱两可的病例,其余病例的诊断准确率极高。

桶柄状撕裂是另外一种常见的半月板撕裂,且经常被放射科医生漏诊。桶柄状撕裂属于垂直的纵向撕裂,能导致半月板内侧游离缘移位到髁间窝位置(图 9-5)。半月板桶柄样撕裂最容易识别的征象是半月板体部只在矢状位像的 1 个层面呈"领结形"(图 9-6)。正常情况下,在矢状位像上,半月板可在连续两个层面上看到"领结形"改变,因为正常半月板宽度是 9~12mm,矢状位层厚为 4~5mm。桶柄状撕裂在冠状位会表现为半月板缩短和截断;但是,撕裂的半月板形态常会发生重构,导致截断征无法显示(图 9-7)。在矢状位或冠状位像上,髁间窝内可见半月板移位的内侧缘(桶"柄")(图 9-8)。

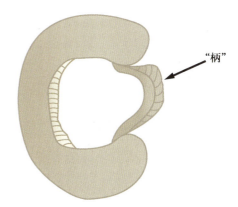

图 9-5　桶柄状撕裂示意图 1
半月板游离缘移位为桶"柄"。

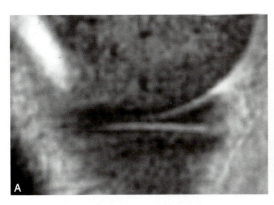
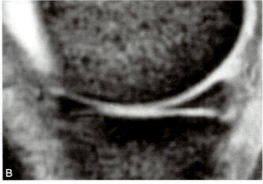

图 9-6　桶柄状撕裂
矢状位梯度回波成像,内侧半月板最内侧层面呈"领结形",代表半月板体部(A),其邻近图像(B)见正常前角和后角。但是,正常时矢状位应有连续两个层面显示"领结形",只有一层显示时提示桶柄状撕裂。(左侧为前)

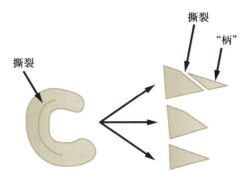

图 9-7　桶柄状撕裂示意图 2
轴位(左侧)示垂直纵向撕裂在冠状位(右侧)不同时期的情况。在游离缘移位之前,撕裂或已可显示(右上);游离缘(或"柄")移位后,残余的半月板呈截断表现(右中);承重后,截断的半月板变为锐利的三角形,只是宽度较正常减小(右下)。

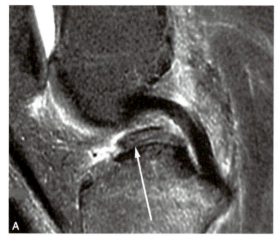 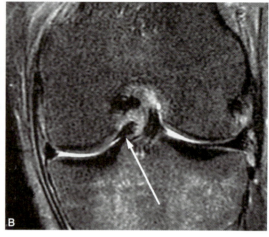

图 9-8 桶柄状撕裂的移位片段

经髁间窝层面矢状位(A)和冠状位(B)T₂WI 示移位的游离片段或"柄"(箭)紧邻后交叉韧带前方。

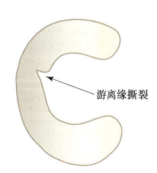 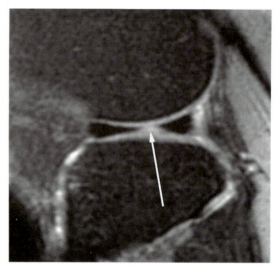

图 9-9 鹦鹉嘴样撕裂

半月板游离缘放射状撕裂,称为鹦鹉嘴样撕裂。

图 9-10 放射状撕裂

半月板放射状撕裂患者。经内侧半月板体部层面矢状位成像,在最内侧层面上呈正常的"领结形"表现,其相邻图像见小裂隙(箭),提示半月板游离缘撕裂。注意前角的圆形尖端,可进一步证明撕裂的游离缘或鹦鹉嘴样撕裂。

另一类通过显示"领结形"矢状位层面数减少而得以诊断的半月板撕裂为放射状撕裂或鹦鹉嘴样撕裂。放射状撕裂是半月板游离缘的撕裂(图 9-9),比较常见。在矢状位像上,当只有 1 个层面显示"领结形",邻近层面在本应出现"领结形"的位置出现小裂隙(桶柄状撕裂会出现大裂隙)(图 9-10),即应考虑有放射状撕裂。前角和/或后角的三角形通常呈圆形或截断状改变而非尖端状。

对膝关节 MRI 阅片初学者最有用的建议是重视"领结"征,即正常情况下,在矢状位上应有连续 2 个层面呈"领结形"[6]。重视此征象,则一般不会漏诊桶柄状撕裂,如后文所述,该征象也用于盘状半月板的诊断。在应用"领结"征时,应小心 4 个陷阱(表 9-2)。第 1 个陷阱,如果膝关节和半月板体积非常小,如儿童膝关节,虽无桶柄状撕裂,在 MRI 矢状位上也可能只有 1 个层面呈"领结形",2 个或 3 个层面

表 9-2 "领结"征陷阱

1. 体积小的膝关节的小半月板
2. 老年患者(>60岁),其半月板游离缘可能有磨损和退变
3. 成像范围不完全
4. 手术史

显示前角和后角,而成人正常大小的膝关节有 2 个层面呈"领结形",3 个或 4 个层面显示前角和后角。此外,在小尺寸膝关节,内侧半月板和外侧半月板均只有 1 个层面呈"领结形",同时累及内侧半月板和外侧半月板的桶柄状撕裂极为罕见。

"领结"征的第 2 个陷阱见于 60 岁以上患者。60 岁以上患者的半月板内侧游离缘常磨损,因此在矢状位上只能在 1 个层面观察到半月板体部,而可在 4 个或 5 个层面观察到前角和后角,貌似桶柄样撕裂。与发生于儿童或体积小的膝关节的陷阱不同,上述表现可能不会在 2 个半月板同时出现。此时,与真正的桶柄状撕裂区分点有两个:第一,总是存在半月板变性;第二,无移位的半月板碎片。

第 3 个陷阱是"领结"征只有在矢状位成像范围覆盖整个半月板时才能应用。如果技术员未从膝关节的最内侧或外侧缘开始进行矢状位成像,那么就不能显示整个半月板。诊断医生应快速判断半月板是否被完整覆盖。

第 4 个陷阱见于膝关节半月板部分切除术后。与桶柄状撕裂的鉴别点是此时没有移位的碎片(没有"桶柄")。上述 4 个陷阱都可以通过观察不到移位的半月板碎片识别。

盘状半月板是大的、盘形半月板,可有多种不同形状,包括透镜形、楔形、平板状和其他形状。尚不清楚它是先天性还是获得性疾病,但大多数发生在儿童或年轻人。外侧盘状半月板发生率达 3%,内侧盘状半月板罕见。盘状半月板比正常半月板更易撕裂,即使没有撕裂也会有症状。尽管通过冠状位成像显示半月板延伸到髁间棘这一征象,可以很容易地辨别出盘状半月板(图 9-11),但最可靠的诊断依据是在矢状位上连续 2 个层面以上见到半月板"领结"征(图 9-12)。因此,"领结"征即可用于诊断桶柄状撕裂(少于 2 个层面显示"领结"征),还可用于诊断盘状半月板(多于 2 个层面显示"领结"征)。如果成像层厚小于 4mm 或 5mm,"领结"征的判断应根据所采用的层厚作相应调整。

外侧半月板常见表现为近前角上缘的"撕裂",是膝横韧带插入所造成的假性撕裂(图 9-13)。膝横韧带向内穿过 Hoffa 脂肪垫止于内侧半月板前角,通过此征象易与真性撕裂鉴别。有时也可见膝横韧带在内侧半月板前角止点所致的假性撕裂,但较外侧半月板少见。

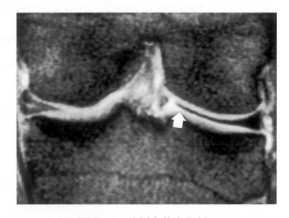

图 9-11 外侧盘状半月板 1
经髁间窝层面冠状位梯度回波成像见一大的外侧半月板组织向内延伸到胫骨棘(箭)。

半月板囊肿发病率约 5%,即使不伴半月板撕裂也可以引起疼痛。半月板囊肿病因不明,较常发生于盘状半月板。如无半月板撕裂,有些医生会采用经皮减压术并予以包扎;如伴有半月板撕裂,则行关节内手术。必须对是否伴有半月板撕裂作出准确诊断。半月板囊肿的板内部分一般在 $T_2WI$ 上不呈液体信号(图 9-14),从而误导许多影像科医生,降低了对半月板囊肿的检出率。半月板囊肿会使半月板增大、肿胀,除非囊肿进入邻近软组织(称为半月板旁囊肿)或通过半月板撕裂进入关节腔。半月板囊肿的形成并不代表伴有半月板撕裂。半月板撕裂的定义是半月板关节面中断。虽然伴有半月板囊肿的半月板比其他正常半月板更易发生撕裂,但仍有达 40% 的半月板囊肿并不伴有半月板撕裂[7]。

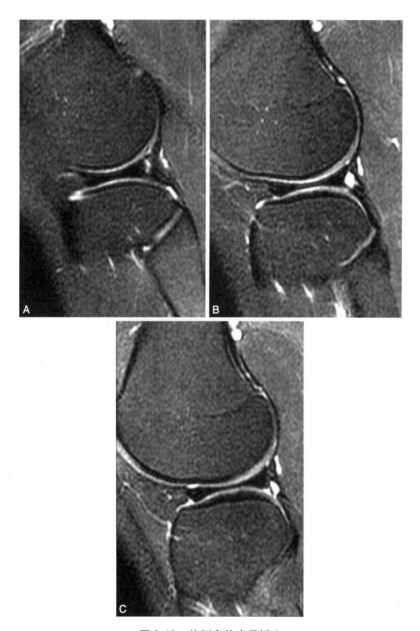

**图 9-12　外侧盘状半月板 2**

经外侧半月板的 3 层层厚为 5mm 的连续 $T_1WI$ 图像，自最外侧层面（A）向内侧层面延伸（B、C）；每一层面图像上均呈"领结形"。因为正常半月板体部应该只在两个层面图像上见到"领结形"改变，超过 2 个层面显示"领结形"改变是外侧盘状半月板的诊断特征（图 9-11 为同一膝关节的冠状位图像）。（左侧为前）

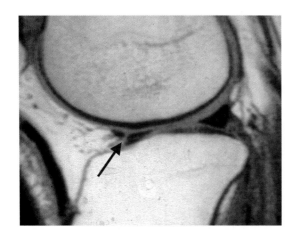

**图 9-13 膝横韧带假性撕裂**
经外侧半月板层面矢状位 $T_1WI$ 见线状高信号穿过前角上部(箭),与撕裂相似。这是半月板的膝横韧带插入点(另 1 例见图 9-1B)。(左侧为前)

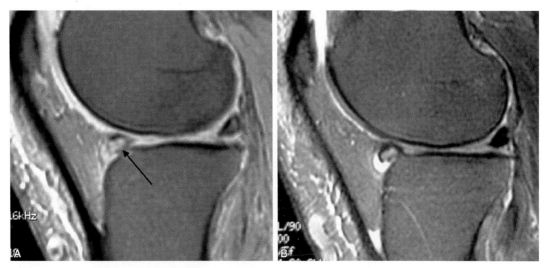

**图 9-14 半月板囊肿**
A. 经内侧半月板层面矢状位质子密度加权成像(PDWI)示前角肿胀、充满高信号(箭)。B. $T_2WI$ 示半月板周围呈水样高信号,半月板内部分仅为中等信号。

## 交叉韧带

交叉韧带比半月板的 MRI 更准确,其准确率接近 100%[8]。正常的前交叉韧带(anterior cruciate ligament,ACL)位于髁间窝内,在矢状位 $T_1WI$ 或 PDWI 上呈线状,以低信号为主,邻近胫骨内侧棘止点,常见少量线状条纹影(图 9-15A)。$T_2WI$ 是获得 ACL 撕裂最高准确率的必备成像序列,因为在 $T_1WI$ 上,液体和出血通常会使韧带显示不清(图 9-15B)。

ACL 完全撕裂最常见的 MRI 表现是 ACL 未显示(图 9-16),尽管有时也能显示韧带断裂(图 9-17)。ACL 部分撕裂或扭伤表现为结构完整韧带的高信号和/或松弛。ACL 部分撕裂或扭伤的 MRI 诊断通常不重要,因为治疗主要针对完全撕裂患者。多数情况下,关节镜无法分辨 ACL 是部分撕裂还是未撕裂。

ACL 囊肿易被误诊为 ACL 撕裂(图 9-18)。ACL 囊肿病因不明,但其基本上是由于液体在 ACL 纤维内及其周围聚集所致,从而导致 ACL 在矢状位呈肿胀的"鼓槌样"改变。曾有 ACL 囊肿因被误诊为

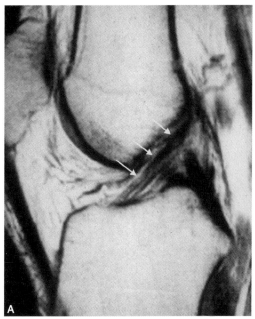
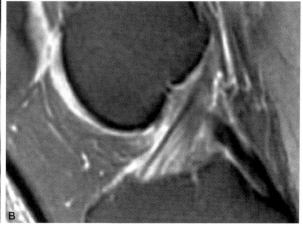

图 9-15　正常前交叉韧带

A. 经髁间窝层面矢状位 $T_1WI$ 示正常的前交叉韧带（箭）。B. 另外的患者，经髁间窝层面矢状位脂肪抑制 $T_2WI$ 示正常的前交叉韧带。

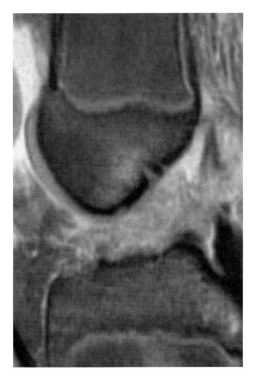

图 9-16　前交叉韧带撕裂 1

经髁间窝层面矢状位脂肪抑制 $T_2WI$，前交叉韧带未见显示，此为典型的前交叉韧带完全撕裂的表现。

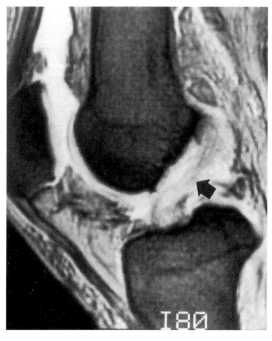

图 9-17　前交叉韧带撕裂 2

经髁间窝层面矢状位梯度回波成像示撕裂的前交叉韧带内的纤维影，此为前交叉韧带中央部断裂（箭）。

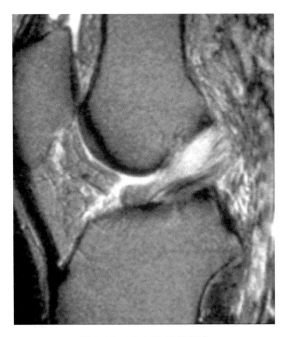

图 9-18 前交叉韧带囊肿

经髁间窝层面脂肪抑制矢状位 $T_2WI$ 示前交叉韧带呈"鼓槌样",内可见高信号,此为前交叉韧带囊肿的表现。

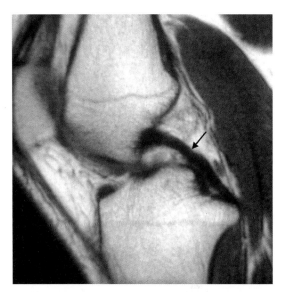

图 9-19 正常后交叉韧带

经髁间窝层面矢状位 $T_1WI$ 示正常的后交叉韧带,呈特征性的均一低信号(箭)。

肿瘤而行手术根除。ACL 囊肿为偶然发现,几乎无临床意义,在膝关节的发生率约 1%。尽管在 MRI 检查中常被误诊为 ACL 撕裂,但因为膝关节是稳定的,故几乎不会误导外科医生对其进行手术。

正常的后交叉韧带(posterior cruciate ligament, PCL)轻度弯曲,呈均匀低信号(图 9-19),撕裂少见,进行手术修复者就更少。PCL 撕裂的典型表现为后交叉韧带增粗,呈弥漫等信号(图 9-20)。撕裂的 PCL 通常形态完整,但会出现塑性变形(plastic deformation),从而使韧带不稳定,如同弹力短袜被过度拉伸。仅 1/3 的病例能见到韧带断裂或从股骨或胫骨撕脱的表现[9]。大多数骨科医生在行关节镜检查时甚至不会观察 PCL,当 PCL 撕裂时也不会去修复,因其极少引起膝关节不稳。虽然不是所有的外科医生都采用这种做法,很多医生还是认可这种观点的。当出现这种情况时,通过 MRI 对 PCL 的观察就显得无足轻重了。

在矢状位像上,紧邻 PCL 前方或后方,常见一圆形低信号结构,可能是游离体或撕裂的半月板碎片(图 9-21),但最可能的是半月板股骨韧带(简称"板股韧带")。板股韧带从股骨内侧髁斜穿过膝

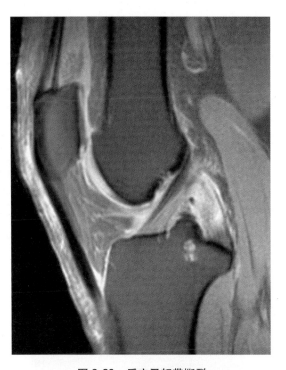

图 9-20 后交叉韧带撕裂

经髁间窝层面矢状位脂肪抑制质子密度加权成像(PDWI)示后交叉韧带脂肪化或增厚,呈弥漫性等信号,此为典型的后交叉韧带撕裂表现。

关节到外侧半月板后角(图9-22),在 PCL 前方走行的称为 Humphry 韧带,在 PCL 后方走行的称为 Wrisberg 韧带(图9-23)。膝关节 MRI 检查时,出现一种板股韧带的比例达72%。但两种均出现的比例不足5%。

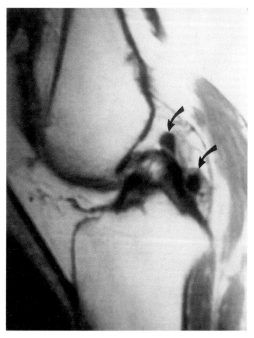

图 9-21　游离体
经髁间窝层面矢状位 $T_1WI$ 示两处圆形低信号结构(箭),为游离体。Wrisberg 板股韧带的表现可类似其中任一游离体。

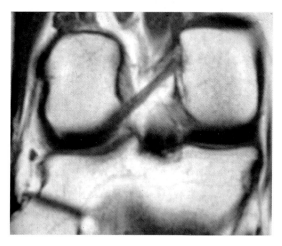

图 9-22　Wrisberg 韧带 1
冠状位 $T_1WI$ 示一从股骨内侧髁到外侧半月板的斜行结构,此为正常的 Wrisberg 韧带。

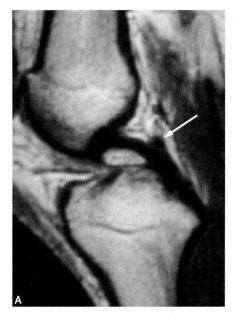

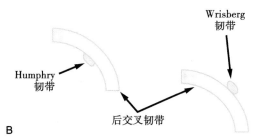

图 9-23　Wrisberg 韧带 2
A. 经髁间窝层面矢状位 $T_1WI$,于后交叉韧带(PCL)后方见一圆形低信号结构,此为 Wrisberg 韧带(箭)。B. 示意图可见 Wrisberg 韧带和 Humphry 韧带与后交叉韧带的关系。

Humphry 韧带或 Wrisberg 韧带在外侧半月板的插入点也可形成假性撕裂(图9-24)。在诊断外侧半月板后角上部撕裂前,必须注意找到板股韧带以排除韧带插入点所致的假性撕裂。同样,在诊断 PCL 前方或后方游离体时,必须注意沿其走行到外侧半月板以确定是否为板股韧带。

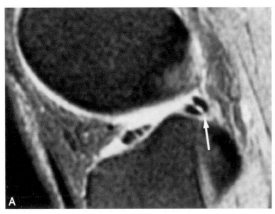 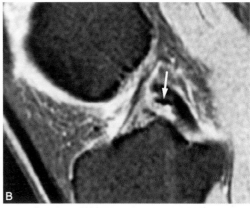

图 9-24 Humphry 韧带插入点所致的假性撕裂
A. 经外侧半月板层面矢状位脂肪抑制质子加权成像(PDWI)示后角呈撕裂样表现(箭),此为 Humphry 韧带插入半月板的部分。B. 矢状位成像,经髁间窝层面,后交叉韧带前方见 Humphry 韧带(箭)。相邻层面可追踪到 Humphry 韧带,从前向后沿后交叉韧带至其位于外侧半月板后角的插入点。

## 侧副韧带

内侧副韧带(medial collateral ligament, MCL)起自股骨内侧髁、止于胫骨,紧贴关节,与内侧关节囊和内侧半月板紧密相连,在所有成像序列中均呈均匀低信号。MCL 损伤常见于膝外翻应力、膝关节外侧部受到撞击时。1 级损伤为轻度扭伤,MRI 表现为 MCL 内侧的软组织内出现液体或出血信号,而韧带本身正常。2 级损伤为 MCL 部分撕裂,冠状位 $T_2WI$ 中 MCL 及其周围见高信号。虽然深部或表浅纤维可能有微小撕裂,但韧带是完整的(图9-25)。3 级损伤是 MCL 完全断裂,$T_2WI$ 显示最佳(图9-26)。

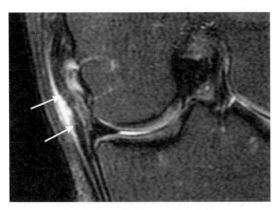 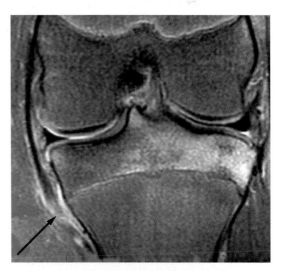

图 9-25 内侧副韧带 2 级损伤
冠状位 $T_2WI$ 示内侧副韧带(箭)周围软组织内高信号,此为内侧副韧带扭伤所致的水肿和出血。内侧副韧带部分变薄(箭之间的区域),提示 2 级损伤。

图 9-26 内侧副韧带撕裂
冠状位 $T_2WI$ 示内侧副韧带远端撕裂(箭)。

即使 MCL 完全断裂也很少对其进行手术治疗。MCL 部分撕裂,甚至完全断裂,简单制动即可愈合。

半月板关节囊分离发生于内侧半月板从关节囊附着处撕脱时,最常发生在 MCL 附着处,并常伴有 MCL 损伤,在冠状位 $T_2WI$ 上,可见积液延伸到内侧半月板和关节囊之间。应用 $T_2WI$ 至关重要,因为 $T_1WI$ 可能无法显示半月板和关节囊之间的液体(图 9-27)。如果损伤只累及关节囊外表浅纤维,则可被关节镜检查忽略。由于半月板关节囊分离时累及半月板的富血管部分,所以及时准确地诊断非常重要;如能及时诊断,采用制动或手术缝合,损伤很容易愈合。如果忽略损伤的存在而继续活动,则会丧失血管吻合,损伤将无法愈合。

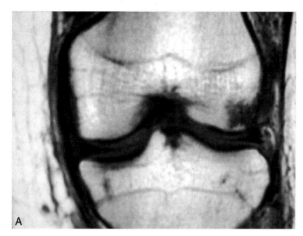 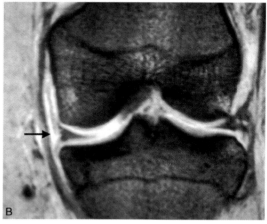

**图 9-27　半月板关节囊分离**

A. 冠状位 $T_1WI$ 示股骨外侧髁骨挫伤,提示遭受外翻应力,后者常伴内侧副韧带(MCL)撕裂。该层面显示 MCL 正常;但紧邻 MCL 的软组织内的线状低信号提示为液体,表明 MCL 部分撕裂或扭伤。B. 同一膝关节冠状位梯度回波像,内侧半月板和 MCL(箭)之间见液体信号,此为半月板关节囊分离的特征性表现。MCL 内及其邻近组织稍高信号提示 MCL 部分撕裂。冠状位 $T_2WI$ 或 $T_2^*WI$ 是观察这些异常改变必不可少的序列。

外侧副韧带复合体包括股二头肌肌腱、腓侧副韧带和髂胫束。最后方的结构为股二头肌肌腱,止于腓骨头。股二头肌前方是真正的外侧副韧带,也称为腓侧副韧带(fibulocollateral ligament),自股骨外侧髁延伸至腓骨头(图 9-28)。股二头肌和腓侧副韧带通常汇合呈联合肌腱结构止于腓骨头。髂胫束位于腓侧副韧带前方,向前延伸为筋膜,止于胫骨前外侧的 Gerdy 结节。外侧副韧带复合体撕裂不常见,但如撕裂且未积极治疗,则可导致膝关节长期疼痛和不稳,即所谓后外侧角不稳(posterolateral corner instability)。

外侧副韧带复合体及其周围的软组织构成膝关节后外侧角。膝关节过伸时可造成这些结构损伤,约 95% 伴 PCL 或 ACL 撕裂[10]。如果 ACL 和/或 PCL 撕裂伴两处或以上结构(腓侧副韧带、股二头肌肌腱、髂胫束、腘腓韧带、腘肌腱、弓状韧带)撕裂,则应考虑后外侧角不稳(图 9-29)。辨认这些结

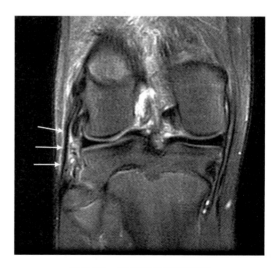

**图 9-28　正常的外侧副韧带**

冠状位脂肪抑制快速自旋回波(FSE)$T_2WI$ 示正常的腓侧副韧带(外侧副韧带)(箭),起自股骨外侧髁、止于腓骨头。

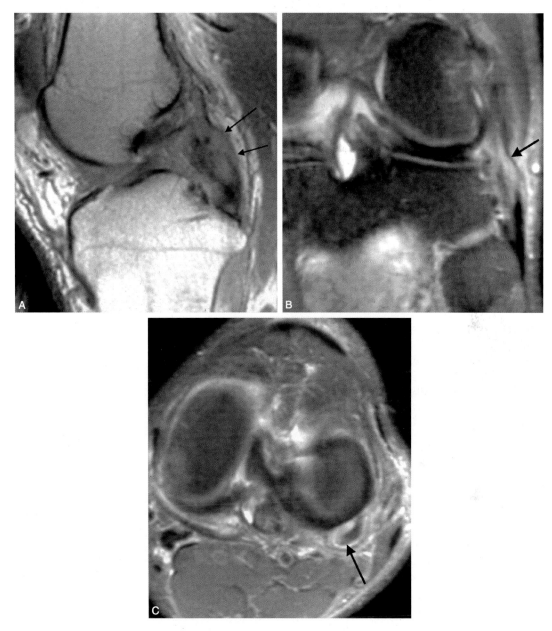

**图 9-29　后外侧角损伤**

A. 矢状位质子密度加权成像（PDWI）示后交叉韧带（PCL）脂肪化、信号增高（箭），提示 PCL 撕裂。B. 冠状位脂肪抑制快速自旋回波（FSE）$T_2$WI 示外侧副韧带撕裂（箭）；C. 轴位脂肪抑制 FSE $T_2$WI 示腘肌腱损伤（箭），表现为腘肌腱增粗、信号增高。将上述损伤综合考虑，提示后外侧角不稳。

构需要丰富的经验，因此，发现 ACL 和/或 PCL 撕裂且外侧副韧带复合体一部分有明确撕裂时，即提示后外侧角损伤。后外侧角损伤往往很严重，需要及时修补，应及时通知外科医生。

## 髌骨和软骨

髌骨软骨常发生退行性变，引起剧痛和压痛，称为髌骨软化症（chondromalacia patella），应用矢状位

MRI 可以诊断，但轴位成像更可靠。通常采用 $T_2WI$、$T_2^*WI$ 或短反转时间恢复（short tau inversion recovery，STIR）序列诊断髌骨软骨软化症。

髌骨软化症始于软骨的局灶性肿胀和退变，表现为软骨内高信号灶。随着病变进展，软骨变薄，软骨关节面不规则，最终暴露出软骨下骨（图 9-30）。

髌内侧滑膜皱襞见于大部分人群，为正常结构，是膝关节分化成三部分时的胚胎残留，为一薄的纤维束，从内侧关节囊延至髌骨内侧面（图 9-31）。髌上、髌下滑膜皱襞也可显示。髌内侧滑膜皱襞偶可变厚，致类似于半月板撕裂的临床症状，称为滑膜皱襞综合征（图 9-32）。大多数滑膜皱襞需要在 $T_2WI$ 上利用关节积液的衬托来观察。异常滑膜皱襞可通过关节镜轻松切除。

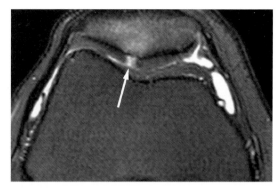

图 9-30 髌骨软骨软化症

经髌骨层面轴位 $T_2WI$ 示髌骨尖端处局灶性软骨缺损（箭）。

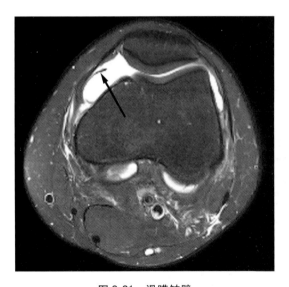

图 9-31 滑膜皱襞

经髌骨层面轴位 $T_2WI$ 示线状低信号结构（箭），自关节囊内侧向髌骨内侧面延伸。这是正常的髌骨内侧滑膜皱襞。如无关节积液或非 $T_2WI$，滑膜皱襞将无法显示。

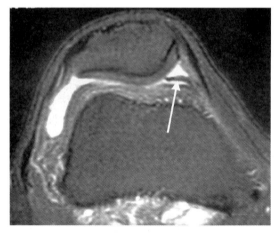

图 9-32 增厚的髌内侧滑膜皱襞

脂肪抑制轴位快速自旋回波（FSE）$T_2WI$ 示增厚的髌内侧滑膜皱襞（箭）。患者以膝关节疼痛伴"喀嗒喀嗒"声就诊，这是典型的半月板撕裂或滑膜皱襞综合征的症状。

滑囊炎临床表现与滑膜皱襞综合征和半月板撕裂相似。膝关节内侧有两个滑囊：第 1 个是鹅足滑囊。缝匠肌（sartorius）、股薄肌（gracilis）和半腱肌（semitendinosus）（可通过"some girls stand"帮助记忆）的三个肌腱呈扇形止于胫骨的前内侧面，形似鹅足，故称为鹅足。鹅足止点深面有一黏液囊，该囊可发生炎症并导致膝关节内侧关节线（joint line）或髌骨疼痛，可与滑膜皱襞综合征或内侧半月板撕裂相混淆（图 9-33）。第 2 个是半膜肌胫侧副韧带滑囊。该囊位于内侧关节线，易与半月板囊肿混淆，呈特征性的逗点状悬垂于半膜肌腱表面（图 9-34）。依靠 MRI 诊断鹅足滑囊炎或半膜肌胫侧副韧带滑囊炎，可避免不必要的关节镜检查——因为滑囊是关节囊外结构，关节镜检查不到。

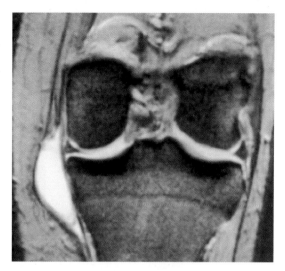

**图 9-33　鹅足滑囊炎**

冠状位梯度回波（GRE）$T_2^*$WI 示内侧关节线下方、近鹅足腱止点处积液，此为鹅足滑囊炎。

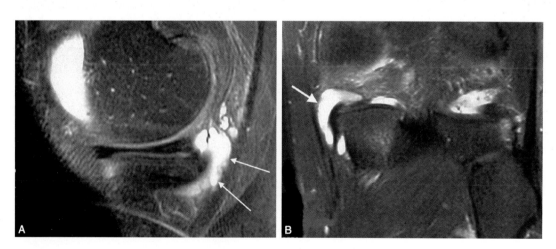

**图 9-34　半膜肌胫侧副韧带滑囊**

A. 经膝关节内侧面层面矢状位脂肪抑制快速自旋回波（FSE）$T_2$WI，于近内侧半月板后角的内侧关节线处见积液（箭）。此为半膜肌胫侧副韧带滑囊的特征性表现。B. 冠状位脂肪抑制 FSE $T_2$WI 示该滑囊位于关节线处，呈逗点状。

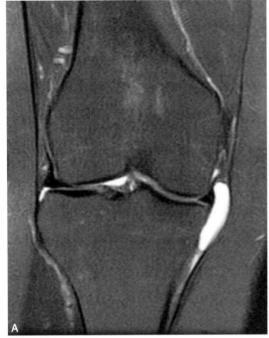
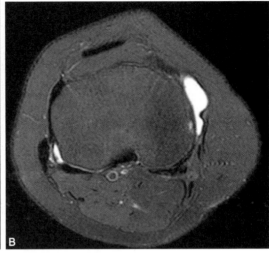

图 9-35 内侧副韧带滑囊
A.冠状位快速自旋回波(FSE)T₂WI 示液体积聚至内侧副韧带(MCL),此为 MCL 滑囊。B.轴位示滑囊深入 MCL 并向前突出。

## 骨性异常

MRI 最常见的骨异常是骨挫伤。骨挫伤是创伤所致的微骨折,在 $T_1WI$ 容易辨认,表现为关节面下的不均匀低信号;在 $T_2WI$ 呈高信号,可持续数周,存在时间长短取决于其严重程度(图 9-36)。由于骨固有的 $T_2^*WI$ 磁敏感伪影效应,骨挫伤在 $T_2^*WI$ 上很难见到高信号。若不减少负重,则骨挫伤可进展为剥脱性骨软骨炎;因此即使是不伴其他膝关节内紊乱的单纯性骨挫伤也很严重,需要保护性负重。

胫骨外侧平台后部骨挫伤常见(图 9-37),挫伤总是伴有 ACL 撕裂[11]。典型者常伴股骨外侧髁对吻性骨挫伤。出现一处或两处上述骨挫伤时,一定伴有 ACL 撕裂,但青少年例外,因为青少年身体柔韧性强,能承受膝关节扭转,可有骨挫伤而不伴 ACL 撕裂。

MRI 有助于膝关节骨折的检查。CT 可以精确诊断胫骨平台骨折;而 MRI 除能检出骨质异常,还能显示软组织异常及膝关节内紊乱。

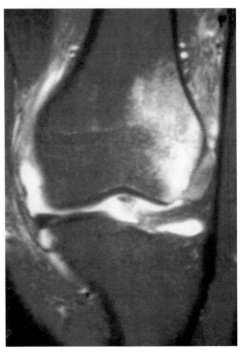

图 9-36 骨挫伤 1
脂肪抑制冠状位 $T_2WI$ 示股骨外侧髁高信号灶,此为严重骨挫伤的特征性表现。本例骨挫伤由髌骨脱位导致。

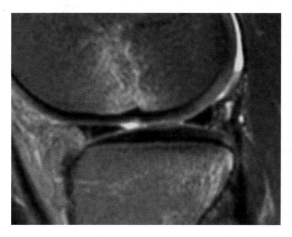

图 9-37　骨挫伤 2

经膝关节外侧层面矢状位 $T_2WI$ 示胫骨平台后部和股骨外侧髁前部关节面下不规则高信号。此为骨挫伤的特征性表现。分布在胫骨外侧平台后部和股骨外侧髁前部的骨挫伤几乎总是伴有 ACL 撕裂。

（译者　侯丽花　朱玉鹏　郝大鹏）

## 参考文献

[1] Ruwe P, Wright J, Randall R, Lynch J, Jokl P, McCarthy S. Can MR imaging effectively replace diagnostic arthroscopy? *Radiology*. 1992;183:335–339.

[2] Crues JI, Mink J, Levy T, Lotysch M, Stoller D. Meniscal tears of the knee: accuracy of MR imaging. *Radiology*. 1987;164:445–448.

[3] Mink JH, Deutsch AL. Magnetic resonance imaging of the knee. *Clin Orthop Relat Res*. 1989;244:29–47.

[4] Helms CA. The meniscus: recent advances in MR imaging of the knee. *AJR*. 2002;179(5):1115–1122.

[5] De Smet A, Norris M, et al. MR diagnosis of meniscal tears of the knee: importance of high signal in the meniscus that extends to the surface. *AJR*. 1993;161:101–107.

[6] Helms CA, Laorr A, et al. The absent bow tie sign in bucket-handle tears of the menisci in the knee. *AJR*. 1998;170(1):57–61.

[7] Anderson J, Helms CA. Conner: new observations on meniscal cysts. *Skeletal Radiology*. 2010;39:1187–1191.

[8] Lee J, Yao L, Phelps C, Wirth C, Czajka J, Lozman J. Anterior cruciate ligament tears: MR imaging compared with arthroscopy and clinical tests. *Radiology*. 1988;166:861–864.

[9] Rodriquez Jr W, Vinson EN, Helms CA, Toth AP. MRI appearance of PCL tears. *AJR*. 2008;191:W155–W159.

[10] Covey DC. Injuries of the posterolateral corner of the knee. *J Bone Joint Surg Am*. 2001;83-A:106–118.

[11] Murphy B, Smith R, Uribe J, Janecki C, Hechtman K, Mangasarian R. Bone signal abnormalities in the posterolateral tibia and lateral femoral condyle in complete tears of the anterior cruciate ligament: a specific sign? *Radiology*. 1992;182:221–224.

# 第十章　肩关节磁共振成像

肩关节 MRI,尤其是肩关节 MR 造影,有很高的诊断准确性[1-2]。肩关节病变包括肩袖异常和盂唇异常,但肩袖与盂唇异常常共同存在,从而使临床表现及体格检查难以分辨。大多数外科医生都清楚,当修复肩袖撕裂时,忽略盂唇异常的修复会导致手术失败;相反,当修复盂唇异常时,忽略肩袖问题也不能真正解除患者痛苦。肩关节 MRI 检查能很好地显示肩袖及盂唇,还可显示本章末讨论的疾病,如肩胛上神经卡压、四边孔综合征(quadrilateral space syndrome)和 Parsonage-Turner 综合征,均可有与肩袖损伤类似的临床表现。

## 解剖

肩袖由附着于肱骨大、小结节的四块肌肉的肌腱组成,分别为冈上肌肌腱、冈下肌肌腱、肩胛下肌肌腱、小圆肌肌腱(图 10-1)。其中,冈上肌肌腱损伤最易引起临床症状,而且几乎只有冈上肌肌腱损伤才需要外科手术修复。

冈上肌肌腱位于肩胛骨上方、肩锁关节及肩峰下方,附着于肱骨大结节。距离附着点 1~2cm 处的肌腱被称作"危险区"(critical zone),该区域血供较少,损伤后不易愈合。该区域的肌腱还可发生纤维及黏液样变性(亦称为肌腱病)[1],尽管未经证实,但推测原因可能为老化及创伤所致。虽然大多数冈上肌肌腱损伤发生在骨/肌腱交界区,但"危险区"也是肩袖损伤的好发部位。

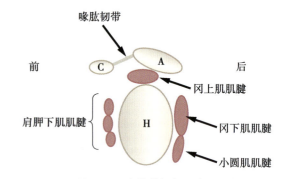

图 10-1　肩关节解剖示意图
矢状位可见肩袖的肌肉(左侧为前)。A 为肩峰;C 为喙突;H 为肱骨头。

盂唇是围绕肩胛骨骨性关节盂周围的纤维软骨环,是关节囊的附着处,使盂肱关节面扩大,从而提高关节的稳定性。盂唇撕裂最常由肱骨头不稳定及脱位所致,亦是导致肱骨头不稳定及脱位最常见的原因。

## 成像方案

很多成像方案可显示肩关节的正常解剖及病理改变。肩袖(主要是冈上肌肌腱)在平行于冈上肌的斜冠状位上显示得最清楚(图 10-2)。斜冠状位成像须进行 $T_2WI$,通常采用脂肪抑制快速自旋回波序列 $T_2WI$,层厚不超过 5mm(3mm 最佳),推荐小 FOV(16~20cm)。扫描时,必须将肩关节线圈或表面线圈置于肩关节前上方,并无哪种线圈具有明显优势。

轴位 $T_2WI$ 显示盂唇最佳。$T_1WI$ 不能提供更多信息,可以不做。盂唇在关节积液的衬托下容易显示,如无关节腔积液,则较难显示清楚;因此应用肩关节 MR 造影检查来显示盂唇:向肩关节腔内注入生理盐水或小剂量钆对比剂与生理盐水的混合物(推荐比例为 1:250),然后进行 MRI。MR 关节造影应用广泛。

---

[1] 译者注:肌腱病为不特指病因的慢性肌腱损伤,伴有细胞水平的变性,但不伴炎症。

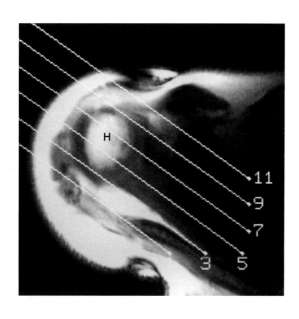

图 10-2　斜冠状位扫描定位像
冈上肌肌腱层面轴位图像显示沿冈上肌的扫描线（上为前方）。H 为肱骨头。

斜矢状位成像序列是最有价值的序列之一，成像方案中包括不施加脂肪抑制（识别脂性萎缩）的标准 $T_1WI$ 和脂肪抑制 FSE $T_2WI$。斜矢状位成像在鉴别肩袖撕裂、肩关节周围积液、肌肉水肿时有很大作用。应用斜矢状位 $T_2WI$ 显示肩峰下囊积液偶尔优于斜冠状位成像。

## 肩袖

几十年来，肩袖疾病的病因一直被认为是由于肩峰和肩锁关节骨赘卡压造成肩袖撞击或磨损所致。喙肩弓减压术曾是治疗肩痛最常见的手术之一，即切断喙肩韧带，切除肩峰前外侧部分和肩锁关节骨赘。最近，喙肩弓减压术基本已被放弃，多数专家认为撞击不是真正的疾病，而是造成大多数肩袖病变的内在退变[2-3]，治疗方案包括清理异常组织和修复肩袖。

在肩袖的 MRI 检查中，斜冠状位的前几层能显示冈上肌肌腱危险区。观察冈上肌肌腱的有效标志是肱骨结节间沟，冈上肌肌腱最前部纤维紧邻其外侧。冈上肌肌腱危险区是大部分肩袖撕裂的首发部位，因肩关节常处于内旋位，故该损伤常被忽视（图 10-3）[4]。

正常的冈上肌肌腱在所有序列中都应为均匀的低信号，但事实并非如此。在 $T_1WI$ 上，冈上肌肌腱危险区常呈局部等到高信号，使肩关节 MRI 阅片有一定困难。有很多原因可导致正常肩关节的冈上肌肌腱在 $T_1WI$ 上呈等到高信号，不需再做斜冠状位 $T_1WI$，因为它不比斜冠状位 FSE $T_2WI$ 会提供更多信息。

在 $T_2WI$ 上，如果冈上肌肌腱危险区呈高信号，则为异常，呈液体样高信号，则提示部分撕裂。冈上肌肌腱局部变薄也表示部分撕裂（图 10-4）。

尸检常见冈上肌肌腱的黏液样变性或纤维变性，发现概率随年龄的增长而增加。大多数年龄超过 50 岁、肩关节无症状的患者都有不同程度的冈上肌肌腱变性，即"肌腱病（tendinopathy）"，表现为冈上肌肌腱危险区在 $T_1WI$ 上呈等到高信号，而 $T_2WI$ 的信号不高[5]。肌腱病见于任何年龄段肩关节无症状的患者，需结合临床症状综合考虑。如肌腱在 $T_2WI$ 上呈高信号，则须考虑存在部分撕裂。如肩袖肌腱呈等信号并伴梭形或局部增粗，则为黏液样变性（图 10-5）。当黏液样变性明显时，需行外科手术清理。

在 MRI 上显示冈上肌肌腱断裂，即肌腱全层撕裂的病例（图 10-6），一般伴有不同程度的肩峰下囊积液，此时要特别注意观察冈上肌是否回缩，明显的冈上肌回缩是某些术式的禁忌证。

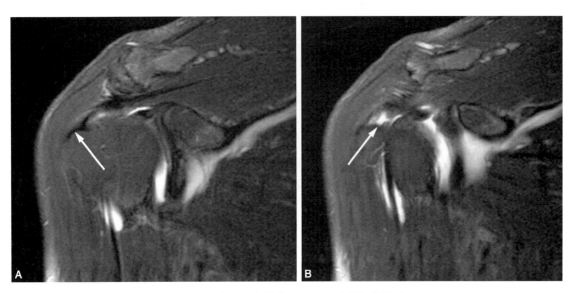

图 10-3 内旋状态掩盖冈上肌肌腱的部分撕裂

A. 斜冠状位快速自旋回波（FSE）$T_2$WI 示看似正常的冈上肌肌腱附着于肱骨大结节（箭）。B. 图 A 的前一层面，示肱骨结节间沟，冈上肌肌腱前部纤维紧邻肱骨结节间沟外侧，与肱骨大结节（箭）分离。本例是肩袖最前方的部分撕裂。

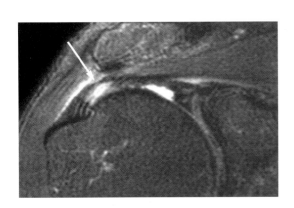

图 10-4 冈上肌肌腱部分撕裂

斜冠状位脂肪抑制快速自旋回波（FSE）$T_2$WI 示冈上肌肌腱变薄（箭），提示冈上肌肌腱关节侧的部分撕裂。

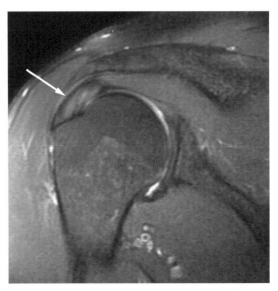

图 10-5 慢性肌腱炎

斜冠状位快速自旋回波（FSE）$T_2$WI 示冈上肌肌腱呈（箭）等信号，局部梭形肿胀。本例为肌腱黏液样变性或称慢性肌腱炎。

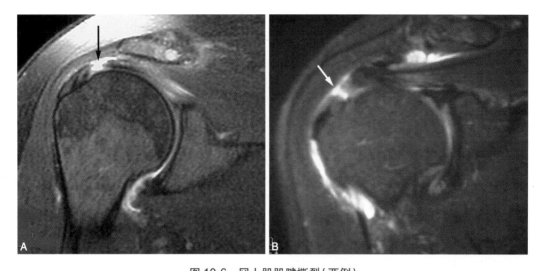

**图 10-6　冈上肌肌腱撕裂（两例）**
A. 斜冠状位脂肪抑制快速自旋回波（FSE）$T_2$WI 示冈上肌肌腱的裂隙（箭）。B. 斜冠状位脂肪抑制 FSE $T_2$WI 示冈上肌肌腱的裂隙（箭）。

## 部分撕裂

肩袖部分撕裂具有显著的临床意义，多数学者认为，超过肩袖全层 25% 的撕裂不会自行愈合[6]。尽管凭借 MRI 一般无法准确指出肩袖撕裂所占全层的百分比，但通常可以检出肩袖部分撕裂。如果肩袖滑囊侧或关节侧形态不规则或变薄，则以撕裂程度轻、中、重（接近于全层撕裂）进行描述。肩袖滑囊侧部分撕裂少见，发生率仅为关节侧部分撕裂的 1/30~1/25。最常见的肩袖撕裂被称为边缘撕裂（rim rent），发生于肩袖纤维附着于肱骨大结节的部位，最常位于冈上肌肌腱附着部的前部（图 10-7），占肩袖撕裂的 20%~40%[4]。

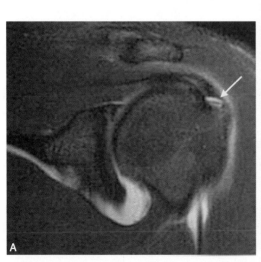
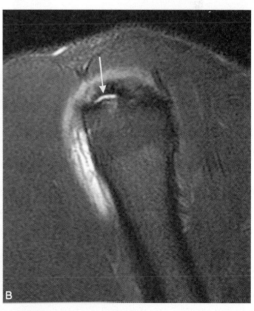

**图 10-7　边缘撕裂**
A. 斜冠状位脂肪抑制快速自旋回波（FSE）$T_2$WI 示冈上肌肌腱肱骨大结节附着处线状高信号（箭）。B. 斜矢状位脂肪抑制 FSE $T_2$WI 示病变位于肌腱的前部（箭）。本例为肩袖关节侧的部分撕裂。

## 骨性异常

约 5% 的人肩峰远端未与肩胛骨相融合,未融合的骨突称为肩峰骨(图 10-8),一般 25 岁时融合。三角肌附着于肩峰,如果有可动的肩峰骨,三角肌可将肩峰下拉形成活瓣样组织,造成肩袖撞击。因为外科医生做肩关节镜检查(或开放手术)时看不到该结构,所以必须在手术前识别肩峰骨,以便外科医生手术时对其融合。

肱骨头异常包括肱骨大结节硬化和囊变,常见于肩袖撕裂患者。肱骨头后上方骨性撞击见于肱骨头前向不稳患者,称为 Hill-Sachs 损伤(Hill-Sachs lesion),在轴位图像上的最上二、三幅图上显示最佳(图 10-9)。正常的肱骨头在上部层面应为圆形,后部形态不规则即为异常。Hill-Sachs 损伤几乎总是伴有前下盂唇的撕裂或分离(称 Bankart 损伤)。

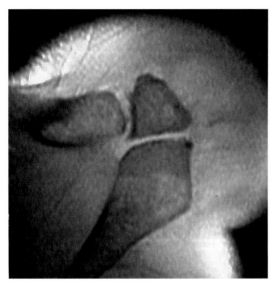

图 10-8 肩峰骨
肩关节上部层面轴位脂肪抑制快速自旋回波(FSE)$T_2WI$ 示肩峰—未融合的骨突,即肩峰骨。

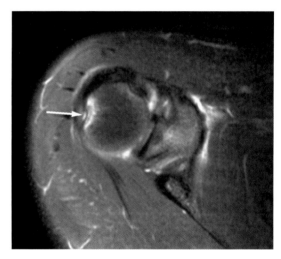

图 10-9 Hill-Sachs 损伤
经肱骨头上部层面,轴位脂肪抑制快速自旋回波(FSE)$T_2WI$ 示在肱骨前脱位过程中由盂唇导致的后部撞击(箭),被称为 Hill-Sachs 损伤。

## 盂唇

盂唇撕裂或分离会导致盂肱关节不稳定,通常由脱位引起,但是多次微小创伤,如投掷运动所致的反复创伤,也可导致盂唇撕裂。盂唇撕裂或分离常经关节镜治疗并能取得良好预后。盂唇和肩袖损伤常同时存在,并互为因果。

正常盂唇在轴位图像上呈三角形的低信号结构,前盂唇通常比后盂唇大(图 10-10)。后盂唇、上盂唇与前盂唇发生撕裂的概率相同。上盂唇在斜冠状位成像显示最佳,上盂唇撕裂被称作 SLAP(superior labrum anterior to posterior)损伤,最常发生于投掷运动员做强有力的投掷运动时,肱二头肌长头肌腱附着处盂唇部分撕裂。SLAP 损伤见于任何人群的肩关节。

如无关节积液,很难发现盂唇撕裂,除非撕裂非常大。如果关节液蔓延至骨性关节盂和盂唇基底部之间,说明存在盂唇分离。撕裂发生在前下盂唇,称为 Bankart 损伤(图 10-11)。液体进入盂唇或盂唇

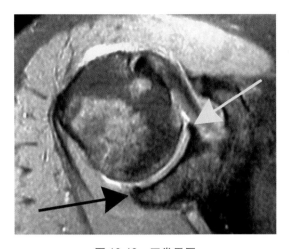 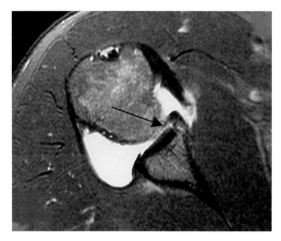

图 10-10　正常盂唇

轴位 $T_2^*WI$ 梯度回波序列,显示正常的前盂唇(白箭)与后盂唇(黑箭)。前盂唇通常比后盂唇大。

图 10-11　盂唇脱离

轴位脂肪抑制快速自旋回波(FSE)$T_2WI$ 示前盂唇撕裂(箭)。

截断,是诊断盂唇体部撕裂的依据。盂肱韧带的盂唇附着处可以撕脱,与盂唇撕裂或分离一样,亦可导致肩关节不稳,称盂唇韧带分离(labroligamentous disruption)(图 10-12)。肩关节脱位可导致三种类型盂唇异常:①盂唇脱离;②盂唇撕裂;③盂唇韧带分离。

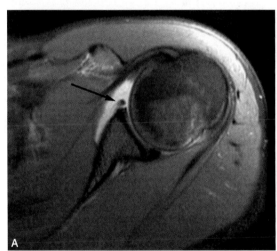 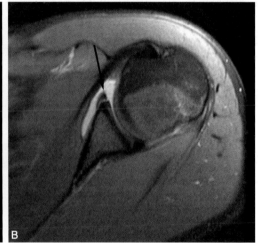

图 10-12　盂唇韧带分离

A.轴位脂肪抑制快速自旋回波(FSE)$T_2WI$,经关节盂下部层面,显示盂肱下韧带自前盂唇(箭)分离。B.下一层面,显示韧带延盂唇(箭)向下剥离。

盂唇有数种正常变异,可能会被误认为病变。最常见的是盂唇下隐窝(图 10-13),位于上盂唇的肱二头肌长头肌腱附着处,纤薄光滑,见于 40% 的肩关节,有时很难与 SLAP 损伤区分。

另一种常见的变异是盂唇下孔(sublabral foramen),见于 10%~20% 的肩关节。如同盂唇下隐窝,其影像学表现亦与盂唇脱离相似(图 10-14);然而,盂唇下孔发生位置特殊,位于盂唇的前上象限,该部位几乎从不发生单独的盂唇病变,借此可与盂唇脱离鉴别。另外一个更少的变异是 Buford 复合体(Buford complex),由前上盂唇缺失和索条状盂肱中韧带增粗组成(图 10-15),仅见于 1%~3% 的肩关节。

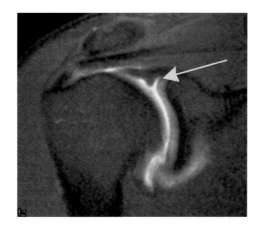

**图 10-13　盂唇下隐窝**
冠状位脂肪抑制 $T_1WI$ 钆剂关节造影,显示上盂唇与骨性关节盂软骨之间的液体信号纤薄而光滑(箭)。此为盂唇下隐窝。

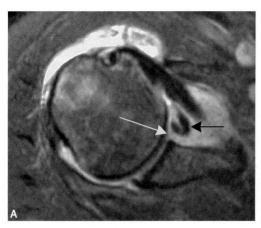 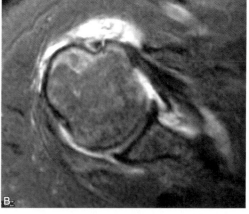

**图 10-14　盂唇下孔**
A. 轴位脂肪抑制快速自旋回波(FSE)$T_2WI$,于喙突水平经盂肱关节层面,显示前盂唇与骨性关节盂之间的间隙(白箭),此为盂唇下孔。盂唇脱离亦可有这种表现,但本例位于关节的前上部分。盂肱中韧带(黑箭)见于盂唇前方。B. 向下数个层面,可见盂唇牢固地附着于关节盂前方。

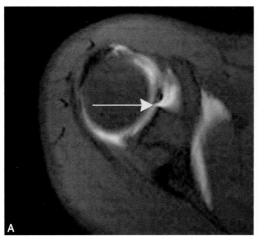 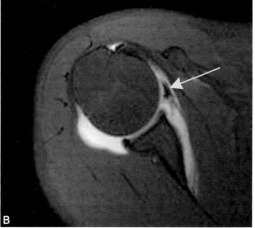

**图 10-15　Buford 复合体**
A. 轴位脂肪抑制快速自旋回波(FSE)$T_2WI$,关节上部层面,显示"前盂唇"与骨性关节盂分离(箭),前盂唇缺如,增厚的索条状盂肱中韧带很像前盂唇。B. 关节下部层面,前盂唇与关节盂牢固连接,但是可见增粗的索条状盂肱中韧带(箭)。此为 Buford 复合体。

## 肱二头肌肌腱

肱二头肌长头肌腱在肱骨大小结节之间的结节间沟内走行,附着于上盂唇。与冈上肌肌腱一样,该肌腱亦可以有部分或完全撕裂;也可发生黏液样变性。腱鞘炎(tenosynovitis)时,腱鞘内有液体包绕正常肌腱。由于正常时盂肱关节内的滑液也可填充肱二头肌腱鞘,因此单独依靠 MRI 检查很难作出腱鞘炎的诊断。如果肌腱增粗和/或内部有异常信号,可诊断为肌腱病(图 10-16)。如果在轴位图像一层或更多层面看不到肱二头肌肌腱,则为断裂(图 10-17)或脱位。肱二头肌肌腱脱位时,肌腱位于结节间沟前内侧(图 10-18),提示肩胛下肌上部的纤维撕裂。

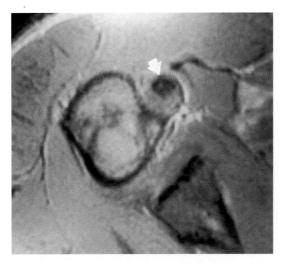

图 10-16 肱二头肌慢性肌腱炎
轴位梯度回波(GRE)示结节间沟空虚(箭),内未见肱二头肌肌腱,提示肱二头肌肌腱撕裂、内缩。

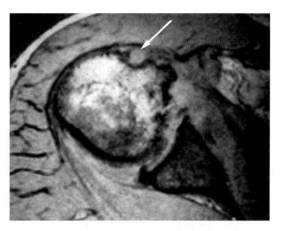

图 10-17 肱二头肌肌腱断裂
轴位梯度回波(GRE)示肱二头肌腱鞘内充满液体(箭)但未见肌腱,提示肱二头肌肌腱断裂。

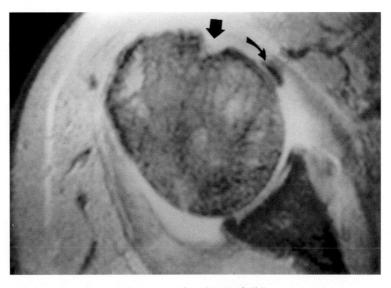

图 10-18 肱二头肌肌腱脱位
轴位梯度回波(GRE)示结节间沟(箭)空虚,提示肱二头肌肌腱撕裂;但本例是肱二头肌肌腱脱位,可见其位于盂唇前方(弯箭)。

## 肩胛上神经卡压

肩胛上神经由臂丛 $C_4$、$C_5$、$C_6$ 神经根的分支组成。肩胛上神经在肩胛骨上方自前向后走行,紧邻喙突内侧,向后行经肩胛上切迹发出一个分支支配冈上肌,然后,向下行经肩胛骨后部的冈盂切迹,支配冈下肌。冈盂切迹囊肿并不罕见,可压迫肩胛上神经的冈下部分,导致疼痛,MRI 可见冈下肌萎缩和/或水肿(图 10-19)[7]。冈盂切迹囊肿与后盂唇撕裂或脱离有关,几乎只发生于男性运动员,尤其是举重运动员。术前 MRI 检查中发现该病至关重要,因为冈盂切迹囊肿为关节囊外结构,在关节镜手术中看不到。患者临床症状类似于肩袖撕裂,因此 MRI 检查是诊断的关键。

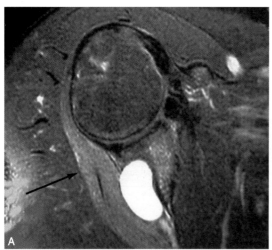
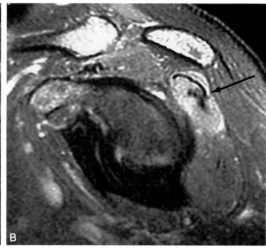

**图 10-19　冈盂切迹处腱鞘囊肿**
A. 轴位脂肪抑制快速自旋回波(FSE)$T_2$WI,显示在肩胛骨后方冈盂切迹处一高信号肿块,注意冈下肌神经源性水肿(箭)。B. 矢状位示冈下肌水肿(箭)、萎缩(与邻近的小圆肌比较)。本例为腱鞘囊肿压迫肩胛上神经导致肩痛及冈下肌萎缩。

## 四边孔综合征

笔者对肩关节 MRI 的观察,始于在斜矢状位 $T_1$WI 上寻找肩袖肌肉的脂性萎缩。如果冈下肌较小或有脂肪浸润,则可能为前面提到的冈盂切迹腱鞘囊肿导致的肩胛上神经卡压。如果小圆肌呈脂性萎缩(图 10-20),则能考虑到的诊断只有四边孔综合征。四边孔综合征最常由四边孔内的纤维带或瘢痕组织压迫腋神经所致。四边孔上界为小圆肌,下界为大圆肌,内侧界为肱三头肌长头,外侧界为肱骨干。腋神经穿过四边孔,支配小圆肌和三角肌,但四边孔综合征不会累及三角肌。肩关节 MRI 检查中,约 1% 为四边孔综合征,患者的临床症状类似于肩袖撕裂,常被误诊为肩袖病

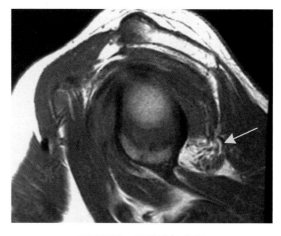

**图 10-20　四边孔综合征**
斜矢状位 $T_1$WI 示小圆肌(箭)脂性萎缩,此为诊断四边孔综合征的特异性征象。

变而做了不必要的手术治疗。四边孔综合征一般不需手术治疗,物理疗法通常能有效分解导致本病的纤维带或瘢痕组织。

## Parsonage-Turner 综合征

在斜矢状位 $T_1WI$ 观察是否存在脂性萎缩后,笔者再在斜矢状位 FSE $T_2WI$ 上观察是否存在肌肉水肿。在约 1% 的病例中发现肌群中存在神经源性水肿,不同的肌肉对应特定的神经(例如,冈上肌/冈下肌对应肩胛上神经;小圆肌/三角肌对应腋神经),这是 Parsonage-Turner 综合征的特征(图10-21)。如有相应的临床表现,则该征象就具有确诊的价值。如无外伤病史或起病隐匿,患者突发肩部剧痛,随后一两日内相应肢体显著无力,此时肌肉水肿即为 Parsonage-Turner 综合征的确诊征象。

Parsonage-Turner 综合征病因不明,但似乎约 1/3 的病例与疫苗接种史、病毒感染或全身麻醉有关,10%~15% 的病例为双侧发病。该病可发生于任何年龄,男女均可,且呈自限性,可累及腋神经或肩胛上神经,或二者同时受累。Parsonage-Turner 综合征可累及臂丛神经的任何分支,包括胸长神经和膈神经。排除 Parsonage-Turner 综合征之前,应避免做不必要的肩关节、臂丛和颈椎手术。

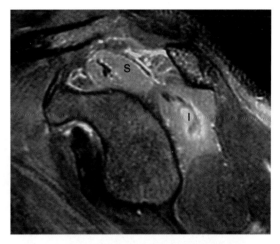

**图 10-21　Parsonage-Turner 综合征**
斜矢状位脂肪抑制 $T_2WI$ 示冈上肌(S)和冈下肌(I)水肿,符合肩胛上神经受累表现。无外伤史、突然发作是 Parsonage-Turner 综合征的特征。

Parsonage-Turner 综合征于 1998 年首见于放射学文献,表明在 MRI 检查中对其忽视已超过 15 年[8]。这是因为脂肪抑制序列直到 20 世纪 90 年代初才成为肩关节成像的常规序列,而肌肉水肿在非脂肪抑制序列中显示不明显。

(译者　郑园园　仇晓妤　满凤媛)

## 参考文献

[1] Palmer W, Brown J, et al. Rotator cuff: evaluation with fat-suppressed MR arthrography. *Rad*. 1993;188:683–688.
[2] Budoff JE, Nirschl RP, Guidi EJ. Debridement of partial-thickness tears of the rotator cuff without acromioplasty. Long-term follow-up and review of the literature. *JBJS*. 1998;80:733–748.
[3] Papadonikolakis A, McKenna M, Warme W, Martin BL, Matsen 3rd FA. Published evidence relative to the diagnosis of impingement syndrome of the shoulder. *JBJS*. 2011;93:1827–1832.
[4] Vinson EN, Helms CA, Higgins LD. Rim-rent tears of the rotator cuff: a common and easily overlooked partial tear. *AJR*. 2007;189:943–946.
[5] Kjellin I, Ho CP, Cervilla V, et al. Alterations in the supraspinatus tendon at MR imaging: correlation with histopathologic findings in cadavers. *Radiology*. 1991;181: 837–841.
[6] Fukuda H. The management of partial-thickness tears of the rotator cuff. *J Bone Joint Surg Br*. 2003;85:3–11.
[7] Fritz R, Helms C, Steinbach L, Genant H. Suprascapular nerve entrapment: evaluation with MR imaging. *Radiology*. 1992;182:437–444.
[8] Helms CA, Martinez S, et al. Acute brachial neuritis (Parsonage-Turner-syndrome) - MR imaging appearance - report of three cases. *Radiology*. 1998;207:255–259.

# 第十一章　腰椎：椎间盘疾病及椎管狭窄

在过去30年间,腰椎椎间盘疾病及椎管狭窄的影像学检查手段,已经从主要依靠脊髓造影发展到以CT和MRI检查为主。尽管CT和MRI在诊断腰椎疾病方面准确性差别不大,但是MRI能提供更多的信息和更完整的解剖细节[1-2]。MRI可通过$T_2WI$上的信号丢失来判断是否有椎间盘退变(图11-1),而CT扫描不能提供这些信息,但这并不是问题,因为目前并没有只针对椎间盘退变的治疗。椎间盘退变还可见于否认背部疼痛史的无症状儿童[3]。MRI已发展为腰椎的首选影像学检查手段。

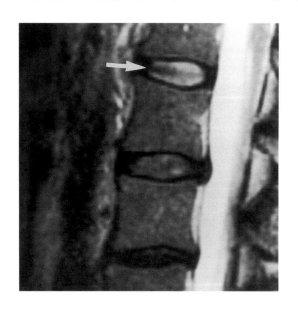

图11-1　椎间盘脱水
矢状位$T_2WI$示$L_{2~3}$、$L_{3~4}$椎间盘信号异常减低,表明椎间盘脱水、变性。与正常$L_{1~2}$椎间盘(箭)相比,正常椎间盘呈高信号。

## 成像方案

为了提高诊断准确率,必须制订正确的成像方案。轴位薄层成像(4mm或5mm),成像范围自$L_3$椎体中部到$S_1$椎体中部。不必调整成像层面的角度与椎间盘平行(图11-2),但必须进行连续成像(图11-3)。尽管有矢状位图像,但很多细节在轴位上更易显示,如移位的游离椎间盘碎片、脊椎滑脱(椎弓峡部裂)、联合神经根、椎小关节面、椎间孔、侧隐窝、椎管内滑液囊肿。通过连续观察103例脊椎MRI[4],采集标准轴位(连续成像,无间隔或角度)、矢状位$T_1WI$、$T_2WI$,同时进行成角度的轴位成像,成像基线与椎间盘平行,仅覆盖椎间隙,跳过相邻两椎间盘间结构(图11-2)。采用连续轴位及矢状位的标准成像方案和成角度轴位结合矢状位成像方案,分别对游离椎间盘碎片和椎弓峡部裂进行评估,比较诊断结果。标准成像方案发现了15例脊椎滑脱和8例游离椎间盘碎片,成角度轴位结合矢状位成像方案只发现了8例脊椎滑脱和3例游离椎间盘碎片,漏诊了5/8的游离椎间盘碎片,这可能会导致手术失败。近1/3的腰椎病例采用成角度、有间隔的轴位成像方案,这是造成脊椎病变漏诊的首要原因,应立即停用。

应同时进行轴位和矢状位的$T_1WI$(或质子密度加权)、$T_2WI$(或$T_2^*WI$),冠状位成像不能提供额外的信息,通常不需要。

第十一章　腰椎：椎间盘疾病及椎管狭窄　195

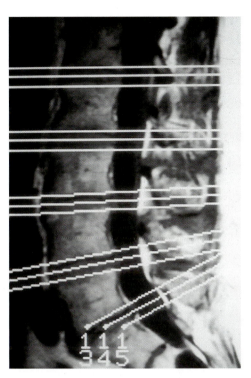

图 11-2　不完善技术——跳层区
MRI 定位像示定位线穿过椎间盘，扫描时会留有大的间隔或跳层区，导致多种疾病的漏诊，包括漏诊游离的椎间盘碎片。

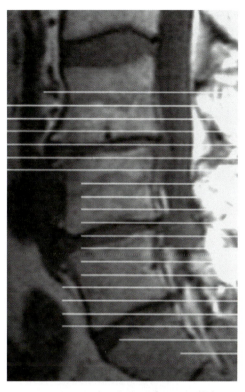

图 11-3　正确的 MRI 技术
MRI 定位像示自 $L_3$ 到 $S_1$ 椎体行连续轴位扫描，以完全覆盖所有下部腰椎。

## 椎间盘疾病

影像医生描述椎间盘膨出或椎间盘突出时，术语起重要的作用。自 20 世纪 70 年代 CT 问世以来，椎间盘膨出依其形态学表现定义，宽基底的椎间盘膨出曾被称为纤维环膨出，而局限性的椎间盘膨出曾被称为髓核脱出（herniated nucleus pulposus, HNP）（图 11-4）。目前，这些术语已被淘汰。

目前虽然还无公认的有关椎间盘疾病的分类，但大多数人都同意以下分类：宽基底的椎间盘膨出称为膨出（bulge）；局限性的椎间盘膨出称为突出（protrusion）；脱离本体的椎间盘组织称为游离碎片（free fragment，或 sequestration）。术语髓核脱出（HNP）不再应用。更重要的是，因对纤维环膨出和突出的治疗方案相同，大多数外科医生不再关心椎间盘膨出的命名。对椎间盘膨出患者，通常采用对症治疗，并要判断症状与椎间盘膨出的关系。多项研究表明，40%~50% 的无症状人群有椎间盘膨出或突出[5]；仅在 CT 或 MRI 检查时发现椎间盘膨出并不意味着有临床意义。

目前，应用最广泛的椎间盘突出分类法是基于描

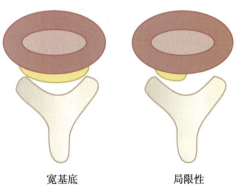

宽基底　　　　　局限性

图 11-4　椎间盘膨出类型的示意图
宽基底的椎间盘膨出（左图）是纤维环膨出的典型表现。局限性膨出（右图）更符合椎间盘突出。

述椎间盘突出的类型,分为:突出(protrusion)、脱出(extrusion)和髓核游离(extruded)。放射科医生使用术语不当或外科医生不理解术语,将会误导对患者的诊治。在该分类法中,突出是指有宽颈/基底的局限性椎间盘突出(图 11-5A);脱出是指有窄颈/基底的局限性椎间盘突出(图 11-5B);髓核游离是指游离的椎间盘碎片(图 11-5C)。椎间盘突出和脱出的区分仅仅是以颈部的宽窄为基础进行的人为划分,所需治疗方式相同。髓核游离在分类中最有临床价值,对游离椎间盘碎片的漏诊是造成手术失败的首要原因之一,识别游离碎片对指导外科手术至关重要。误用或不理解脱出和髓核游离,会造成手术时遗漏游离碎片(外科医生未意识到髓核游离是指游离的椎间盘碎片),或手术时根本找不到游离碎片(误用髓核游离)。因为突出或脱出在临床和外科治疗时没有任何差别,还可能会导致手术,因此住院医师和专科培训医师禁用这些术语。

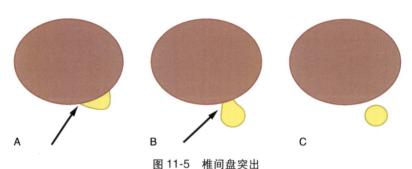

图 11-5 椎间盘突出

A. 宽颈/基底的局限性椎间盘突出(箭),被称为突出。B. 窄颈/基底的局限性椎间盘突出(箭),被称为脱出;C. 椎间盘部分断裂成为游离碎片,被称为髓核游离。

MRI 在显示椎间盘突出和神经组织是否受压(图 11-6)方面的准确性很高。MRI 还可显示椎间盘的纤维环是否撕裂(图 11-7),即高信号区(high intensity zone, HIZ)。尽管 CT 检查无法诊断纤维环撕裂,但临床上目前并不对其进行手术治疗。纤维环受走行至后根神经节的脊神经脊膜支,即窦椎神经(sinuvertebral nerve)支配,纤维环撕裂引起的症状与同水平局限性椎间盘突出类似,如背痛,甚至坐骨

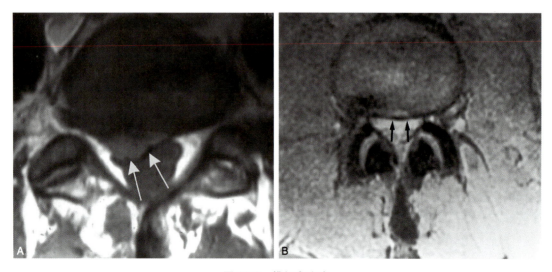

图 11-6 椎间盘突出

A. 轴位 $T_1WI$ 示局限性椎间盘突出(箭)。B. 轴位 $T_2WI$ 示宽基底的椎间盘膨出(箭)。由于两者均可见硬膜囊受压,故均可导致临床症状。

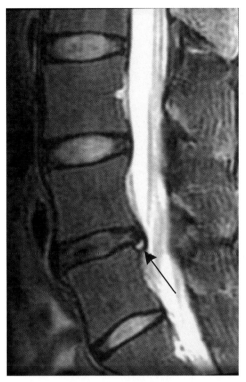

图 11-7 纤维环撕裂
矢状位快速自旋回波(FSE)T₂WI 示纤维环局限性高信号(箭),即高信号区(HIZ),提示有纤维环撕裂。

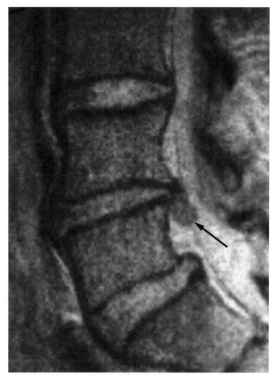

图 11-8 游离碎片
矢状位 T₂WI 示一椎间盘组织位于椎间盘本体的尾侧(箭),即游离碎片。它可能仍与椎间盘相连,因而从技术上讲,还不是真正意义上的"游离"碎片;但无论是否相连,其临床意义相同。

神经痛(臀部和腿部疼痛),但采用保守治疗即可。

## 游离碎片

游离碎片的诊断至关重要。漏掉游离碎片是腰椎手术失败最常见的原因之一[6]。游离碎片的术前诊断,可提示外科医生在手术时需要向头侧或尾侧探查并清除游离碎片。因为游离碎片难以单凭临床进行诊断,所以对于任何拟行手术的脊柱疾病患者影像学评估都至关重要。有时,很难确定位于椎间隙上方或下方的椎间盘组织是连在椎间盘本体上还是真正"游离"。只要椎间盘组织高于或低于椎间隙水平,是否连接于椎间盘本体并不重要,关键是发现远离椎间隙水平(尾侧或头侧)的椎间盘组织,以便外科医生决定是否需要扩大手术野以寻找并清理。

游离碎片既可向头侧游离也可向尾侧移行,无明显倾向性,可借助 MRI 诊断(图 11-8)。

对于游离碎片的显示,轴位常较矢状位更清楚(图 11-9);因此为防止漏诊,必须行连续轴位成像。

联合神经根是两个神经根一起穿出硬膜囊的正常变异(人群中 1%~3% 可见)(图 11-10)[7];Tarlov 囊肿是神经根鞘膨大的正常变异,二者均与游离碎片表现相似,但其在 T₁WI 和 T₂WI 上与硬膜囊相比呈等信号,借此可与椎间盘组织区分。切勿将联合神经根或 Tarlov 囊肿与游离碎片混淆,对于游离碎片,外科医生常会改变手术方案和扩大手术探查范围,并将其清除,而对联合神经根则不应处理——应通过影像学检查手段对其进行鉴别诊断,而不是在手术过程中。

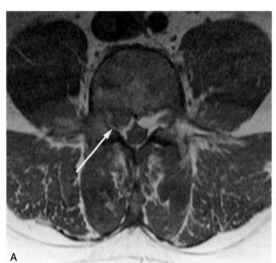
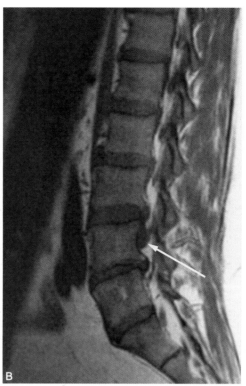

**图 11-9　游离碎片在轴位像显示更明显**
轴位(A)示一个明显的大的游离椎间盘碎片(箭),在矢状位(B)显示不如轴位明显。游离碎片显示位于 $L_4$ 椎体后方(箭)。

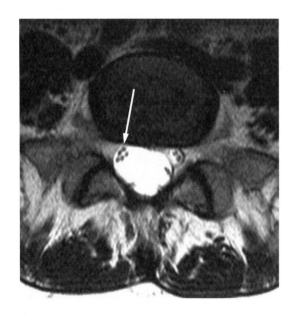

**图 11-10　联合神经根**
轴位 $T_2WI$ 示多个神经根成分在硬膜囊内部右侧聚集(箭),而左侧有一根已穿出硬膜囊的神经根。右侧是联合神经根,与另一侧神经根相比,联合神经根只是延迟离开硬膜囊。

## 外侧型椎间盘突出

　　椎间盘偶可向外侧突出,导致已穿出中央管的神经根被牵拉(图 11-11)。本病虽不常见(不到 5% 的病例),但常被忽视,也是造成腰椎手术失败的原因之一[8]。因为外侧型椎间盘突出影响的是上一节段已出中央管的神经根,故其所致症状可与头侧上一水平的旁中央型椎间盘突出类似(图11-12)。如有多层面椎间盘病变的患者,症状提示病变位于 $L_{3\sim4}$ 椎间盘层面,旁中央型椎间盘突出通常在 $L_{3\sim4}$ 椎间盘层面向后压迫 $L_4$ 神经根,而外侧型椎间盘突出也在 $L_{4\sim5}$ 层面压迫 $L_4$ 神经根,如果不注意,可能会在 $L_{3\sim4}$ 椎间盘(错误的层面)进行手术。应避免这种情况的发生。另外,提示外科医生突出的椎间盘位于椎间孔外侧对手术入路的选择很重要,经椎板的标准手术入路不适用于切除外侧型椎间盘突出。

外侧型椎间盘突出在轴位最容易识别。矢状位图像常显示外侧型椎间盘突出堵塞椎间孔,也可(不延至椎间孔内)显示为正常。

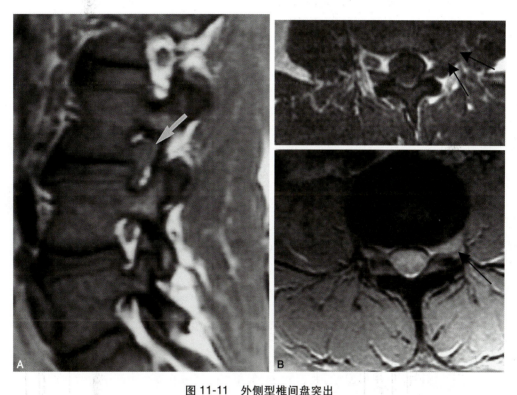

图 11-11　外侧型椎间盘突出
A. 矢状位 $T_1WI$ 示 $L_4$ 左侧椎间孔处有一低信号结构(箭),为外侧型椎间盘突出。B. 轴位 $T_1WI$(上)和 $T_2^*WI$(下)示左侧椎间孔处的外侧型椎间盘突出(箭)。

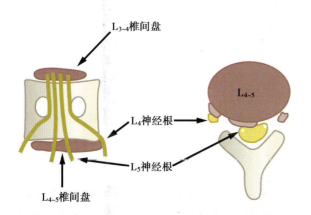

图 11-12　外侧型椎间盘突出图解
$L_{4\sim5}$ 椎间盘向后突出压迫 $L_5$ 神经根,而外侧型 $L_{4\sim5}$ 椎间盘突出压迫 $L_4$ 神经根。

# 椎管狭窄

椎管狭窄(spinal stenosis)是指构成椎管的骨性或软组织结构突入椎管,压迫神经组织,并引起症状。椎管狭窄和椎间盘疾病导致的症状常很难区分,实际上,椎间盘疾病常合并椎管狭窄。椎管狭窄的患者一般因背痛、双侧坐骨神经痛、间歇性跛行、过度伸展疼痛弯腰后缓解、站立疼痛平卧后缓解等症状就诊。

椎管狭窄的经典分型包括先天性和获得性;但即使是最严重的先天性椎管狭窄也没有症状,除非合并获得性椎管狭窄(一般为脊椎小关节和椎间盘退行性变)。比较实用的是基于解剖学的椎管狭窄分类,分别为中央管狭窄、椎间孔狭窄、侧隐窝狭窄。椎管狭窄和椎间盘疾病常同时存在,临床上很难鉴别。椎管狭窄和椎间盘疾病一样,评价影像学表现时应结合临床症状,影像学表现为重度椎管狭窄而无临床症状的患者并不少见。

值得注意的是,仅椎间盘突出不能导致椎管狭窄,尽管从技术上讲,此时有中央管狭窄或椎间孔狭窄,单纯椎间盘突出仅是椎间盘病变。椎间盘膨出如伴随小关节增生和黄韧带肥厚,可造成椎管狭窄,但仅有椎间盘膨出则不会出现椎管狭窄。外科医生一般不诊断局限性椎间盘突出导致中央管或椎间孔狭窄。

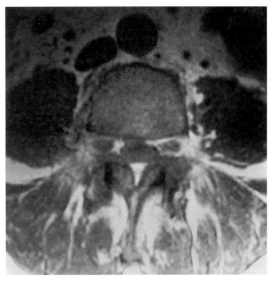

图 11-13 中央管狭窄
轴位 $T_2WI$ 示硬膜囊在前后方向显著受压,是中央管狭窄的诊断特征。

## 中央管狭窄

尽管曾经一度应用测量指标来判断中央管狭窄,但现在已经淘汰。取而代之的是,仅观察硬膜囊是否受压或是否呈圆形即可确定有无中央管狭窄(图 11-13),通过受压(通常是前后方向)程度(轻度、中度或重度)主观评价中央管狭窄。常有无症状的患者可见硬膜囊扁平的中度或重度中央管狭窄,轻度中央管狭窄反而可引起症状。

椎小关节退变和骨质增生,侵占中央管,是造成中央管狭窄最常见的原因(图 11-14),也是侧隐窝狭窄最常见的原因。当椎小关节发生关节退行性变时,常发生一定程度的滑脱,从而导致黄韧带扭曲,曾被称为黄韧带肥厚(ligamentum flavum hypertrophy),是中央管狭窄的常见原因(图 11-15)。轻度椎间盘膨出常与轻度椎小关节增生和黄韧带肥厚并发,导致重度局限性中央管狭窄。

中央管狭窄的少见原因包括畸形性骨炎、软骨发育不全、创伤后改变和重度腰椎滑脱。

## 椎间孔狭窄

椎间孔狭窄的最常见原因是伴有骨质增生的椎小关节退行性变,其次为游离椎间盘碎片、手术后瘢痕和外侧型椎间盘突出。

在轴位上,观察椎间孔最有价值的层面是紧邻椎间隙的头侧层面。椎间隙位于椎间孔的下部,穿出的神经根位于椎间孔上部(头侧)。尽管椎间孔可以在 MRI 矢状位清楚地显示(图 11-16),但必须注意评估整个椎间孔而不仅是一层 4mm 或 5mm 层厚的矢状位图像。椎间孔在一层矢状位图像上表现正常并不能排除椎间孔狭窄(必须观察轴位),而在矢状位图像上见到椎间孔狭窄(图 11-17)即可确诊。

第十一章 腰椎:椎间盘疾病及椎管狭窄　201

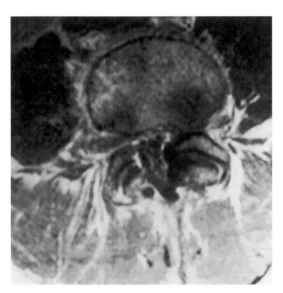

图 11-14　椎小关节增生引起椎管狭窄
MRI 扫描示椎小关节明显退行性变并骨质增生致侧隐窝和中央管狭窄。

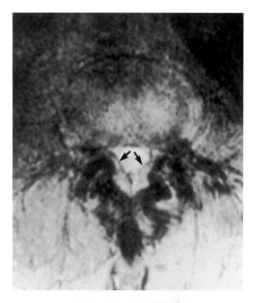

图 11-15　黄韧带肥厚
MRI 扫描示黄韧带(箭)向内凸出。黄韧带肥厚是导致中央管狭窄的常见原因。

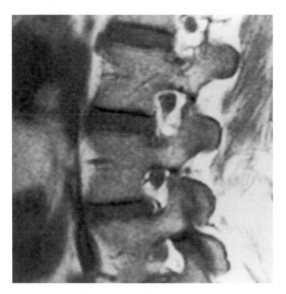

图 11-16　正常椎间孔
经椎间孔层面矢状位 $T_1WI$ 示神经根被脂肪包绕,无椎间孔狭窄的证据。尽管如此,也不能排除在该矢状位的内侧或外侧有椎间孔狭窄的可能。

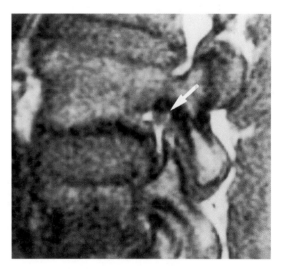

图 11-17　椎间孔狭窄
矢状位 $T_1WI$ 示明显的椎间孔狭窄(箭)。

## 侧隐窝狭窄

　　侧隐窝是神经根穿出硬膜囊之后、进入椎间孔之前走行的骨性管道。侧隐窝的头侧和尾侧均以椎间孔为界,在轴位呈三角形,神经根在 MRI 所有序列上均呈圆形低信号。关节退行性变所致的上椎小关节面肥大是侧隐窝受压最常见的原因（图 11-18），除此之外，椎间盘游离碎片和手术后瘢痕也可以导致神经根受压。

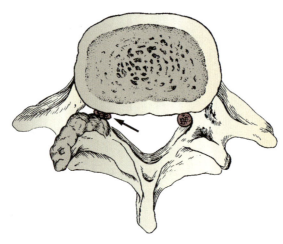

图 11-18　侧隐窝狭窄
模式图示右侧椎小关节肥大并侵入侧隐窝（箭）。

## 术后改变

腰椎手术失败很常见，可由多种原因引起，包括手术不彻底（包括遗漏游离椎间盘碎片）、术后瘢痕、骨移植物不融合、椎间盘突出复发。CT 检查有助于评价骨移植物，MRI 检查有助于区分术后瘢痕和椎间盘组织。大多数医生对椎间盘突出术后复发会选择再次手术，而术后瘢痕组织则不会再次手术，因此区分术后瘢痕和椎间盘组织非常关键。

静脉内注射钆对比剂曾被用来区分术后瘢痕组织和椎间盘组织，注射钆对比剂后，瘢痕组织会发生强化，而椎间盘组织仅发生边缘轻度强化（可能由炎症引起）。很多研究发现，仅通过观察软组织的形态即可区分瘢痕组织和椎间盘组织：突出的椎间盘组织会挤压硬膜囊，而瘢痕组织包绕在神经周围（图 11-19）。很多医疗中心对曾行脊柱手术的患者不常规注射钆对比剂，除非怀疑合并感染。

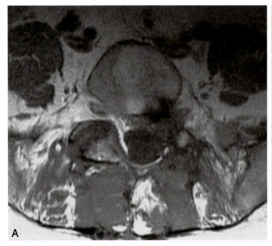
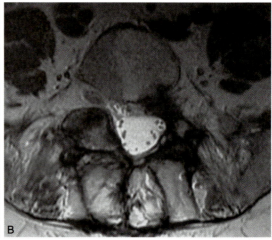

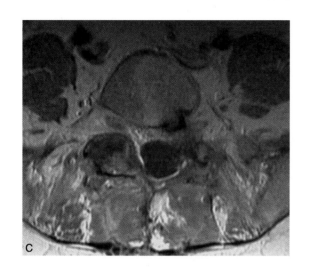

图 11-19 术后瘢痕
A. 轴位 $T_1WI$ 示左侧团片状影,可能是术后瘢痕组织或复发的椎间盘突出。B. 同一层面 $T_2WI$ 示该软组织团块包绕而非压迫硬膜囊,这是术后瘢痕的典型表现,而不是复发的椎间盘突出。C. 静脉内注射 Gd-DTPA 后扫描,可见邻近硬膜囊的瘢痕组织强化。术后纤维瘢痕的诊断可以不需注射钆对比剂。

# 骨性异常

## 椎弓峡部裂和脊椎滑脱

椎弓峡部骨结构缺陷(椎弓峡部裂)常见于无症状患者,但亦可导致腰痛和脊柱不稳。在椎间盘手术或其他一些腰椎手术之前,必须检出椎弓峡部裂,峡部裂可导致和其他疾病类似的后背痛,如有必要,在进行其他手术的同时也可对此病进行手术治疗。术前未能对椎弓峡部裂明确诊断是导致腰椎手术失败的原因之一。

CT 在椎弓峡部裂的检出方面优于 MRI[9]。椎弓峡部裂是 CT 在评价腰椎方面唯一明显优于 MRI 的疾病。在经椎体中部的轴位图像上,椎弓峡部裂表现为正常椎板骨环完整性的中断(图 11-20)。仅仅通过椎间盘层面的扫描会漏诊椎弓峡部裂。在矢状位图像上诊断椎弓峡部裂要谨慎,因为正常的椎弓峡部常有类似于椎弓峡部裂的低信号区。如果椎弓峡部在矢状位图像表现正常,则可以确定其正常。然而,如果椎弓峡部在矢状位图像显示异常,此时就必须结合轴位图像来确定椎弓峡部裂是否存在。

脊椎滑脱(椎体相对于其下方椎体向前滑移)可以发生于双侧椎弓峡部裂所致的椎体间滑脱,也可以发生于椎小关节退行性变所致的椎小关节滑脱。双侧椎弓峡部裂可以导致明显的滑脱,而椎小关节退行性变仅仅会引起轻微的滑脱。如果滑脱严重,将导致中央管狭窄、椎间孔狭窄或兼而有之。

## 终板改变

在退行性椎间盘疾病患者,常可见毗邻并平行椎体终板的高或低信号带。最常见的表现是在 $T_1WI$ 上呈高信号带,$T_2WI$ 上也呈高信号带(图

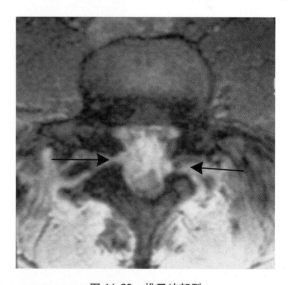

图 11-20 椎弓峡部裂
经椎体中部层面轴位 $T_2WI$ 示两侧椎板(箭)中断,提示有椎弓峡部裂。经椎弓根的轴位扫描应显示中央管周围有完整的骨环包绕。

11-21),代表黄骨髓转化。该表现由 Modic 等首次报道,报道中 16% 的病例呈该表现[10],被称为 2 型改变(通常称为 Modic 2 型)。Modic 1 型改变表现为在 $T_1WI$ 上呈与终板平行的低信号带,$T_2WI$ 呈高信号带(图 11-22),代表椎间盘退行性疾病导致的炎性或肉芽肿性反应。Modic 1 型改变在报道中占 4%,需与椎间隙感染(图 11-23)鉴别。椎间隙感染时,椎间盘在 $T_2WI$ 上呈高信号,而椎间盘退行性变则很少见此类改变。Modic 3 型改变在 $T_1WI$ 和 $T_2WI$ 上均呈邻近终板平行的低信号带,代表平片上可见的骨质硬化。

## 疑似病变

临床上有多种病变疑似椎间盘疾病,若不注意,可能会导致不必要的椎间盘手术。其中很多疾病通过常规的腰椎 MRI 就可以识别,如纤维环撕裂、椎弓峡部裂、椎小关节病等。此外,骶髂关节和骶骨异常的症状也类似椎间盘疾病,脊椎 MRI 检查时均应仔细查看(图 11-24)。坐骨结节肌腱附着处的腘绳肌(Hamstring)肌腱炎或部分撕裂常被误诊为坐骨神经痛而行腰椎 MRI 检查。继发于腘绳肌肌腱附着处病变的"坐骨神经痛"的患者,若只是偶然发现了无症状的椎间盘膨出,也可被认为是造成"坐骨神经痛"的原因而行椎间盘手术。显然,此时椎间盘手术并不能改善患者的疼痛。

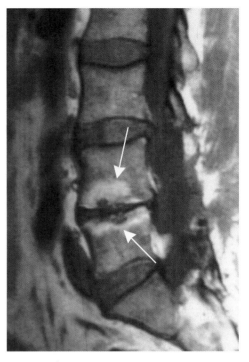

图 11-21 2 型骨髓改变

退行性椎间盘疾病患者。矢状位 $T_1WI$ 示平行于 $L_{4~5}$ 终板的黄骨髓带(箭),此为常见于退行性椎间盘疾病的 2 型骨髓改变。

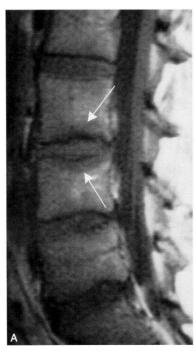

图 11-22 1 型骨髓改变
A. 退行性椎间盘疾病患者。矢状位 $T_1WI$ 示 $L_{3~4}$ 椎体内平行于 $L_{3~4}$ 终板(箭)的低信号带。B. 矢状位脂肪抑制快速自旋回波(FSE)$T_2WI$ 示与 $L_{3~4}$ 终板相邻的高信号带。这代表椎间盘退行性疾病导致的肉芽组织,称为 1 型骨髓改变。可根据椎间盘在 $T_2WI$ 上呈低信号与椎间盘感染相鉴别。

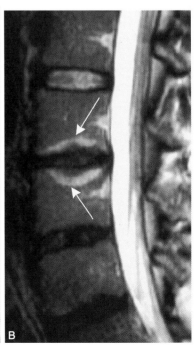

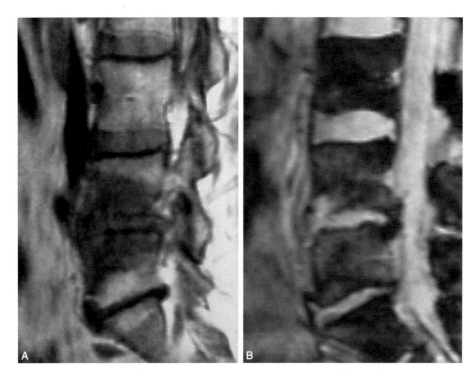

**图 11-23　椎间盘感染**

A. 矢状位 $T_1WI$ 示邻近 $L_{4-5}$ 终板的椎体内低信号带。B. 在(梯度回波)$T_2WI$ 上,椎体/终板信号稍增高(因为是梯度回波序列)。然而,注意椎间盘呈高信号,故本例符合椎间盘感染而不是椎间盘退变的 2 型信号改变。

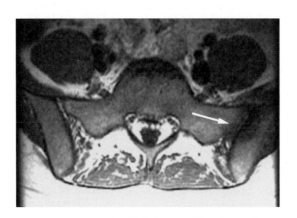

**图 11-24　骶髂关节炎表现为"椎间盘疾病"**

青年患者,下背痛,临床检查认为是坐骨神经痛。常规腰椎 MRI 扫描最底部层面轴位 $T_1WI$ 示左侧骶髂关节周围低信号(箭),被证实为继发于银屑病的骶髂关节炎。

最后，腰椎 MRI 检查通常包括肾脏的一部分。肾癌可引起背部疼痛，可能会被错误地归因于椎间盘突出，在腰椎 MRI 检查中应注意避免漏诊（图 11-25）。

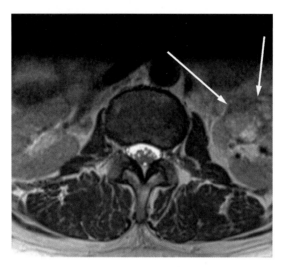

**图 11-25　常规腰椎 MRI 显示肾细胞癌**
老年男性，左侧背部疼痛，认为椎间盘疾病所致。最头侧水平轴位 $T_2WI$ 示左肾肿物（箭）——肾癌，腰椎 MRI 其余部分正常。

（译者　于俪媛　聂佩　满凤媛）

# 参考文献

[1] Jackson R, Becker G, Jacobs R, Montesano P, Cooper B, McManus G. The neuroradiographic diagnosis of lumbar herniated nucleus pulposus (I): a comparison of computed tomography, myelography, CT-myelography, discography, and CT-discography. *Spine*. 1989;14:1356–1361.

[2] Jackson R, Cain J, Jacobs R, Cooper B, McManus G. The neuroradiographic diagnosis of lumbar herniated nucleus pulposus (II): a comparison of computed tomography, myelography, CT-myelography, and magnetic resonance imaging. *Spine*. 1989;14:1362–1367.

[3] Tertti M, Salminen J, Paajanen H, Terho P, Kormano M. Low-back pain and disk degeneration in children: a case-control MR imaging study. *Radiology*. 1991;180:503–507.

[4] Singh K, Helms CA, Fiorella D, et al. Disc space targeted axial MR images in the lumbar spine: a potential source of diagnostic error. *Skeletal Radiol*. 2007;36:1147–1153.

[5] Jensen MC, Brant-Zawadzki MN, Obuchowski N, et al. Abnormal magnetic-resonance scans of the lumbar spine in asymptomatic subjects. *NEJM*. 1994;331:69–73.

[6] Onik G, Mooney V, Maroon J, et al. Automated percutaneous discectomy: a prospective multi-institutional study. *Neurosurgery*. 1989;26:228–233.

[7] Helms CA, Dorwart RH, Gray M. The CT appearance of conjoined nerve roots and differentiation from a herniated nucleus pulposus. *Radiology*. 1982;144:803–807.

[8] Winter DDB, Munk PL, Helms CA, Holt RG. CT and MR of lateral disc herniation: typical appearance and pitfalls of interpretation. *J Can Assoc Radiol*. 1989;40:256–259.

[9] Grenier N, Kressel HY, Schiebler ML, Grossman RI. Isthmic spondylolysis of the lumbar spine: MR imaging at 1.5 T. *Radiology*. 1989;170:489–494.

[10] Modic M, Masaryk T, Ross J, Carter J. Imaging of degenerative disk disease. *Radiology*. 1988;168:177–186.

# 第十二章　足和踝关节磁共振成像

足和踝关节方面的知识起初并不被重视,随着 MRI 被用于足和踝关节的检查,MRI 在足和踝关节检查中起着越来越重要的作用。骨科医生和足病医生逐渐意识到,除 MRI,尚无其他方法能够帮助他们获得关键的诊断信息,确定治疗方案。

当第一次碰到踝关节 MRI 图像时,大多数人会先找一本断层影像图谱并尽力找到所有肌腱、肌肉、血管等结构所在位置。读完本章后,就没必要这样做了。虽然足和踝关节解剖结构复杂,但重要的解剖结构(即因其可被病变累及而必须掌握的解剖结构)很简单,易于掌握[1]。没有必要记忆仅偶尔出现异常的肌腱、韧带和肌肉;本章仅详述有病理意义的结构。

必须承认,足和踝关节的成像正变得越来越复杂,在有关该部位 MRI 的临床应用方面,已有许多新的文章发表。足和踝关节成像是骨骼肌肉系统成像中发展最快的技术之一。

## 肌腱

足和踝关节 MRI 的较为常见原因之一是检查肌腱。尽管很多肌腱走行于踝关节,但通常只有几条肌腱会出现病理改变,主要是位于踝关节后方的屈肌腱,而位于踝关节前方的伸肌腱则少有异常。

肌腱可遭受直接创伤或由过度使用而致损伤。不管是直接创伤还是过度使用,都会导致腱鞘炎(tenosynovitis)或肌腱炎(tendinosis)。腱鞘炎在 MRI 上表现为腱鞘积液,而肌腱正常;肌腱炎表现为肌腱局部或梭形肿胀,其信号在 $T_2WI$ 上增高,但并不特别高,是黏液样变性的表现,进一步发展可致肌腱部分或完全撕裂。部分撕裂表现为肌腱变薄或在肌腱内部呈 $T_2WI$ 高信号。完全撕裂或断裂在肌腱内有裂隙,其诊断依据为一幅或多幅轴位图像上的肌腱缺失。

区分肌腱炎还是部分撕裂或完全断裂很重要,因为肌腱炎不需要手术,而部分撕裂或完全断裂常需手术修补,临床上常很难区分。

肌腱完全断裂在矢状位或冠状位像上难以显示,因为肌腱走行方向与这些成像层面常呈斜角。跟腱例外,跟腱通常在矢状位成像观察最佳。足和踝关节成像序列必须包括轴位 $T_1WI$(或 PDWI)和 $T_2WI$(或 $T_2^*WI$)序列。不推荐同时做双踝关节检查。应用四肢线圈、单侧踝关节、小 FOV,可保证最高图像质量。此外,还需行矢状位和冠状位 $T_1WI$ 及 $T_2WI$。

## 跟腱

跟腱没有腱鞘,不会发生腱鞘炎。跟腱常发生肌腱炎和部分撕裂。跟腱完全断裂常见于运动员和 40 岁左右的男性;然而跟腱完全断裂临床诊断容易,一般不必行 MRI 检查。跟腱完全断裂通常伴有其他可损害肌腱的系统性疾病,如类风湿性关节炎、胶原血管病、晶体沉积疾病和甲状旁腺功能亢进。

跟腱断裂可通过外科手术治疗,也可用支具将患侧足保持马蹄足体位(明显跖屈)几个月保守治疗,两种治疗方法效果都很好,但选择何种治疗方法更好则极具争议。选择外科手术治疗还是非手术治疗,因人而异。

有些外科医生选择 MRI 检查来帮助他们决定是否对跟腱撕裂实施外科手术。他们认为,如果存在大的裂口(图 12-1),可通过外科手术将肌腱断端重新连接;如果肌腱断端未见挛缩,则首选非手术治疗。事实上,并无文献表明该观点科学、有效。

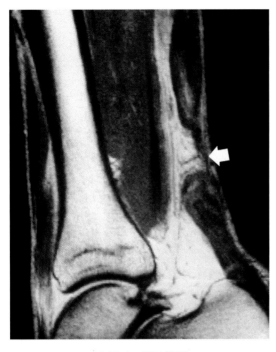

图 12-1 跟腱撕裂

矢状位 $T_1WI$ 示跟腱撕裂,有 2cm 的裂隙。只有一部分很薄的残余肌腱跨越该裂隙(箭)。注意跟腱分离的断端肿胀、信号增高,提示出血或肌腱炎。

## 胫骨后肌腱

踝关节周围的屈肌腱很容易通过记忆法记住,该记忆法是"Tom,Dick,and Harry",Tom 代表胫骨后肌腱(posterior tibial tendon,PTT);Dick 代表趾长屈肌腱(flexor digitorum longus,FDL);Harry 代表踇长屈肌腱(flexor hallucis longus,FHL)(图 12-2)。胫骨后肌腱位于最内侧,止于足舟骨、第 2~4 楔骨和第 2~4 跖骨基底部,是除了跟腱以外最大的屈肌腱。由于胫骨后肌腱走行于足底部,对足纵弓提供一定的支持作用,因此,足弓或足底筋膜出问题时,有时会出现胫骨后肌腱应力增高,从而导致肌腱炎甚至肌腱断裂。胫骨后肌腱炎和断裂常见于类风湿性关节炎患者。

胫骨后肌腱断裂在临床上会导致扁平足,原因是足弓缺失了来自胫骨后肌腱的支持。弹簧韧带紧邻胫骨后肌腱深部走行,然后行经距骨颈下方,呈悬吊式支持距骨。当胫骨后肌腱撕裂后,其应力会施加在弹簧韧带上以支撑距骨和足弓。胫骨后肌腱撕裂时,易出现弹簧韧带断裂。一旦胫骨后韧带和弹簧韧带撕裂,随后会损伤的结构是距下关节韧带——跗骨窦。作者观察了 20 例胫骨后韧带撕裂的患者,发现其中 92% 存在弹簧韧带异常(增厚或撕裂),75% 存在跗骨窦异常[2]。很明显,这些结构相互联系,其中一个损伤或受到应力,就会影响其他结构。

临床上,可能很难将肌腱断裂与部分撕裂区分开,MRI 检查则非常有价值[3]。大部分外科医生在胫骨后肌腱断裂时选择手术治疗,而部分撕裂时则选择非手术治疗。

胫骨后肌腱炎在轴位 $T_1WI$ 或 $T_2WI$ 上表现为肌腱肿胀和/或在一幅或多幅轴位图像上发现正常的低信号肌腱内出现高信号(图 12-3)。在 $T_2WI$ 上,肌腱炎的高信号不及液体信号高。在一幅或多幅轴位图像上正常低信号肌腱缺失,可诊断为肌腱断裂(图 12-4)。胫骨后肌腱断裂一般位于胫距关节或紧邻其上方水平。

在轴位和冠状位成像上,弹簧韧带紧邻胫骨后肌腱深部。当承受较大应力时,弹簧韧带通常会形成瘢痕并增厚(图 12-5)。在韧带中发现裂隙即可诊断为韧带撕裂。

## 踇长屈肌腱

在胫距关节附近,踇长屈肌腱很容易被识别,因为它是在该水平唯一仍有肌肉附着的肌腱。在足部,踇长屈肌腱在载距突下方很容易被识别,载距突在足跖屈时起滑车作用。

芭蕾舞演员由于足部经常过度屈曲,应用踇长屈肌腱频率较高,因而踇长屈肌腱被称为芭蕾舞演员足部跟腱。芭蕾舞演员常患有踇长屈肌腱腱鞘炎,在 MRI 上表现为腱鞘内围绕肌腱的液体信号。必须注意:影像学表现须结合临床,因为高达 20% 的健康人踝关节与踇长屈肌腱腱鞘是相通的,因此踇长屈肌腱腱鞘内可见源自踝关节的腱鞘积液。踇长屈肌腱断裂少见。

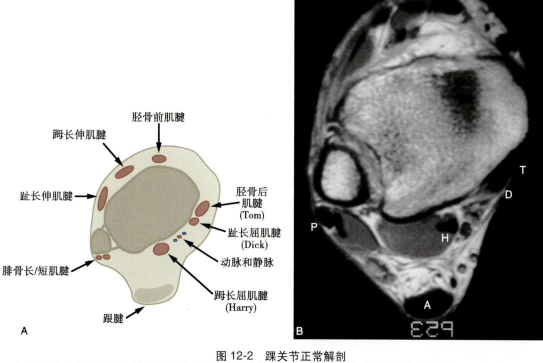

**图 12-2　踝关节正常解剖**
A. 胫距关节水平踝关节周围肌腱示意图，显示后方的屈肌腱与前方的伸肌腱之间的关系。B. 轴位 $T_1WI$，胫距关节上方踝关节层面，显示正常的解剖结构。A 为跟腱；D 为趾长屈肌腱；H 为踇长屈肌腱；P 为腓骨长/短肌腱；T 为胫骨后肌腱；TA 为胫骨前肌腱。

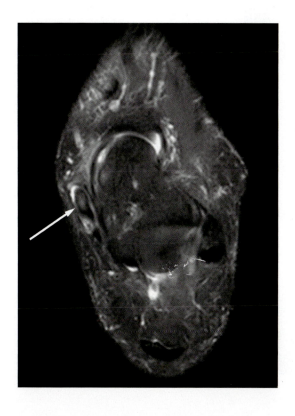

**图 12-3　胫骨后肌腱炎**
踝关节层面轴位 $T_2WI$ 示胫骨后肌腱（箭）肿胀，内含高信号，此为明显肌腱炎的表现。

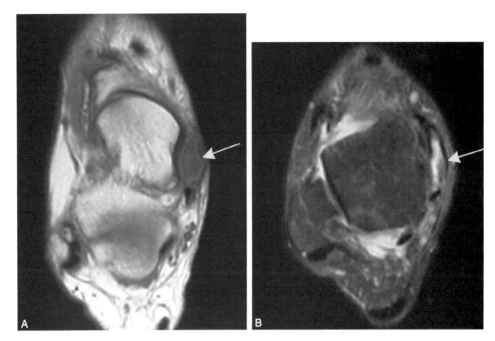

**图 12-4　胫骨后肌腱断裂**
慢性踝关节疼痛患者。踝关节层面轴位 $T_1WI$（A）及 $T_2WI$（B）示胫骨后肌腱腱鞘膨胀（箭），内部未见低信号的肌腱，此为胫骨后肌腱断裂。

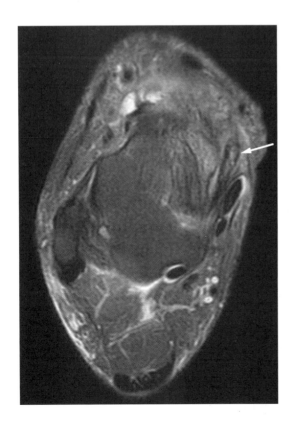

**图 12-5　弹簧韧带异常**
踝关节层面轴位 $T_2WI$ 示弹簧韧带明显增粗（箭），其内见高信号，该韧带紧邻胫骨后肌腱的深面。

## 腓骨肌腱

腓骨长肌腱和腓骨短肌腱位于腓骨远端后方,被一个薄的纤维结构(上支持带)束缚。腓骨的作用是作为足部主要外翻肌腱的滑车。腓骨长、短肌腱紧邻跟骨外侧面并行,直到外踝下几厘米处彼此分开,腓骨短肌腱附着于第 5 跖骨基底部,腓骨长肌腱在足底部走行,附着于第 1 跖骨基底部。腓骨短肌腱牵拉所致的第 5 跖骨基底部撕脱骨折,称为"舞蹈演员骨折"或"Jones 骨折"。

上支持带断裂常见于滑雪运动事故,可导致腓骨肌腱脱位(图 12-6),腓骨肌腱脱位须行外科治疗。腓骨肌腱脱位常伴有由于上支持带的撕脱导致的小的腓骨骨性撕脱,称为剥脱骨折(flake fracture)。

跟骨或腓骨骨折可能会导致腓骨肌腱卡压,通过 MRI 或 CT 很容易诊断,而在临床上却很难诊断。腓骨肌腱完全断裂不常见,但在 MRI 上容易显示。

腓骨短肌腱纵向撕裂常见于踝关节背屈内翻扭伤后的患者。腓骨短肌腱被腓骨长肌腱卡压在腓骨上,从而造成腓骨短肌腱纵向撕裂。患者有慢性外踝疼痛,常伴有踝关节不稳,踝关节不稳是由踝关节内翻扭伤所致的外侧副韧带断裂引起。在 MRI 上发现腓骨远端肌腱波浪形或"V"形表现(图 12-7),或肌腱分为两部分时,即可诊断为腓骨短肌腱纵向撕裂。80% 的腓骨短肌腱纵向撕裂同时伴有外侧副韧带断裂,当发现腓骨短肌腱纵向撕裂时,要注意仔细观察外侧副韧带。

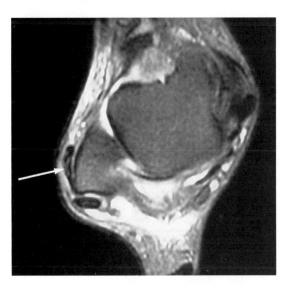

**图 12-6 腓骨长肌腱脱位**
攀岩者,由于坠落导致踝关节损伤。轴位 $T_2WI$ 示外踝外侧一低信号圆形结构(箭),为脱位的腓骨长肌腱。

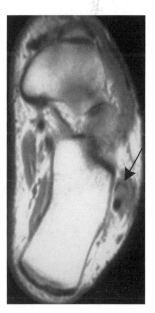

**图 12-7 腓骨短肌腱纵向撕裂**
轴位 $T_1WI$ 示"V"形或波浪形的腓骨短肌腱(箭),此为腓骨短肌腱纵向撕裂的特征性表现。

## 缺血坏死

足和踝缺血坏死(AVN)常见。距骨穹窿是剥脱性骨软骨炎的第 2 好发部位(膝关节为最好发部位)。MRI 检查有助于剥脱性骨软骨炎[不管出于什么原因,现在称为骨软骨损伤(osteochondral lesion, OCL)]的检出和分期。即使骨软骨损伤在平片显示正常,在 MRI 也可显示,表现为 $T_1WI$ 上距骨穹窿关节面下的局灶性低信号区域。在 $T_2WI$ 上,如果高信号存在于骨软骨损伤骨片周围、骨片来源骨质或贯穿整个骨片(图12-8),则极可能为不稳定骨片。这些征象在青少年的用处不及在成年人中用处大。如果骨片移位并在关节内以游离体形式存在,MRI 检查有时可用于定位游离体;但游离体在任何关节都可能极难找到。

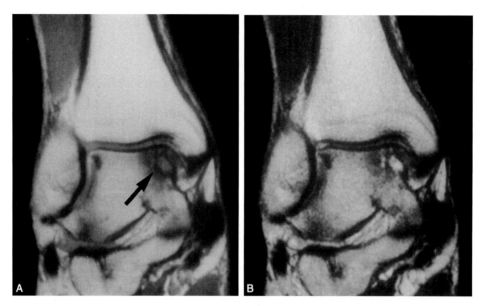

图 12-8　不稳定的距骨剥脱性骨软骨炎
A.距骨层面冠状位质子密度加权成像(PDWI)示距骨内侧关节面下低信号灶(箭),此为剥脱性骨软骨炎的特征性表现。B.$T_2WI$ 示遍布于剥脱性骨软骨炎病灶的高信号,提示其为不稳定骨片。

跗骨在 $T_1WI$ 和 $T_2WI$ 上呈弥漫性低信号是其 AVN 的典型表现。如果在 $T_2WI$ 上呈信号弥漫增高,则病变可逆或不可逆。AVN 偶尔发生于跗舟骨(图12-9)。当平片正常或有争议时,MRI 检查有助于作出诊断。跗舟骨 AVN 可由于漏诊骨折骨持续负重所致,常见于运动员,尤其是篮球运动员。

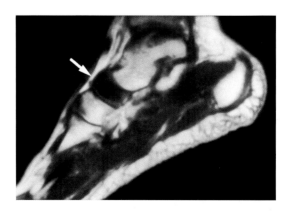

图 12-9　跗舟骨缺血坏死
足背部疼痛患者。踝关节矢状位 $T_1WI$ 示跗舟骨弥漫性低信号,此为缺血坏死的特征性表现,经常在平片有异常发现前就出现。

## 肿瘤

有些肿瘤好发于足和踝关节[4]。约16%的滑膜肉瘤发生于足部。硬纤维瘤常见于足部。腱鞘巨细胞瘤常见于足和踝关节的腱鞘（图12-10），特征性表现为受累腱鞘内衬的滑膜和肌腱在$T_1WI$和$T_2WI$呈低信号，类似于关节内的色素沉着绒毛结节性滑膜炎。

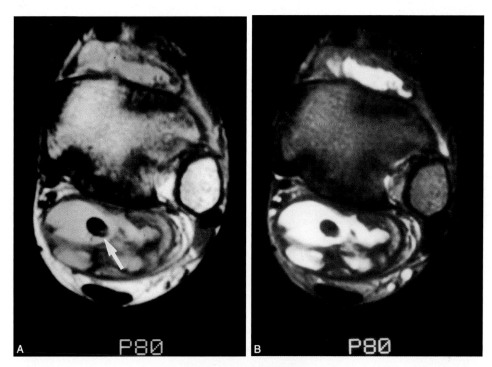

**图12-10　腱鞘巨细胞瘤**
轴位质子密度加权成像（PDWI）和$T_2WI$示一肿块包绕跛长屈肌腱（箭），肿块被腱鞘包绕。肿块内虽有高信号液体，但仍有大量低信号物质内衬于膨胀的腱鞘。这种低信号物质为含铁血黄素，一般可见于腱鞘巨细胞瘤。关节色素沉着绒毛结节性滑膜炎有相同的表现。

跟骨肿瘤的鉴别诊断包括骨巨细胞瘤、软骨母细胞瘤、感染及单房骨囊肿（图12-11）。

位于足和踝关节内侧的软组织肿瘤会压迫胫后神经，引发踝管综合征[5]。临床上，踝管综合征患者表现为足底部疼痛及感觉异常。前面提到的记忆方法"Tom, Dick, and Harry"，其中"and"是指胫后神经走行区的动脉、神经和静脉。胫后神经在踝管内容易受压，踝管内侧界为屈肌支持带，即跨越踝关节内侧的强纤维带，上下径约5~7cm。踝管内常见腱鞘囊肿和神经源性肿瘤，二者在$T_1WI$及$T_2WI$上表现类似（图12-12），均可压迫胫后神经，导致足底到足趾的疼痛和感觉异常。踝管综合征常继发于创伤、纤维化，或为特发性，这些情况下外科手术干预可能无效；多数情况下，MRI对可治愈病变（如肿块）的检出意义重大。随着外科医生认识到MRI对踝管综合征病因鉴别的价值，踝管综合征的MRI检查将日益增多。

高达6%的人群，在足或踝部可见副肌，易被误诊为肿瘤，但应避免进行穿刺活检。副肌在MRI上呈与正常肌肉相同的影像学特征（图12-13），边界清楚锐利。在足和踝关节，最常见的副肌是副比目鱼肌和第四腓骨肌（peroneus quartus muscles）。

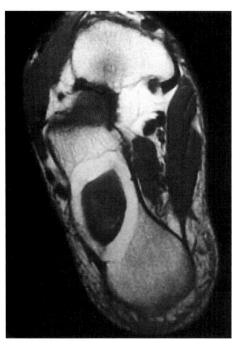

**图 12-11 跟骨单房骨囊肿**
跟骨层面轴位 $T_1WI$ 示典型的单房骨囊肿。注意在外围有部分脂肪成分,中央为液体。对外围的部分进行活检可能会导致误诊为骨内脂肪瘤。单房骨囊肿内偶有脂肪成分与浆液共存。

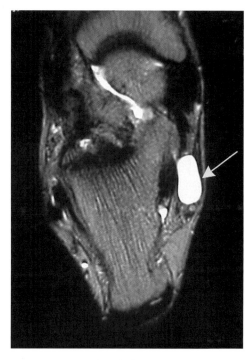

**图 12-12 腱鞘囊肿所致踝管综合征**
足底部疼痛和感觉异常患者。踝关节轴位 $T_2WI$ 示位于踇长屈肌腱旁一高信号肿块(箭)。该部位为胫后神经所在的位置,该部位肿块可压迫胫后神经(如本例),引起踝管综合征。该肿块是腱鞘囊肿。

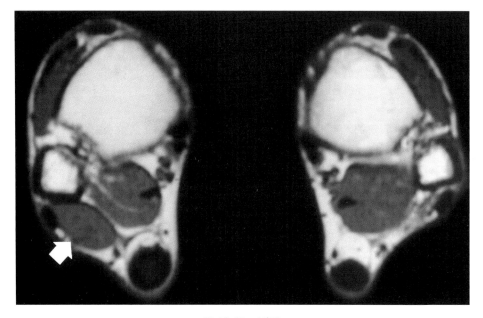

**图 12-13 副肌**
患者诉右踝关节肿块。双踝关节轴位 $T_1WI$ 示右踝一块副肌(箭),第 4 腓骨肌,位于踇长屈肌外侧,此为患者自诉的肿块。

## 韧带

MRI 不是诊断急性踝关节韧带异常的最佳方法,临床评估就可以,不需要通过影像学检查手段来诊断。然而,对临床诊断模棱两可的病例,或对慢性外踝疼痛的病例,高质量 MRI 检查是清晰评估韧带的有效手段[6]。

三角韧带位于踝关节内侧、内侧屈肌腱下方,为一宽阔的带状结构,由内踝延伸到距骨和跟骨。三角韧带分为多个部分,在 MRI 上不易区分。当三角韧带内见 $T_2WI$ 高信号或线形纤维断裂时,则被认为是韧带损伤。三角韧带撕裂很少通过手术修复,而外侧副韧带复合体重建术临床多见。

外侧副韧带复合体损伤占踝关节韧带损伤的 90% 以上。该复合体由两部分组成:①上组,胫腓前韧带和胫腓后韧带,构成胫腓联合的一部分(图 12-14);②下组,距腓前韧带、距腓后韧带和跟腓韧带(图 12-15)。在轴位的距骨穹窿层面可见胫腓前、后韧带。在轴位图像,距腓前、后韧带位于紧邻胫距关节下方的层面,发自腓骨远端称为踝穴(malleolar fossa)的凹陷(图 12-15B)。踝关节韧带撕裂最常见于距腓前韧带,因距腓前韧带构成关节囊前部,故在关节积液的衬托下容易识别(图 12-16)。距腓前韧带撕裂通常不伴其他韧带撕裂,若损伤程度严重,则会造成跟腓韧带撕裂。即使遭受特别严重的创伤,距腓后韧带也很少撕裂。距腓前韧带撕裂的发生总是早于跟腓韧带。距腓前韧带慢性撕裂通常表现为韧带增厚(图 12-16B),也可变薄或有裂隙(图 12-17)。

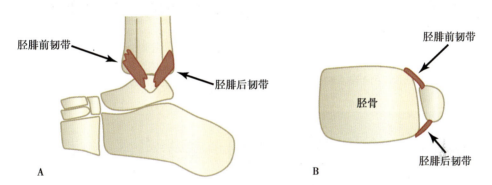

**图 12-14 外侧副韧带示意图 1**
A. 踝关节外侧面示意图示胫腓前、后韧带自腓骨向上走行至胫骨。B. 横断面示意图示这些韧带在腓骨的起始部位为平面或凸面。

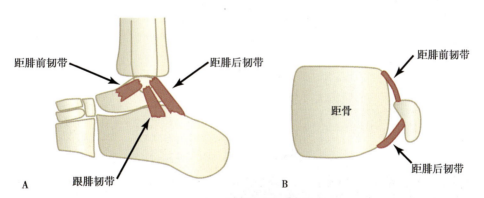

**图 12-15 外侧副韧带示意图 2**
A. 踝关节外侧面示意图示距腓前、后韧带和跟腓韧带起于腓骨并向下走行。这些韧带起始处位于胫腓前、后韧带腓骨起始处的更远端。B. 横断面示意图示距腓前、后韧带起始于腓骨远端有凹陷的内侧面——踝穴。

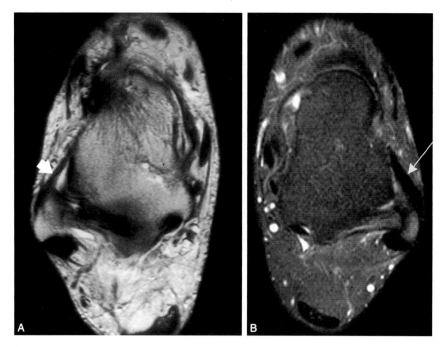

**图 12-16　距腓前韧带**
A.腓骨远端踝穴(腓骨凹陷内侧面)水平层面,轴位 $T_2WI$ 示完整的距腓前韧带(箭),组成该层面关节囊的一部分。注意韧带附近的高信号关节液体。B.踝穴水平层面,轴位 $T_2WI$ 示增厚的距腓前韧带(箭)。该韧带明显增厚提示瘢痕形成的慢性病程。

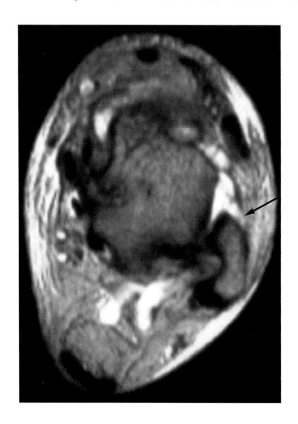

**图 12-17　距腓前韧带撕裂**
运动员患者,踝关节扭伤。MRI 检查示距腓前韧带变薄,并存在一条裂隙(箭)。

## 跗骨窦综合征

跗骨窦综合征与踝关节外侧副韧带撕裂关系密切,临床表现为外踝疼痛及后足不稳。高达 80% 的跗骨窦综合征患者伴有外侧副韧带撕裂,1/3 的外侧副韧带撕裂患者伴有跗骨窦综合征[7]。对跗骨窦综合征的诊断过去主要依赖于临床疑诊及向跗骨窦内注射利多卡因(致疼痛缓解),治疗方案多种多样,包括关节融合。

跗骨窦是位于距骨和跟骨之间的间隙,在外踝下方的踝关节外侧面,呈圆锥形向上开口,其内充填脂肪组织和几条韧带,这些韧带可保持后足的稳定性。韧带的最外侧为起自外侧伸肌支持带的韧带移行束,其内侧为颈韧带,最内侧为骨间韧带(图 12-18)。跗骨窦综合征患者跗骨窦内脂肪成分消失,一条或多条韧带断裂(图 12-19)。该综合征的诊断依据是正常脂肪组织被瘢痕组织代替,而不是韧带断裂。随着外科医生和足病医生意识到通过影像学检查可确诊跗骨窦综合征,MRI 检查应用会更加广泛。

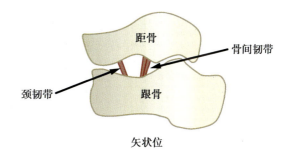

图 12-18 跗骨窦示意图

跗骨窦矢状位示意图示颈韧带和骨间韧带的位置。颈韧带位于骨间韧带前外侧。

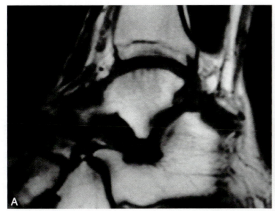 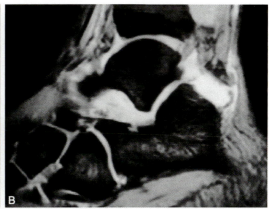

图 12-19 跗骨窦综合征

A. 矢状位 $T_1$WI 示跗骨窦内正常脂肪成分消失,其内未见任何韧带。B. 矢状位 $T_2$WI 未见正常的颈韧带或骨间韧带,跗骨窦内的高信号代表瘢痕或纤维组织。此为跗骨窦综合征的典型表现。

## 骨性异常

跗骨联合是扁平足痛的常见原因,最常发生于跟舟关节及距跟关节的中部平面(图 12-20)。高达 50% 的患者为双侧跗骨联合。在平片上可能很难(或不能)观察到跗骨联合,而 CT 和 MRI 检查可高度精确显示骨性联合。跗骨联合最常为纤维或软骨联合,可出现一些继发表现,如受累关节的关节间隙不规则,或邻近关节受到过度应力所致的关节退行性变。现阶段,在诊断跗骨联合方面,MRI 并不比 CT 有优势。

足和踝部骨折在平片上很容易被发现。然而,应力性骨折在平片或临床上都很难诊断,表现类似于恶性骨病变。应力性骨折在 MRI 表现为线状 $T_1$WI 低信号、$T_2$WI 高信号(图 12-21)。

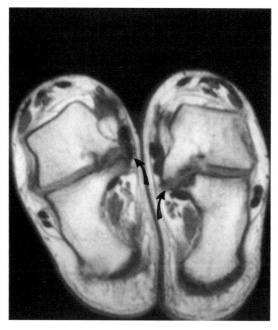

**图 12-20　跗骨联合**

扁平足疼痛患者。轴位 $T_1WI$ 示双侧距跟联合（箭），主要为纤维联合。双侧关节间隙不规则增宽。在怀疑跗骨联合的病例中，应同时检查双侧踝关节，因为跗骨联合常双侧同时发生。

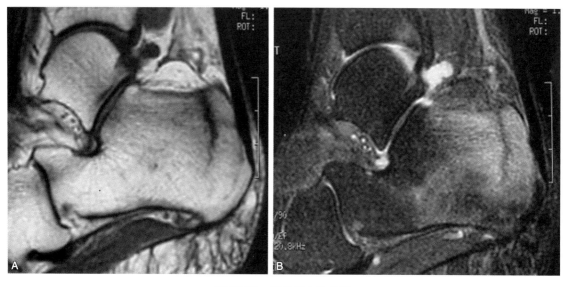

**图 12-21　跟骨应力性骨折**

A. 患者，女，70 岁，有肺癌史，患者诉足跟部疼痛。平片显示正常。骨扫描示跟骨后部弥漫性放射性浓聚。
B. 矢状位 $T_1WI$ 示线状低信号区，是应力性骨折的特征性表现。转移瘤不会出现此表现。

MRI 用于足部骨髓炎的诊断是有争议的。糖尿病患者足部感染时，骨髓炎的诊断尤其重要，因为对糖尿病合并骨髓炎者的治疗方案通常比不合并骨髓炎者积极得多，有可能需要截肢。MRI 检查中如果骨髓信号正常，则不存在骨髓炎；但是当骨髓呈 $T_2WI$ 高信号时，则可能存在骨髓炎，也可能不存在骨髓炎，$T_2WI$ 高信号可由水肿或充血而非感染所致。MRI 明确诊断骨髓炎的依据仅有骨皮质中断（图 12-22）、骨脓肿（并不常见）或窦道（更少见）。骨髓炎在 $T_1WI$ 上呈与邻近软组织和肌肉相同的低信号，在 $T_2WI$ 上呈高信号。其他原因所致的炎症在 $T_2WI$ 呈高信号，骨髓在 $T_1WI$ 上呈高于邻近软组织的稍高信号。骨质破坏不明显则高度提示骨髓炎的诊断。

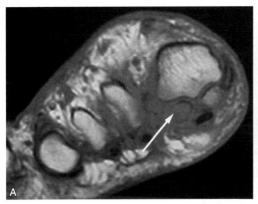 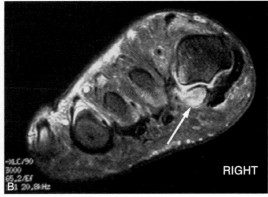

图 12-22 骨髓炎

糖尿病患者。前足层面轴位 $T_1WI$（A）和 $T_2WI$（B）示外侧籽骨呈 $T_1WI$ 低信号（箭）（A）、$T_2WI$ 高信号（箭）（B）。本例可见骨皮质中断，可诊断为骨髓炎。

## 慢性外踝疼痛

除糖尿病足并感染外，慢性外踝疼痛是大多数足和踝关节专科医师感到较难诊断的疾病。慢性外踝疼痛的原因很多，包括退行性关节病变、游离体和距骨骨软骨损伤；还有 4 种常见病变通过 MRI 很容易检出（表 12-1）。尽管新兴外科技术已应用于这些疾病的治疗，但是当几种病变同时发生时（这种情况并不少见），通过临床检查常难以确定异常所在。MRI 检查能够对病变进行准确定位，有助于外科医生进行精准治疗[8]。

踝关节内翻扭伤所致的距腓前韧带损伤是贯穿所有这些病变的主线，与各种病变的相关性约 80%。对于踝关节 MRI 病例，即使仅有轻微临床症状，都应该仔细观察是否存在上述 4 种常见病变。

表 12-1 慢性外踝疼痛常见原因

| 距腓前韧带断裂或瘢痕形成 |
| --- |
| 跗骨窦综合征 |
| 腓骨短肌腱纵向撕裂 |
| 前外侧撞击 |

孤立性距腓前韧带慢性损伤可能是慢性外踝疼痛的原因之一，或仅为问题的一部分。距腓前韧带慢性损伤与跗骨窦综合征和腓骨短肌腱纵向撕裂（本章前文已讨论）有 80% 的相关性；而跗骨窦综合征和腓骨短肌腱纵向撕裂本身就可引起慢性外踝疼痛。

前外侧撞击或外侧沟综合征（lateral gutter syndrome）是导致慢性外踝疼痛的另一个原因，与距腓前韧带慢性撕裂密切相关。外侧沟是位于内侧的胫骨远端和距骨与位于外侧的腓骨和外侧副韧带之间的外侧关节间隙。踝关节内翻损伤时，滑膜变厚、瘢痕形成，导致痛性机械性足背屈受限。MRI 检查时可发现紧邻距腓前韧带深部的关节内低信号瘢痕组织，而非关节积液（图 12-23）。治疗方法为踝关节镜

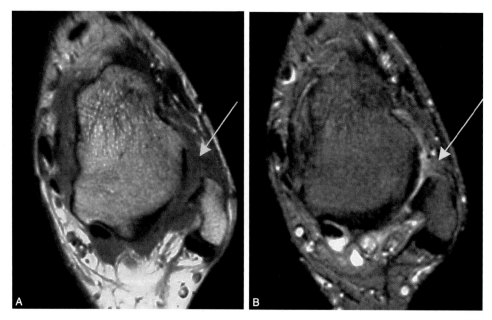

**图 12-23　前外侧撞击**
A. 踝关节层面，轴位 $T_1WI$ 示距腓前韧带缺失（箭）。B. 对应的 $T_2WI$ 示在相当于距腓前韧带部位（箭）深部区域的低信号瘢痕组织，提示前外侧撞击综合征。

下瘢痕组织清创术，必要时行外侧副韧带重建术。

（译者　郑园园　赵夏　郝大鹏）

## 参考文献

[1] Kneeland J, Macrandar S, Middleton W, Cates J, Jesmanowicz A, Hyde J. MR imaging of the normal ankle: correlation with anatomic sections. *AJR*. 1988;151:117–126.

[2] Balen PF, Helms CA. Association of posterior tibial tendon injury with spring ligament injury, sinus tarsi abnormality, and plantar fasciitis on MR imaging. *AJR*. 2001;176: 1137–1143.

[3] Rosenberg Z, Cheung Y, Jahss M, Noto A, Norman A, Leeds N. Rupture of posterior tibial tendons: CT and MR imaging with surgical correlation. *Radiology*. 1988;169:229–236.

[4] Keigley B, Haggar A, Gaba A, Ellis B, Froelich J, Wu K. Primary tumors of the foot: MR imaging. *Radiology*. 1989;171:755–759.

[5] Erickson S, Quinn S, Kneeland J, et al. MR imaging of the tarsal tunnel and related spaces: normal and abnormal findings with anatomic correlation. *AJR*. 1990;155:323–328.

[6] Erickson S, Smith J, Ruiz M, et al. MR imaging of the lateral collateral ligament of the ankle. *AJR*. 1991;156:131–136.

[7] Klein M, Spreitzer A. MR imaging of the tarsal sinus and canal: normal anatomy, pathologic findings, and features of the sinus tarsi syndrome. *Radiology*. 1993;186:233–240.

[8] Anzilotti K, Schweitzer ME, et al. Effect of foot and ankle MR imaging on clinical decision making. *Radiology*. 1996;201:515–517.

# 第十三章 其他部位的磁共振成像

有几个其他的部位用 MRI 诊断也很有价值,如腕关节、髋关节、肘关节和骨髓,本书仅作简单概述。

## 腕关节

与其他关节相比,腕关节 MRI 发展缓慢。同样,腕关节造影也不及膝关节或肩关节造影普遍。腕关节 MRI 可用于评价腕骨骨折、缺血性坏死(avascular necrosis,AVN),还有三角纤维软骨(triangular fibrocartilage,TFC)和腕骨间韧带[1]。

## 成像技术

通常采用轴位和冠状位薄层(2~3mm)$T_1WI$ 和 $T_2WI$、腕关节专用线圈或小表面线圈;也可以行矢状位成像;采用小视野(FOV 5~8cm)以保证最大分辨率。也有用三维容积冠状位薄层(1~2mm)图像来取代 $T_2WI$。这些成像技术在检查 TFC 和腕骨间韧带时尤其有用[2]。

## 病理

### 三角纤维软骨

TFC 位于尺骨远端和腕骨之间,有减震功能。TFC 撕裂或分离可引起明显腕关节疼痛和功能障碍。关节造影或 MRI 可对 TFC 撕裂进行诊断,尽管对 TFC 撕裂的临床意义尚存在争议。TFC 撕裂(及腕骨间韧带撕裂)常发生在无腕关节疼痛或功能障碍老年患者。但当年轻患者出现疼痛性 TFC 撕裂时,若保守治疗无效,多需进行手术干预,此时,影像学会发挥作用。

正常的 TFC 在所有 MRI 序列上均呈低信号,三角形,基底部附于尺骨,顶端附于桡骨(图 13-1)。于冠状位 $T_2WI$ 或梯度回波序列显示 TFC 分离或撕裂最佳,通常伴下尺桡关节和近端腕骨间关节积液(图 13-2)。

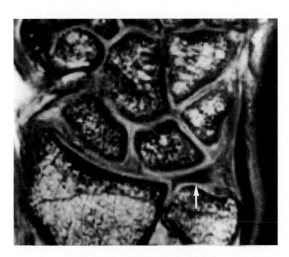

**图 13-1 正常三角纤维软骨**
正常腕关节的冠状位梯度回波三维容积薄层扫描图像显示三角纤维软骨(TFC)(箭)与桡骨的附着点被一薄层软骨分开。

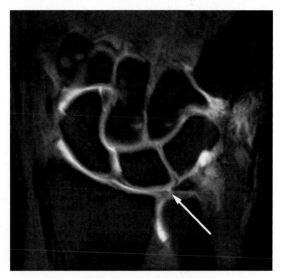

**图 13-2 三角纤维软骨撕裂**
尺侧腕关节疼痛患者。腕关节造影冠状位 $T_1WI$ 示三角纤维软骨(TFC)中间撕裂(箭)。注意钆/液体进入了下尺桡关节,在三角纤维软骨撕裂时才会出现。

## 缺血性坏死

腕骨易发生 AVN，其中月骨最常受累，称为 Kienböck 软化（Kienböck's malacia），在 $T_1WI$ 和 $T_2WI$ 上呈均匀一致的低信号（图 13-3）。与发生于其他关节的 AVN 一样，即使平片显示正常，MRI 也能有效显示。

舟骨骨折后，其近端常发生 AVN。MRI 比平片能更早显示 AVN，以便早期治疗（图 13-4）。MRI 检查能发现舟骨（或其他腕骨）的微细或隐匿骨折。当临床高度怀疑舟骨骨折但平片阴性时，应考虑进行 MRI 检查，因为漏诊舟骨骨折会导致 AVN。应对有创伤、鼻烟窝疼痛和平片阴性的患者进行 MRI 检查以排除骨折，与为患者打石膏、1 周后行 X 线检查随访相比，前者效价比更高[3]。

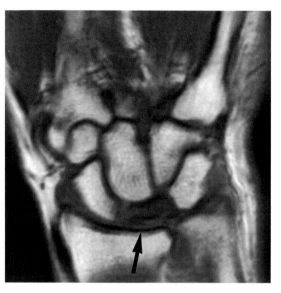

图 13-3　Kienböck 软化

冠状位 $T_1WI$ 示月骨（箭）无黄骨髓正常的高信号。凭该表现可诊断为缺血性坏死（AVN）；当 AVN 发生于月骨时，称为 Kienböck 软化。

## 腕骨间韧带

腕骨间韧带可撕裂并引起疼痛和腕关节失稳，其中，舟月骨间韧带撕裂最为常见。腕关节 MRI 可在舟月骨间关节近端显示舟月骨间韧带，除非其撕裂（图 13-5）。舟月骨间韧带撕裂表现为正常的三角形或带状结构内见线样撕裂（图 13-6）。第二常见的腕骨间韧带撕裂发生于月三角骨间韧带，它位于关节的近端。月三角骨间韧带在 MRI 上显示欠佳，月三角骨间韧带撕裂的诊断往往较困难。

诊断腕骨间韧带撕裂并无太大临床意义，因为撕裂可能是因老化和磨损所致，并且无症状。尸检研

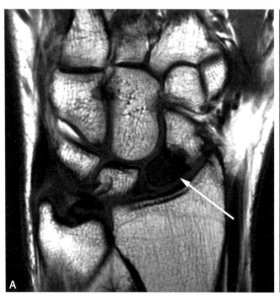
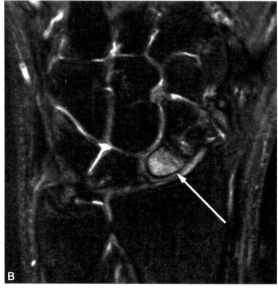

图 13-4　舟骨缺血性坏死

患者数月前舟骨骨折。舟骨近端在冠状位 $T_1WI$ 上为低信号（A），在 $T_2WI$ 上为高信号（B）。该表现不能诊断为缺血性坏死（AVN）。如果 $T_2WI$ 为低信号，则提示 AVN；而 $T_2WI$ 高信号，提示舟骨近端可能尚有活性。

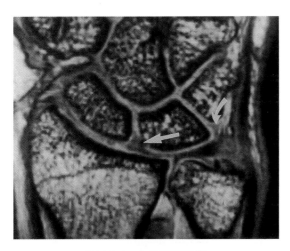 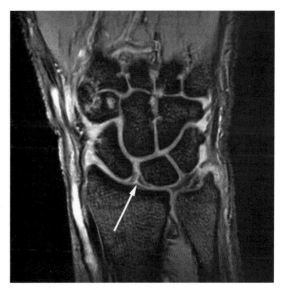

图 13-5　舟月骨间韧带

正常腕关节。冠状位三维容积薄层图像示舟月骨间韧带的形态(箭)。正常的月三角骨间韧带(弯箭)亦可显示,尽管并非总是可辨认。

图 13-6　舟月骨间韧带撕裂

冠状位 $T_2WI$ 示线样撕裂的舟月骨间韧带(箭)。三角纤维软骨体部亦见断裂。

究表明,老年人腕骨间韧带撕裂的发生率高达80%。

## 腕管综合征

多种原因可致腕管中的正中神经受压,引起手和手指的感觉异常。腕管综合征最常见的原因为特发性或以紧张状态用手过度,如打字;如有任何致病因素且保守治疗无效时,手术解除致病因素并切除屈肌支持带通常能够治愈。虽然 MRI 能有效诊断肿瘤、腱鞘囊肿、屈肌腱腱鞘肿胀或其他腕管肿块,但对于诊断腕管综合征却用处不大,因为基于临床诊断腕管综合征很简单。如果进行手术,术中观察整个腕管非常简单,不需进行术前影像学检查。

## 肌腱

MRI 在诊断腕关节肌腱异常的诊断中很有价值。较屈肌腱而言,伸肌腱更易发生病变。伸肌腱中最常受累的是尺侧腕伸肌(extensor carpi ulnaris, ECU)。ECU 常发生肌腱变性(tendinosis),在轴位 MRI 上容易识别,表现为肌腱肿胀、信号增高。肌腱纵向撕裂(图 13-7)如同踝关节肌腱撕裂,与完全撕裂同样严重。在腕关节桡侧缘,拇长展肌和拇短伸肌肌腱包被于同一腱鞘,常发生腱鞘炎或肌腱变性,导致"拇指扳机指",即拇指试图屈曲时突然卡住并失去控制,又称为 De Quervain 综合征。MRI 可显示腱鞘积液(腱鞘炎)和肌腱变性(图 13-8)。

任何屈肌腱的化脓性腱鞘炎(图 13-9)都是外科急症。当 MRI 检出时,应立即通知外科医生,因为屈肌腱腱鞘的感染很容易播散至腕关节屈肌总腱腱鞘,造成严重后果。MRI 检查不

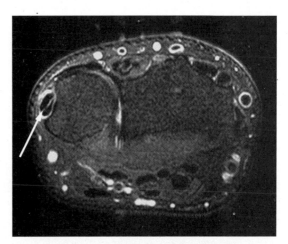

图 13-7　尺侧腕伸肌肌腱纵向撕裂

轴位 $T_2WI$ 上可见尺侧腕伸肌肌腱纵向撕裂(箭)。

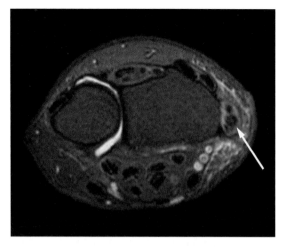

图 13-8 De Quervain 综合征

患者诉拇指扳机指。经桡骨远端层面腕关节轴位 $T_2WI$ 示环绕拇长展肌和拇短伸肌肌腱的总腱鞘膨胀（箭）。积液在 $T_2WI$ 上信号不高，提示滑膜炎。拇长展肌肌腱略增粗，信号增高提示肌腱变性。

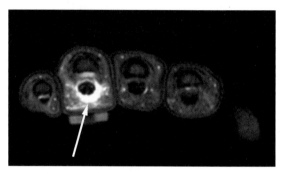

图 13-9 屈肌腱腱鞘炎

患者无名指肿痛。经手指层面轴位 $T_2WI$ 示第 4 屈肌肌腱腱鞘炎（箭），疑为化脓性腱鞘炎。本例考虑为外科急症，但 MRI 无法区分腱鞘炎是化脓性抑或无菌性。

能鉴别无菌性腱鞘炎和感染性腱鞘炎，但可提示化脓性腱鞘炎的可能。

# 髋关节

MRI 能有效诊断髋关节疾病，包括 AVN、骨折（第 5 章）、髋关节特发性短暂性骨质疏松症（ITOH）（第 8 章）、髋臼唇撕裂和股骨髋臼撞击综合征（femoroacetabular impingement，FAI）。

## 缺血性坏死

MRI 对 AVN 的诊断非常敏感。股骨头缺血坏死易累及股骨头前上部，有特征性表现，AVN 区常被匍行低信号带所环绕（图 13-10）。相比于平片或核医学检查，MRI 能更早期、可靠地诊断 AVN。

## 髋臼唇

髋臼唇是类似于肩关节的盂唇，可以撕裂或分离，导致髋关节疼痛、弹响。对于髋臼唇撕裂或分离，使用关节镜清创或修复髋臼唇具有很好的疗效。

髋关节 MR 造影显示髋臼唇最为清晰[4]，应采用小 FOV，仅进行单侧髋关节成像。大 FOV、双侧髋关节成像及非造影检查，对显示髋臼唇撕裂的敏感性极低。髋臼唇的撕裂或分离最多见于髋臼唇的前上象限（图 13-11）。

## 股骨髋臼撞击综合征

股骨髋臼撞击综合征（FAI）常导致髋臼盂唇撕裂或磨损，是由股骨颈近股骨头颈交接处骨性隆起甚至突起（图 13-12）和/或髋臼唇对股骨头的过度覆盖所致。髋关节外展常导致股骨髋臼

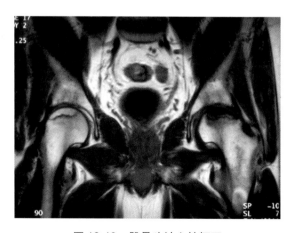

图 13-10 股骨头缺血性坏死

冠状位 $T_1WI$ 示左侧股骨头明显低信号，提示进展期缺血性坏死（AVN）。右髋示高信号周围被匍行低信号带环绕。此为 AVN 的特征性表现。

第十三章　其他部位的磁共振成像　225

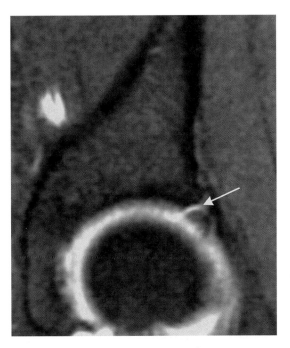

图 13-11　髋臼唇撕裂
髋关节冠状位脂肪抑制 $T_1WI$ 磁共振造影示骨性髋臼与髋臼唇间的积液（箭），提示髋臼唇分离。

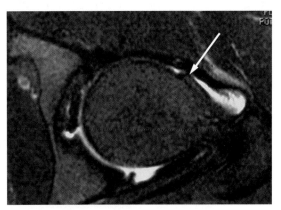

图 13-12　股骨髋臼撞击综合征
运动员，髋关节疼痛。轴位 $T_2WI$ 示在股骨颈近股骨头颈交接处有一骨性突起（箭）。当手术切除此骨性突起后，疼痛显著缓解，活动度明显增加。

缘的骨性隆起（亦可同时伴髋臼过度覆盖）挤压髋臼唇，使其撕裂。如果以股骨头的骨性隆起为主要原因，称为"凸轮型"撞击；如果是髋臼唇对股骨头的覆盖过大所致，则称为"钳夹型"撞击。"凸轮型"撞击多见于男性，而"钳夹型"撞击多见于女性，绝大多数患者的撞击综合征是二者混合型。髋关节的测量可用于诊断 FAI，但其可重复性差、不可靠，许多无症状患者髋关节测量值也有异常，因此放射科报告中一般不需提测量值，而仅评估股骨头下方的骨性隆起或髋臼唇的过度覆盖，由外科医生决定患者是否有 FAI。

## 肘关节

肘关节 MRI 检查有助于诊断侧副韧带撕裂、肱二头肌肌腱撕裂并识别肘关节游离体。高尔夫球肘和网球肘在 MRI 上表现为附于肱骨内上髁的屈肌腱和附于肱骨外上髁的伸肌腱的 $T_1WI$ 高信号。屈肌腱和伸肌腱的肌腱变性是肘关节 MRI 检查中最常见的异常。屈肌腱和伸肌腱的部分撕裂在 MRI 上显示为 $T_2WI$ 高信号（图 13-13）。MRI 还可显示骨和软骨异常。

肘关节 MRI 检查方法通常包括轴位和冠状位 $T_1WI$ 和 $T_2WI$，也可选用矢状位。当临床怀疑有尺侧副韧带部分撕裂或关节游离体时，应采用 MR 关节造影。

冠状位 $T_2WI$ 能清楚地显示尺侧副韧带。如尺侧副韧带发生撕裂，则表现为韧带连续性中断和 $T_2WI$ 高信号（图 13-14）。

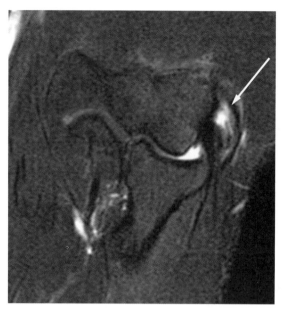

**图 13-13　伸肌总腱部分撕裂**
肘关节冠状位 $T_2WI$ 示伸肌总腱外上髁附着处的液体信号（箭），提示肌腱部分撕裂。

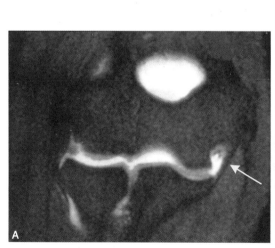
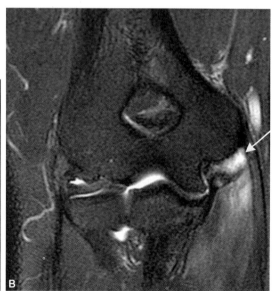

**图 13-14　尺侧副韧带**
肘关节冠状位 $T_1WI$、脂肪抑制关节造影显示正常的尺侧副韧带（箭）(A)，另可见尺侧副韧带内上髁附着处撕裂（箭）(B)。

## 骨髓

MRI 易显示全身骨髓。骨髓 MRI 表现随年龄和骨内分布部位的不同而变化,例如,年轻人的骨骼有更多的红(造血)骨髓,而老年人以黄骨髓居多,中轴骨(脊柱和骨盆)比四肢骨红骨髓多。

MRI 是区分红骨髓和浸润性病变的最好方法之一:在 $T_1WI$ 上,红骨髓比周围的肌肉信号或椎间盘(在腰椎)信号高(图 13-15);而浸润性病变,如肿瘤或感染,$T_1WI$ 信号极少高于肌肉和椎间盘,伴显著红骨髓增生的最严重的贫血也遵循此规律,除非出现铁过载,如血色素沉着病。勿将弥漫性骨密度增高和异常骨髓相混淆,因二者在 $T_1WI$ 上均呈明显低信号。

红骨髓增生通常发生在 30~40 岁肥胖、吸烟的女性,肥胖和吸烟通常会刺激红骨髓。贫血是红骨髓增生的另一个重要病因(图 13-16),贫血可通过简单的实验室检查进行诊断,补充铁剂治疗有显著疗效。

骨骺应总是含黄骨髓,在 $T_1WI$ 上呈高信号,如果骨骺出现红骨髓,则提示贫血(图 13-17)。放射治疗后,造血骨髓被抑制,表现为地图样黄骨髓。

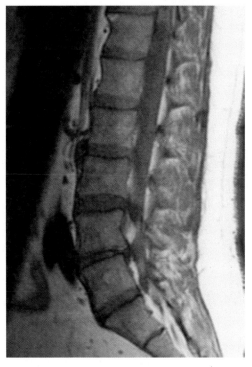

**图 13-15 正常红骨髓**
患者,25 岁。腰椎矢状位 $T_1WI$ 示椎体正常红骨髓。骨髓的信号高于椎间盘。

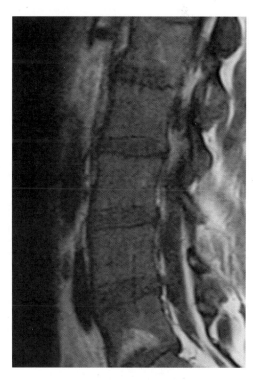

**图 13-16 贫血时红骨髓增生**
患者,女,40 岁,贫血。腰椎矢状位 $T_1WI$ 示红骨髓显著增生。骨髓的信号仍高于椎间盘。

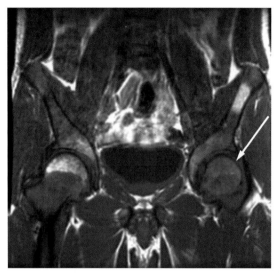

**图 13-17　镰状细胞贫血**

镰状细胞贫血患者。骨盆冠状位 $T_1$WI 示左侧股骨头骨骺内低信号（箭），提示红骨髓增生。右侧股骨头正常，示黄骨髓信号。

（译者　冯硕　董诚　满凤媛）

# 参考文献

[1] Kang H, Kindynis P, Brahme S, et al. Triangular fibrocartilage and intercarpal ligaments of the wrist: MR imaging. Cadaveric study with gross pathologic and histologic correlation. *Radiology*. 1991;181:401–404.

[2] Totterman S, Miller R, Wasserman B, Blebea J, Rubens D. Intrinsic and extrinsic carpal ligaments: evaluation by three-dimensional Fourier transform MR imaging. *AJR*. 1993;160:117–123.

[3] Dorsay TA, Major NM, et al. Cost-effectiveness of immediate MR imaging versus traditional follow-up for revealing radiographically occult scaphoid fractures. *AJR*. 2001;177:1257–1263.

[4] Petersilge CA. MR arthrography for evaluation of the acetabular labrum. *Skeletal Radiol*. 2001;30:423–430.

**版权所有，侵权必究！**

图书在版编目（CIP）数据

骨关节放射学基础／（美）克拉迪·A. 海尔姆（Clyde A. Helms）主编；郝大鹏，满凤媛主译.—北京：人民卫生出版社，2021.3

ISBN 978-7-117-31320-9

Ⅰ.①骨⋯ Ⅱ.①克⋯②郝⋯③满⋯ Ⅲ.①关节疾病-放射诊断 Ⅳ.①R816.8

中国版本图书馆 CIP 数据核字（2021）第 037538 号

| 人卫智网 | www.ipmph.com | 医学教育、学术、考试、健康，购书智慧智能综合服务平台 |
| --- | --- | --- |
| 人卫官网 | www.pmph.com | 人卫官方资讯发布平台 |

图字：01-2019-7737 号

**骨关节放射学基础**

**Guguanjie Fangshexue Jichu**

主　　译：郝大鹏　满凤媛
出版发行：人民卫生出版社（中继线 010-59780011）
地　　址：北京市朝阳区潘家园南里 19 号
邮　　编：100021
E - mail：pmph @ pmph.com
购书热线：010-59787592　010-59787584　010-65264830
印　　刷：人卫印务（北京）有限公司
经　　销：新华书店
开　　本：787×1092　1/16　印张：15
字　　数：444 千字
版　　次：2021 年 3 月第 1 版
印　　次：2021 年 6 月第 1 次印刷
标准书号：ISBN 978-7-117-31320-9
定　　价：89.00 元

打击盗版举报电话：010-59787491　E - mail：WQ @ pmph.com
质量问题联系电话：010-59787234　E - mail：zhiliang @ pmph.com